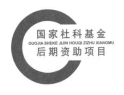

国家社科基金
GUOJIA SHEKE JIJIN HOUQI ZIZHU XIANGMU
后期资助项目

数据驱动的在线健康社区用户信息行为研究

A Data-Driven Study of User Information Behavior in Online Health Communities

赵月华 等 著

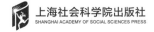

上海社会科学院出版社
SHANGHAI ACADEMY OF SOCIAL SCIENCES PRESS

图书在版编目（CIP）数据

数据驱动的在线健康社区用户信息行为研究 ／ 赵月
华等著 .— 上海 : 上海社会科学院出版社，2024
ISBN 978 - 7 - 5520 - 4305 - 1

Ⅰ.①数… Ⅱ.①赵… Ⅲ.①智能技术—应用—社区
卫生服务—研究 Ⅳ.①R197.1 - 39

中国图家版本馆 CIP 数据核字（2024）第 026848 号

数据驱动的在线健康社区用户信息行为研究

著　　者：赵月华　苏新宁　许　鑫
责任编辑：张　晶
封面设计：霍　覃
出版发行：上海社会科学院出版社
　　　　　上海顺昌路 622 号　邮编 200025
　　　　　电话总机 021 - 63315947　销售热线 021 - 53063735
　　　　　https://cbs.sass.org.cn　E-mail: sassp@ sassp.cn
排　　版：南京展望文化发展有限公司
印　　刷：上海龙腾印务有限公司
开　　本：710 毫米×1010 毫米　1/16
印　　张：20.5
字　　数：364 千
版　　次：2024 年 3 月第 1 版　　2024 年 3 月第 1 次印刷

ISBN 978 - 7 - 5520 - 4305 - 1/R · 073　　　　定价：98.00 元

国家社科基金后期资助项目
出版说明

　　后期资助项目是国家社科基金设立的一类重要项目，旨在鼓励广大社科研究者潜心治学，支持基础研究多出优秀成果。它是经过严格评审，从接近完成的科研成果中遴选立项的。为扩大后期资助项目的影响，更好地推动学术发展，促进成果转化，全国哲学社会科学工作办公室按照"统一设计、统一标识、统一版式、形成系列"的总体要求，组织出版国家社科基金后期资助项目成果。

全国哲学社会科学工作办公室

目　　录

第1章　绪论 …………………………………………………… 1
　1.1　研究背景 ………………………………………………… 1
　1.2　研究意义 ………………………………………………… 3
　1.3　研究思路 ………………………………………………… 4
　1.4　研究方案 ………………………………………………… 6
　1.5　研究方法 ………………………………………………… 7
　1.6　研究数据 ………………………………………………… 9
　1.7　研究内容 ………………………………………………… 13

第2章　在线健康社区分析框架 …………………………… 15
　2.1　信息维度的在线健康社区分析 ………………………… 16
　2.2　用户维度的在线健康社区分析 ………………………… 34
　2.3　社区维度的在线健康社区分析 ………………………… 59
　2.4　本章总结 ………………………………………………… 74

第3章　基于特征的角色识别及用户行为模式探测 ……… 78
　3.1　在线健康社区用户分类研究 …………………………… 78
　3.2　研究方法 ………………………………………………… 81
　3.3　用户分布 ………………………………………………… 88
　3.4　用户角色识别 …………………………………………… 92
　3.5　用户角色识别及行为模式分析 ………………………… 98
　3.6　本章总结 ………………………………………………… 109

第4章　基于信息交互的意见领袖识别及群组探测 ……… 110
　4.1　在线健康社区信息交互行为分析及群组探测 ……… 110
　4.2　本章研究方法 ………………………………………… 115

　　4.3　信息交互行为统计分析 ················· 122

　　4.4　信息交互网络分析 ····················· 128

　　4.5　意见领袖识别及特征分析 ··············· 139

　　4.6　用户群组分析 ························· 152

　　4.7　本章总结 ····························· 163

第 5 章　基于信息交互内容的主题识别及演化探测 ······· 166

　　5.1　基于用户生成内容的主题分析 ··········· 166

　　5.2　本章研究方法 ························· 177

　　5.3　基于信息交互内容的主题及特征词分布 ····· 184

　　5.4　基于信息交互内容的主题演化分析 ········· 199

　　5.5　基于交互内容的用户贡献度分析 ··········· 207

　　5.6　基于交互内容的用户行为模式分析 ········· 214

　　5.7　本章总结 ····························· 219

第 6 章　基于信息交互的社会情感支持识别及用户类型探测 ··· 222

　　6.1　在线社交平台社会及情感支持 ············· 222

　　6.2　本章研究方法 ························· 229

　　6.3　在线健康社区社会情感支持分布 ··········· 235

　　6.4　基于用户类型的用户行为模式分析 ········· 243

　　6.5　本章总结 ····························· 254

第 7 章　基于用户角色和主题识别的用户行为探测 ······· 256

　　7.1　本章研究方法 ························· 256

　　7.2　用户行为模式分析 ····················· 265

　　7.3　本章总结 ····························· 273

第 8 章　后记 ································· 276

　　8.1　在线健康社区分析框架构建 ··············· 276

　　8.2　基于特征的角色识别及用户行为模式探测 ····· 277

　　8.3　基于信息交互的意见领袖识别及群组探测 ····· 278

　　8.4　基于信息交互内容的主题识别及演化探测 ····· 278

　　8.5　基于信息交互的社会情感支持识别及用户类型探测 ········· 279

参考文献 ····································· 281

图 目 录

图 1-1　研究思路 ……………………………… 5

图 1-2　在线健康社区架构 ……………………… 6

图 1-3　自闭症吧主页示例 ……………………… 12

图 1-4　主要研究内容 …………………………… 14

图 2-1　在线健康信息内容研究框架 …………… 21

图 2-2　在线健康信息传播研究框架 …………… 28

图 2-3　在线健康社区信息评价研究框架 ……… 33

图 2-4　在线健康社区患者视角研究框架 ……… 49

图 2-5　在线健康社区医生视角研究框架 ……… 55

图 2-6　在线健康社区医患关系视角研究框架 … 59

图 2-7　在线健康社区模式与价值研究框架 …… 63

图 2-8　在线健康社区风险与价格研究框架 …… 66

图 2-9　在线健康社区应用现状与发展研究框架 … 69

图 2-10　在线健康社区平台评价研究框架 …… 73

图 2-11　在线健康社区研究内容框架 ………… 76

图 3-1　研究基本流程 …………………………… 81

图 3-2　角色识别模型的平均性能 ……………… 86

图 3-3　用户等级分布 …………………………… 89

图 3-4　用户性别分布 …………………………… 89

图 3-5　用户活跃时长分布图 …………………… 91

图 3-6　用户最近活动时间分布图 ……………… 92

图 3-7　用户发帖情况 …………………………… 100

图 3-8　用户发帖回复情况 ……………………… 102

图 3-9　用户发帖占比变化 ……………………… 105

图 3-10　用户活跃情况 ………………………… 108

图 4-1　本章研究流程图 ………………………… 121

图 4 - 2　发帖量分布图 ………………………………………… 123

图 4 - 3　回帖量分布图 ………………………………………… 124

图 4 - 4　主帖回复数量分布 …………………………………… 125

图 4 - 5　多级回复数量分布 …………………………………… 126

图 4 - 6　整体网络结构图－UCINET ………………………… 128

图 4 - 7　发帖和回帖数量分布 ………………………………… 132

图 4 - 8　参与互动的用户数量分布 …………………………… 133

图 4 - 9　交互网络整体结构图 ………………………………… 134

图 4 - 10　网络密度变化 ………………………………………… 136

图 4 - 11　网络聚类系数变化 …………………………………… 136

图 4 - 12　网络平均距离变化 …………………………………… 137

图 4 - 13　基于角色的整体交互网络 …………………………… 138

图 4 - 14　基于角色的整体中心交互网络 ……………………… 138

图 4 - 15　各类用户内部交互网络 ……………………………… 139

图 4 - 16　意见领袖交互网络整体结构图 ……………………… 151

图 4 - 17　用户群组聚类 ………………………………………… 153

图 4 - 18　"子群 15"内部的骨干交互网络 …………………… 154

图 4 - 19　"子群 7"内部的骨干交互网络 …………………… 155

图 4 - 20　"子群 16"内部的骨干交互网络 …………………… 155

图 4 - 21　用户群组子结构变化 ………………………………… 156

图 4 - 22　2017 年 1 月—2017 年 6 月的凝聚子群 …………… 157

图 4 - 23　2017 年 1 月—2017 年 6 月的凝聚子群 …………… 157

图 4 - 24　2017 年 7 月—2018 年 2 月的狭长子群演化 ……… 158

图 4 - 25　2018 年 3 月—2018 年 11 月的扇形讨论小组演化 … 158

图 4 - 26　2018 年 3 月—2018 年 11 月的凝聚子群 ………… 159

图 4　27　2018 年 12 月—2019 年 5 月的凝聚子群 ………… 159

图 4 - 28　2018 年 12 月—2019 年 5 月的凝聚子群形态 …… 159

图 4 - 29　规模排在前 3 位的子群用户的重合度变化 ………… 161

图 4 - 30　不同规模的凝聚子群涉及用户人数 ………………… 162

图 5 - 1　知网中关于"用户生成内容"主题的文献数量趋势图 …… 166

图 5 - 2　LDA 主题模型的主题生成结构图 …………………… 168

图 5 - 3　本章研究流程图 ……………………………………… 177

图 5 - 4　主题数——一致性曲线 ……………………………… 180

图 5 - 5　时间切片相关设置 …………………………………… 182

图 5 - 6　管状图示例 ……………………………… 182

图 5 - 7　矩阵转换示意图（id 表示用户，tp 表示主题）……………… 184

图 5 - 8　主帖主题聚类可视化效果 …………………… 194

图 5 - 9　回复帖主题聚类可视化效果 ………………… 195

图 5 - 10　大主题下的小主题数量分布 ……………… 199

图 5 - 11　主帖的 50 个主题数量分布 ……………… 199

图 5 - 12　主帖的大主题数量分布 …………………… 200

图 5 - 13　回复帖的 50 个主题数量分布 …………… 200

图 5 - 14　回复帖的大主题数量占比分布 …………… 200

图 5 - 15　主帖主题获得回复量分布 ………………… 202

图 5 - 16　主帖主题与回复帖主题对应情况 ………… 203

图 5 - 17　主帖大主题与回复帖大主题对应情况 …… 203

图 5 - 18　回复帖大主题月演化情况 ………………… 205

图 5 - 19　回复帖的大主题各时期讨论数量趋势 …… 206

图 5 - 20　主帖的主题用户最大贡献度 ……………… 207

图 5 - 21　回复帖的主题用户最大贡献度 …………… 212

图 5 - 22　核心用户可视化结果 ……………………… 215

图 5 - 23　Netdraw 用户聚类图 ……………………… 218

图 6 - 1　困惑度—主题数量曲线 …………………… 230

图 6 - 2　SEE - k 值 ………………………………… 232

图 6 - 3　聚类效果图 ………………………………… 235

图 6 - 4　机器学习结果分布 ………………………… 236

图 6 - 5　各类别共现弦图 …………………………… 236

图 6 - 6　不同类型情感值对比 ……………………… 238

图 6 - 7　5 种社会支持类型在 3 种帖子中的分布 …… 240

图 6 - 8　3 种帖子类型的平均情感值对比 …………… 241

图 6 - 9　主帖与回复帖不同类型帖子相应回复的类型分布图 … 242

图 6 - 10　用户发帖篇数平均值及分布情况 ………… 244

图 6 - 11　用户收到回帖篇数平均值及分布情况 …… 245

图 6 - 12　用户活跃时长及活跃天数平均值及分布情况 …… 246

图 6 - 13　主题分布情况 …………………………… 249

图 6 - 14　用户情感值平均值、标准差及分布情况 …… 250

图 6 - 15　用户交互网络 …………………………… 252

图 6 - 16　各社群相对类别占比分布 ……………… 253

图 7 - 1　本章研究流程 …………………………………………… 257

图 7 - 2　t - SNE 聚类结果 ………………………………………… 263

图 7 - 3　pyLDAvis 结果 …………………………………………… 264

图 7 - 4　不同角色用户发布主帖情况 …………………………… 266

图 7 - 5　不同角色用户发布回复帖情况 ………………………… 267

图 7 - 6　主帖和回复帖分布 ……………………………………… 267

图 7 - 7　不同角色用户发布主帖的回复量情况 ………………… 268

图 7 - 8　不同角色积分等级值 …………………………………… 269

图 7 - 9　用户活跃时间 …………………………………………… 270

图 7 - 10　不同角色主题分布 ……………………………………… 272

表 目 录

表 3-1　训练集标注结果 ……………………………… 82

表 3-2　二分类混淆矩阵 ……………………………… 84

表 3-3　角色识别最优结果 …………………………… 87

表 3-4　用户信息特征 ………………………………… 87

表 3-5　用户发帖情况分布 …………………………… 90

表 3-6　用户回帖情况分布 …………………………… 90

表 3-7　用户活跃时间分布 …………………………… 91

表 3-8　"自闭症患者及亲友"用户类型细分 ……… 93

表 3-9　"专业人士"用户类型细分 ………………… 94

表 3-10　"第三方"用户类型细分 …………………… 96

表 3-11　"其他无关人员"用户类型细分 …………… 96

表 3-12　训练集标记情况 …………………………… 97

表 3-13　训练集用户角色分布情况 ………………… 98

表 3-14　用户角色识别结果 ………………………… 98

表 4-1　参与交互的用户量及发帖和回帖数量 …… 122

表 4-2　发帖量前 20 名的用户 ……………………… 123

表 4-3　回帖量前 20 名的用户 ……………………… 125

表 4-4　被回复总量前 20 名的用户 ………………… 126

表 4-5　平均每帖被回复数量前 20 名的用户 ……… 127

表 4-6　节点中心度前 10 名的用户 ………………… 130

表 4-7　接近中心度前 10 名的用户 ………………… 131

表 4-8　中间中心度前 10 名的用户 ………………… 131

表 4-9　交互网络指标 ……………………………… 135

表 4-10　节点中心度前 10 名的用户 ……………… 140

表 4-11　节点中心度前 10 名的用户特征 ………… 140

表 4-12　节点中心度前 10 名的用户在自闭症吧内发帖 …… 141

表4-13 节点中心度前10名的用户在自闭症吧外发帖……………… 142

表4-14 接近中心度前10名的用户 ………………………………… 145

表4-15 接近中心度前10名的用户特征 …………………………… 145

表4-16 接近中心度前10名的用户在自闭症吧内发帖……………… 146

表4-17 接近中心度前10名的用户在自闭症吧外发帖……………… 148

表4-18 中间中心度前10名的用户 ………………………………… 149

表4-19 中间中心度前10名的用户特征 …………………………… 149

表4-20 调解用户与引导用户关系对照 …………………………… 150

表4-21 中间中心度前10名的用户在自闭症吧内发帖……………… 150

表4-22 意见领袖交互网络指标 …………………………………… 151

表4-23 凝聚子群聚类结果 ………………………………………… 152

表4-24 用户重合度 ………………………………………………… 160

表4-25 大规模子群涉及的用户 …………………………………… 162

表4-26 小规模子群涉及的用户 …………………………………… 163

表5-1 主题分析方法概览 ………………………………………… 169

表5-2 数据字段结构说明 ………………………………………… 178

表5-3 主帖的50个主题及各主题的前30个特征词分布 ………… 184

表5-4 回复帖的50个主题及各主题的前30个特征词分布 ……… 189

表5-5 主帖的50个主题的最大贡献用户及内容关键词………… 208

表5-6 回复帖的50个主题的最大贡献用户及内容关键词………… 212

表5-7 回复帖的最大贡献用户总结 ……………………………… 214

表5-8 10位核心用户的相关信息 ………………………………… 215

表5-9 不同角色的用户主题多样性 ……………………………… 217

表5-10 聚类中的用户角色和共同主题分布 ……………………… 218

表6-1 社会支持类型及网络结构分析相关研究 ………………… 228

表6-2 网络社会支持行为性别差异相关研究 …………………… 228

表6-3 社会支持类型示例 ………………………………………… 229

表6-4 算法评价 …………………………………………………… 231

表6-5 预测结果 …………………………………………………… 232

表6-6 初始聚类中心 ……………………………………………… 233

表6-7 聚类结果 …………………………………………………… 233

表6-8 分类结果共现分析示例 …………………………………… 237

表6-9 非参数检验结果及成对比较 ……………………………… 239

表6-10 次级社群网络数据 ………………………………………… 253

表7-1　数据字典 ……………………………………………… 258

表7-2　训练集标注结果 ……………………………………… 259

表7-3　模型平均性能 ………………………………………… 261

表7-4　所有用户角色分布 …………………………………… 262

表7-5　主题分布 ……………………………………………… 263

表7-6　用户发帖和回帖情况 ………………………………… 265

表7-7　不同角色用户发布主帖数和回帖数 ………………… 266

表7-8　不同角色等级积分情况 ……………………………… 269

表7-9　用户活跃时长情况 …………………………………… 270

表7-10　不同角色活跃情况 …………………………………… 271

表7-11　主题分布 ……………………………………………… 271

第 1 章　绪　　论

习近平总书记在党的十九大报告中指出,"人民健康是民族昌盛和国家富强的重要标志。要完善国民健康政策,为人民群众提供全方位全周期健康服务";《"健康中国 2030"规划纲要》指出,当前是推进健康中国建设的重要战略机遇期,并将积极发展基于互联网的健康服务视为重要的战略目标之一。可见,全民健康问题已经成为国家和地方政府最为重视的问题之一。"互联网+"医疗和"健康中国 2030"等国家战略的先后出台,更是为网络医疗健康服务的快速发展提供了契机。随着健康 2.0 时代的到来,用户对网络医疗健康服务的需求日益增长;与此同时,随着越来越多的用户通过网络渠道获取健康信息以及健康信息服务,近年来健康信息学,尤其是消费者健康信息领域,迎来了蓬勃发展。本书以在线健康社区为研究对象,聚焦在线健康社区(Online Health Community, OHC)中的用户行为及信息交互,探讨、分析在线健康社区中的用户角色、用户交互行为、主题演化、社会情感支持等议题。

1.1　研　究　背　景

根据美国国家医学图书馆(The United States National Library of Medicine, NLM)的定义,健康信息是指一般健康、药物和补品、特殊人群、遗传学、环境健康与毒理学、临床试验和生物医学等方面的文献与信息。① 美国医学信息学协会(American Medical Informatics Association, AMIA)进一步将"健康信息用户"定义为搜寻有关保健、疾病的预防和治疗、各种健康状况管理及慢性病等信息的人。② 帕特里克(Patrick)等人指出,"用户健康信息"是让

---

① 张进,赵月华,谭荧.国外社交媒体用户健康信息搜寻研究:进展与启示[J].文献与数据学报,2019,1(01):108—117.

② Suess S. Consumer Health Information[J]. *Journal of Hospital Librarianship*, Routledge, 2001, 1(4):41–52.

个人能够理解其健康状况,并为自己和家人做出健康决定的信息,包括个人和社区健康的促进和加强、私人护理、分享(专家—患者)决策、患者教育、患者信息和康复、健康教育、对医疗保健系统的使用、对保险或医疗提供者的选择。①

随着互联网用户群体的壮大,在线搜寻和获取健康信息的用户日益增多。美国健康信息用户的比例在 2001 年为 15.9%,2007 年大幅上升至31.1%,2010 年达到 32.6%。② 2015 年的一项调查显示,苏格兰有 68.4% 的患者曾利用过在线健康信息。③ 皮尤研究中心(Pew Research Center)发现,对特定疾病和医疗问题的关注主导了美国人的在线查询,16 个主要的健康话题涵盖了各种具体疾病、健康饮食和医疗保险。涂(Tu)总结了用户搜寻健康信息的三类主要信息源:互联网、出版物(图书、杂志、报纸)和其他人(朋友、亲戚)。其中,在互联网上搜寻健康信息的比例从 2001—2010 年持续增长,互联网已经成为用户搜寻健康信息的主要来源。由此可见,网络健康信息在用户的自我健康管理中扮演着越来越重要的角色。

由此,越来越多的在线健康社区应运而生。在线健康社区是不断发展的在线社交媒体平台与不断增强的公民医疗健康意识共同促生的产物。由于传统医疗资源的获取成本较高且分布不均衡,除了传统的面对面医患沟通以外,更多的患者会通过浏览和参与各类在线健康社区的讨论来获取健康信息。对于在线健康社区而言,社区内的信息交互是影响用户信息采纳、需求满足和服务体验的重要因素,并且有可能对用户的健康状况产生深远影响。

与传统的以医生为中心的医疗健康服务模式相比,在线健康社区为用户提供了一个就健康医疗相关问题进行信息交流、经验分享、问答咨询及社会支持的开放式网络平台。④ 在线健康社区由于其开放性以及交互性的特点,对于普通公众、患者,尤其是慢性疾病患者而言,能够提供一个有效的获取信息以及与其他用户或患者建立联系的平台。此外,除了信息的交互,通

① Niederdeppe J, Hornik R C, Kelly B J, Frosch D L, Romantan A, Stevens R S, Barg F K, Weiner J L, Schwartz J S. Examining the Dimensions of Cancer-related Information Seeking and Scanning Behavior[J]. *Health Communication*, 2007, 22(2): 153-167.

② Tu Ha T. Surprising Decline in Consumers Seeking Health Information[J]. *Tracking report*, 2011 (26): 1-6.

③ Moreland J, French T L, Cumming G P. The Prevalence of Online Health Information Seeking Among Patients in Scotland: A Cross-Sectional Exploratory Study[J]. *JMIR Research Protocols*, 2015, 4(3): e85.

④ 赵栋祥.国内在线健康社区研究现状综述[J].图书情报工作,2018,62(09):134—142.

过与其他用户的交流,在线健康社区能够有效地为用户提供社会及情感支持,这对于患者的健康管理同样有着重要意义。

国务院《"十三五"卫生与健康规划》指出:"培育健康医疗大数据应用新业态","促进云计算、大数据、物联网、移动互联网、虚拟现实等信息技术与健康服务的深度融合,提升健康信息服务能力"。在"互联网+"医疗和"健康中国 2030"以及《"十三五"卫生与健康规划》等国家战略相继出台的大背景下,互联网健康医疗迎来了蓬勃发展的契机。大量互联网健康医疗服务和平台的涌现,也将为进一步推动全民健康的实现,助力健康中国战略的实施。

1.2 研 究 意 义

近年来国内外对在线健康社区的研究已经得到了越来越多的关注。对相关文献进行梳理,可以发现国内关于在线医疗社区的研究起始于 2008 年,2015 年开始进入快速发展阶段。研究对象主要包括:在线医疗平台、在线患者论坛、在线问答平台上的与医疗健康相关的主题板块等。国外相关研究重点关注社交媒体上的医疗健康相关信息群组、专门的医疗健康在线讨论社区、针对特定疾病或健康问题的患者社区等。通过对在线健康社区中用户行为以及信息交互的挖掘,不仅能够真实地反映用户的健康信息需求,并且能够进一步了解用户在进行健康信息交互过程中的行为模式特征。然而,目前针对在线健康社区的研究往往集中于单一的视角,缺乏从多维视角将用户行为与信息交互进行融合分析的研究。因此,如何从非结构化的、用户生成的内容中挖掘用户的信息需求,如何通过交互内容和交互行为识别用户角色以及探析其行为模式,进而揭示在线健康社区对用户的信息支持以及社会及情感支持,并形成在线健康社区分析框架,就是本书研究内容的意义和价值。

1.2.1 理论意义

从学科发展角度来看,消费者健康信息学(Consumer Health Informatics)领域作为图书情报学、医学信息学、公共管理等学科的交叉领域,近年来进入了蓬勃发展的阶段。在国外,消费者健康信息学已经逐步成为较为成熟的学科,国内的相关研究数量也在迅速增长。因此,本书提出的在线健康社区分析框架及应用有利于丰富和发展消费者健康信息学领域的研究方法体系,并为相关学科领域的研究提供研究方法层面的借鉴。

从用户行为的研究角度来看,以往的相关研究多通过用户实验来分析用户行为模式,而本书的研究则通过在线健康社区中用户生成的真实数据,能够以真实情境中的用户行为数据为基础,挖掘用户行为模式并探测用户角色以及用户需求。有关在线健康社区中不同角色用户的信息行为的挖掘和分析,对更加深入的用户健康信息行为研究具有借鉴意义。

1.2.2　实践及应用意义

对于用户而言,本书的研究能够更全面地挖掘用户的健康信息需求。通过对在线健康社区中用户交互信息的挖掘,能够发现用户的隐性信息需求,从而有利于网络知识发现和网络健康信息组织,更好地为用户提供全面的健康信息。此外,通过对用户角色的自动识别,能够发现不同角色用户的细分的信息需求,实现更加精准的健康信息推送。

对于网络健康信息服务平台而言,本书研究中的用户角色识别及信息行为特征挖掘能够应用于在线健康社区的平台建设实践中。通过更加系统地了解用户的信息需求和行为模式特征,以及对用户身份角色和用户社区角色的识别,能够为平台建设、机制设计等提供科学参考,制订更加合理的激励机制以增强社区内的用户参与度,从而推动平台的发展并提升用户对社区平台的黏性。

对于国家健康事业而言,对在线健康社区的深入挖掘有利于充分发挥出网络健康信息资源对于提高公众健康信息素养和健康水平的作用,从而在一定程度上缓解医疗资源分布不均衡所导致的诸多社会问题。此外,对网络健康信息资源的内容挖掘能够为相关医疗和网络信息监管部门的制度建设提供思路,引导在线健康医疗服务、电子健康和智慧医疗相关实践探索进一步走向规范和成熟。

1.3　研　究　思　路

在线健康社区是以交互性、社区化、共享性、知识性等为特点的网络时代的产物,其核心是由信息、用户和社区三个要素共同组成的。因此,如图 1－1 所示,本书各章节聚焦于三个要素之间的相互作用,并通过多种数据分析方法,从多维度对在线健康社区中的用户角色、主题分析、用户交互行为、社会与情感支持进行研究。

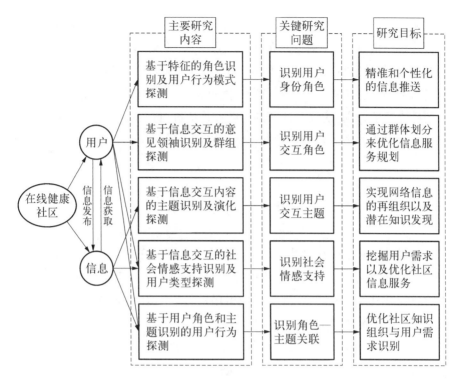

图 1-1　研究思路

　　在线健康社区中的用户角色可以从多个角度进行定义。由于在线健康社区以医疗健康信息交互为主要目的,所以社区中的用户与相关健康话题之间的关联角色(例如:患者、医生、家属等)在很大程度上决定了其参与社区讨论的目的,并且用户角色的分布又在一定程度上构建了社区的讨论核心。第三章将基于机器学习方法来探索对在线健康社区中的用户角色进行自动化识别的方法,以及不同角色的用户的行为模式特征。

　　在线健康社区最重要的价值之一是为用户提供了可以自由进行分享和交互的平台。不同角色的用户在社区中通过评论行为建立起互动关系,由此形成了以用户为节点的交互网络,而不同的交互行为模式又决定了用户在交互网络中的地位及交互角色。第四章将以在线健康社区中的用户交互行为分析为切入点,探索意见领袖的识别方案,以及交互过程中用户群组的形成及演化。

　　用户在交互过程中不仅建立了联系,并且形成了信息的传递。第五章将以用户交互过程中的交互信息为研究对象,以期揭示在线健康社区的信息交互主题及其演化规律。对用户交互信息的挖掘能够进一步实现网络信息的再组织,并实现知识发现。

除了信息的传递外,在线健康社区另一个重要的价值在于用户在交互过程中通过信息行为(信息发布、评论、点赞等)获取或提供社会情感支持;同时,用户的信息行为也决定了用户在社区中的角色。第六章将研究基于信息行为的社会情感支持识别及用户类型探测。通过对在线健康社区中社会情感支持的识别,能够对社区的功能和价值进行评价。此外,对用户类型的探测能够为社区平台的信息服务优化提供参考。

1.4　研　究　方　案

在线健康社区是在线社交网络持续发展与公民健康意识不断增强这二者相互促进和融合的产物。① 尤其是在 5G 通讯和移动互联网的技术支持下,在线健康社区平台的蓬勃发展使得用户可以随时随地与医生以及其他患者等在网络健康社区中进行咨询和交流。

如图 1-2 所示,在线健康社区为用户与用户、用户与医疗健康信息之间搭建了沟通与交互的桥梁。在线健康社区中健康信息的产生及传播源于用户间的信息交互,即健康信息由用户通过发布主题帖、回复、转发主题帖等行为产生,并且依托用户间的交互网络在社区中传播和扩散。因此,基于用户信息交互所产生的交互网络与健康信息内容是研究在线健康社区内部健康信息传播的重要议题。

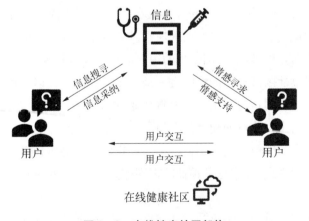

图 1-2　在线健康社区架构

---

① 范昊,张玉晨,吴川徽.网络健康社区中健康信息传播网络及主题特征研究[J/OL].情报科学,2020,31(05):1—9.

目前,国内外对在线医疗社区的研究主要集中在三个维度:信息维度、用户维度和社区维度。信息层面的研究包括:利用文本分析方法揭示论坛讨论主题,并对信息质量和信息可信性进行评价研究。对在线医疗社区信息层面的相关研究揭示出网络医疗信息存在信息源复杂、多样、良莠不齐及信息接收者甄别能力有限的问题,但是从整体来看依然处于探索阶段,当前的研究多集中在对在线医疗社区的案例进行介绍和分析上,还未形成较为完善的分析框架体系。

本书根据在线健康社区内部用户交互产生的真实数据,从信息主题、用户交互、社会及情感支持三个方面构建面向在线健康社区的系统分析框架,对不同时间段的健康信息传播网络以及健康信息主题进行测度分析,进一步了解网络健康社区内部健康信息传播的内容及效果,剖析用户健康信息需求,进而促进在线健康社区的良性运转,更好地满足用户的健康信息需求。

1.5 研 究 方 法

本书的研究将综合采用多种定性和定量研究方法,主要涉及的研究方法包括以下几种:

1.5.1 开放编码分析

开放编码分析是一种对数据进行归纳与概念化的质性研究方法。在编码过程中,依据一定的原则和逻辑,能够将大量的数据进行逐步缩小,并界定概念以及发掘范畴。对于在线健康社区中用户交互产生的信息,借助开放编码分析方法,能够对在线健康社区中的用户身份角色以及社会情感支持的类别进行界定,并通过编码构建在线健康社会用户身份角色分类体系以及社会情感支持分类体系。

1.5.2 机器学习方法

机器学习方法在文本表示和语义学习方面表现卓越。有监督的机器学习算法(Supervised machine learning methods)在文本分类任务方面有广泛的应用。可以使用训练集来训练模型,使用测试集来评价模型质量,使用构建好的模型进行预测,并对大规模的样本进行自动分类。

借助机器学习方法,能够挖掘在线健康社区中用户交互过程中用户生成内容的潜在语义特征。第三章、第六章、第七章将分别通过多种有监督的机器学习算法(包括支持向量机、随机森林、Logistic 回归模型等)构建在线健康社区用户角色分类模型和在线健康社区社会情感支持分类模型。

1.5.3　自然语言处理与文本挖掘方法

自然语言处理主要用于在线健康社区中用户交互内容的主题识别和演化分析。第五章、第六章以及第七章将运用文本挖掘方法中的基于机器学习的主题模型(Topic modeling)和基于机器学习的情感分析方法,对在线健康社区中用户交互信息的主题特征和情感特征进行识别,并以此分析在线健康社区中的主题演化以及用户交互过程中的情感特征。

1.5.4　情感分析

情感分析近年来成为文本分析中的重要任务之一。情感分析又称意见挖掘,主要是通过对主观性文本进行挖掘与分析,提取主要的观点要素,识别情感倾向,从中获取有价值的信息。[①] 情感分析作为一个多学科交叉的研究领域,涉及自然语言处理、信息检索、机器学习、深度学习等诸多学科领域。按照研究方法的不同,文本情感分析可以分为基于机器学习的方法、基于情感词典的方法和混合方法。在社交媒体情境下,用户能够自由地分享意见和表达情感,因此,越来越多的研究应用情感分析对社交媒体平台上的短文本进行分析。第六章将采用基于机器学习的情感分析来对在线健康社区中的信息进行分析,对社区中用户的情感表达进行量化分析,并对基于用户交互行为形成的用户情感交互进行深入探索。

1.5.5　社会网络分析

社会网络分析是为满足研究社会结构和节点关系需要而发展起来的一种跨学科的研究方法。由于社交媒体平台的交互特性,用户之间通过交互行为形成社会网络。在线健康社区中,用户通过发布信息以及回复信息的交互行为,形成以用户为节点,以相互之间的交互行为为连接的用户交互网络。第四章将对在线健康社区中用户形成的交互网络中的网络特征进行量

---

① 周建,刘炎宝,刘佳佳.情感分析研究的知识结构及热点前沿探析[J].情报学报,2020,39(01):111—124.

化分析,对用户交互过程中涌现出的意见领袖和群组的特征进行探索,并对用户在社区中的交互行为进行深入探析。

1.5.6 时间序列分析

对于随着时间而变化的某种现象,依照时间间隔的顺序记录下来的一列有序数据称为时间序列。① 时间序列分析是通过观察、估算和研究数据在长期变化过程中所呈现出的统计规律性,去揭示和理解系统的动态变化规律。时间序列分析是自然科学和人文社会科学研究中广泛应用的研究方法。第四章和第五章将通过时间序列分析,对在线健康社区中的用户群组演化以及用户交互信息主题演化进行探索,从时间维度探析在线健康社区中用户信息行为和交互行为随时间的动态演化规律。

1.5.7 统计分析方法

统计分析方法为揭示事物之间的关联提供了重要的工具。统计分析方法能够从定量的角度,对数据及资料的规模、速度、范围、程度等数量关系进行数理统计和分析,揭示事物间的相互关系、变化规律和发展趋势,借以达到对现象的解释和预测。本研究将运用统计学中的描述性统计方法、假设检验、方差分析等,对在线健康社区中用户行为特征、信息内容特征、情感特征的差异进行深入分析。

1.6 研 究 数 据

1.6.1 自闭症在线社区

自闭症是一种存在有限、重复和刻板行为而沟通困难的发育障碍类疾病②,又称孤独症。从医学上来讲,自闭症应该是包括经典自闭症谱系障碍、斯伯格综合征、儿童期分裂障碍和非特异广泛性发育障碍在内的一类谱系障碍,常见于儿童。据美国疾病控制与预防中心在 2018 年的统计,美国自闭症患病率相较 2014 年的统计数据提高了 16%,大约每 59 个孩子当中就

---

① 聂淑媛.时间序列分析的历史发展[J].广西民族大学学报(自然科学版),2012,18(01):24—28.

② Diagnostic and Statistical Manual of Mental Disorders(DSM－5).American Psychiatric Association. https://www.psychiatry.org/psychiatrists/practice/dsm.

有一个自闭症患儿。[①] 家庭通常是最先发现自闭症症状的场所，在后续的干预治疗中，家庭又是重要的中坚力量，因此，不少有关自闭症社会学角度的研究都从自闭症患儿的家长出发。

在线健康社区平台的不断成熟，为饱受相同疾病困扰的患者提供了经验分享、情感发泄的场所，而自闭症作为一种现今无法治愈且为患儿家庭带来极大生活困扰的儿童疾病，也需要这样的平台。目前，国内已经出现了几个针对自闭症的在线健康社区，如恩启社区、北京自闭症论坛、暖星社区等，但是普遍存在关注度低、人气低迷的问题。百度自闭症吧依托百度搜索引擎，比其他商业机构建立的在线健康社区有更多的流量接入，因此是本研究的主要研究场景。

1.6.2　数据来源选取

自 2003 年正式上线以来，百度贴吧作为以共同话题和兴趣爱好为基础建立的在线交流平台，已成为全球最大的中文在线社区。贴吧是一种基于关键词的主题交流社区，其基于搜索引擎和开放关键词的形态已变成一种通用的互联网产品模式。社会化媒体传播公司"维奥思社"（We are social）发布的《2018 年全球数字报告》中指出，截至 2018 年 12 月，百度贴吧的注册用户人数超过 10 亿，在线活跃用户高达 3 亿。InMobi 与 AdMaster 共同发布《2018 中国移动互联网用户行为洞察报告》中指出，百度贴吧在兴趣类 APP 的行业渗透率居于首位。[②] 根据联通大数据沃指数移动应用 APP 排行榜显示，截至 2019 年 3 月，百度贴吧在社区论坛类排名位居第二位。

贴吧的组建依靠搜索引擎关键词，其核心是搭建以兴趣主题为基础的互动平台。贴吧平台的目录下涵盖了社会、地区、生活、教育、娱乐明星、游戏、体育、企业等 30 个一级类别。截至 2020 年 6 月，贴吧平台上创建了超过 2 290 万个吧。在健康保健类别下，拥有包括白血病吧、尿毒症吧、乙肝吧等以疾病为话题的贴吧。此类以某种疾病为核心的话题，能够为疾病患者、家人以及医疗工作者等提供一个相对聚焦的表达和交流的网络空间，他们可以在此分享和探讨患病和诊疗过程中的体验和感受。尤其是借由百度搜索引擎在中文搜索领域已有的广泛用户群体，健康相关的贴吧中的用户行

①　Autism prevalence slightly higher in CDC's ADDM Network. American Psychiatric Association. https://www.cdc.gov/media/releases/2018/p0426-autism-prevalence.html.

②　常颖,王晰巍,韦雅楠,王铎.新型城镇化发展中农民工在线信息行为特征及演化研究[J]. 图书情报工作,2020,64(05):32—40.

为及文本信息对网络用户健康信息行为分析具有丰富的研究价值。因此，本研究选取百度自闭症吧为研究场景，以其中的用户信息行为及文本内容为主要研究对象。

此外，为了验证本书提出的数据分析方案的可行性，本书还选取知名糖尿病社区——"甜蜜家园"（https://bbs.tnbz.com/），对基于特征的角色识别模型构建方法，以及基于信息交互内容的主题识别方法进行实证探索。"甜蜜家园"是目前中国知名的糖尿病在线社区，社区中的用户包括糖尿病病人、医生、家属和客服等。该社区创办于 2005 年，目前拥有超过 45 万用户。在当前的医疗水平下，糖尿病依旧是一种无法完全根治的慢性疾病。在日常生活中，糖尿病患者需要持续关注自己的病情发展，不断关注最新的医疗成果。因此，在线社区为患者及其家属提供了知识共享和情感交互的平台。"甜蜜家园"具有较大的用户流量，并且用户活跃度相对较高，因此也是当前在线健康社区研究的重要数据来源。

1.6.3　数据采集

自闭症吧是由网友自发组建的、为关注自闭症治疗发展的用户提供交流的平台。截至研究数据采集时，自闭症吧累计的关注用户有 40 363，累计发帖 372 415。如图 1－3 所示，为自闭症吧的主页。

将每一个帖子作为一条记录，记录每个帖子中的交互过程。采集每一个帖子中的标题，楼主，原帖内容，发布时间，回帖数量，每一条回帖的内容，回帖者，回帖者级别，回帖发布时间，回帖中的回复内容、回复者、回复者级别、回复发布时间。为了获取更加完整的用户画像（User Persona，UP），通过点击用户名或者头像，可以到达用户的百度主页。通过每个用户的主页，可以采集到每个用户在贴吧的所有发帖和回复。

除了基本的发帖和回帖功能外，楼中楼帖功能的出现有效地促进了贴吧用户之间的互动交流。除了与楼主进行交互之外，用户还可以对某一层的内容进行回复和互动，即与层主进行交互。当用户想参与某个楼层互动时，所有和这个楼层相关的讨论内容都会在这个楼层里显示出来，更加便于用户进行有针对性的互动交流。

"甜蜜家园"的社区结构与百度贴吧较为相似。社区内分为糖尿病知识、糖友服务区、母婴专区、糖友交流区等分区。其中，糖尿病知识分区最为活跃，分区内包含 1 型糖尿病、2 型糖尿病、饮食与运动、糖尿病并发症、糖尿病教育等板块。截至数据采集时，2 型糖尿病板块作为最活跃的板块，有 15 万个主题，249 万帖子。

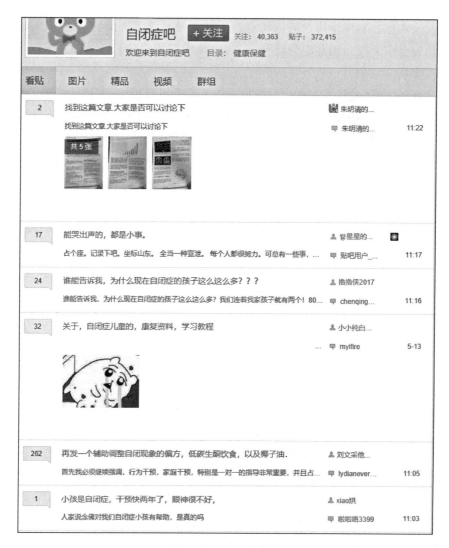

图 1-3　自闭症吧主页示例

1.6.4　数据集

在确定数据采集对象后,使用 Java 语言自行编制爬虫程序对百度自闭症吧中的数据进行采集。数据采集时间为 2019 年 5 月 22 日。将采集到的信息整理为 5 个数据表并导入数据库中。其中,主帖(Thread)表中存储每一篇主帖的信息,包括主帖 ID、标题、发帖人账号名称、回帖数量、是否为精华帖、发帖人 ID、发帖人昵称以及爬取时位于贴吧的页码。回复帖(Post)表中包括回帖 ID、回帖楼层、回帖用户账号名称、回帖内容、回帖时间、楼中楼帖回复数量、用户贴吧等级名称、用户贴吧等级排名、用户贴吧等级分数、用户性别、对应的主帖、用户 ID、用户昵称。楼中楼帖(LZL)表中包括楼中楼帖 ID、用户账号、用户 ID、楼中楼帖回复内容、楼中楼帖回复时间、对应的回复帖 ID、被回复用户账号名称、被回复用户 ID。

为了挖掘和形成更加全面的用户行为画像,除了自闭症吧之外,本研究还对参与讨论的用户在百度贴吧平台上的整体用户行为数据进行了采集。以参与了自闭症吧讨论的用户的 ID 为根节点,爬取并解析用户个人详细页,对用户在其他贴吧中的发帖和回复行为数据进行抓取,并形成了 2 个数据库表。Author_Thread 表中采集了用户在所有贴吧中的发帖行为,其中包括:用户 ID、用户账号名称、贴吧名称、贴吧 ID、主帖 ID、主帖楼层 ID、发帖时间、发帖内容、发帖标题、发帖媒体内容(视频、图片等)。Author_Reply 表中采集了用户在所有贴吧中的回复帖行为,其中包括:用户 ID、回复帖内容、对应的主帖的内容摘要、对应的主帖的 URL、贴吧名称、回复时间。

"甜蜜家园"社区的数据通过八爪鱼网页数据采集器进行数据抓取,采集时间为 2021 年 6 月 25 日。数据格式与自闭症吧的数据类似。

1.6.5　数据清洗

对采集到的原始数据集中的缺失值和异常值进行处理。经过清洗和有效性验证之后,数据集中包括自闭症吧自 2017 年 1 月至 2019 年 5 月的有效帖子共146 162 篇,其中主帖 7 836 篇、回复帖 65 518 篇、楼中楼帖 72 808 篇。将从用户个人详细页采集到的用户行为数据进行清洗后,包括用户发布的主帖 51 208 篇、回复帖 720 389 篇,发布时间覆盖区间同样为 2017 年 1 月至 2019 年 5 月。

采集用户的具体内容包括用户在百度贴吧的账户 ID、昵称、性别、账户等级等,形成用户的账户特征数据集。为了建立用户信息交互网络,将用户 ID 作为用户的唯一标志符,将回复帖数据集和楼中楼帖数据集中的用户回复关系进行提取,建立用户与用户之间的交互矩阵。在处理用户交互关系时,将回复帖(Post)回复主帖(Thread)与楼中楼帖(LZL)回复回复帖(Post)进行同样的处理,均计算为一次用户交互。

此外,在进行文本挖掘和主题分析之前,还需要对原始数据进行文本预处理。具体的处理流程将在后续章节中阐释。

1.7　研　究　内　容

绪论和第一、二章介绍了研究背景、意义、思路、内容;构建本书总体的实证研究方案、研究框架,以及涉及的主要研究数据;归纳和提炼在线健康社区系统分析框架。

在此后各章中,围绕在线健康社区中的用户行为和信息交互,分别就基于用户特征的角色识别及行为模式探测(第三章)、基于交互行为的意见领袖识别及群组探测(第四章)、基于交互内容的主题识别及演化探测(第五章)、基于信息行为的社会情感支持识别及用户类型探测(第六章)、基于用户角色和主题识别的用户行为探测(第七章)展开分析,第八章对上述研究进行总结和梳理。本书主要研究问题如图 1-4 所示。

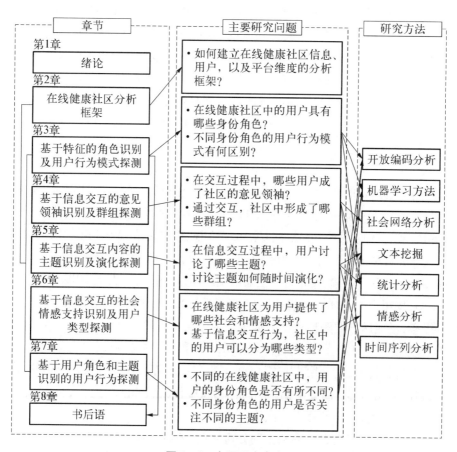

图 1-4　主要研究内容

第2章 在线健康社区分析框架

随着互联网在大众生活中的日益普及和以 Web 2.0 为基础的互联网社会化媒体的快速发展,人们获取健康信息的方式从传统面对面的医患交流,到单向被动地接受来自健康主题网站的信息,再到主动在新兴的社会化媒体平台上获取、分享传播健康信息。此外,得益于平等开放的互联网环境和极其丰富的互联网资源,对健康愈发重视的人们能够借助一个自由参与的信息交流平台来传递和分享各类疾病医疗信息和日常健康管理信息。皮尤研究中心的一份报告显示有 80% 的网络用户会在互联网上搜寻与健康主题相关的信息,其中 34% 的用户会浏览其他人发表在网上论坛和博客等媒体上的与健康和医疗相关的评价和个人经历,24% 的用户会在线咨询某些药物和医疗诊断等信息。① 网络健康社区应运而生。在网络健康社区中,信息的传播依靠用户间的广泛交流和互动,人们对于病症的诊断、慢性疾病的日常管理等健康信息需求和因疾病产生的情感需求都将得到不同程度上的满足。尤其是对慢性疾病患者而言,在线健康社区中各类用户互助式的交流模式有助于其进行日常疾病控制。

在线健康社区可被视为一个复杂系统,包含信息、用户和社区三个要素,三者之间相互影响、相互依存。其中,信息是用户参与交互行为和社区运行情况的记录,反映了用户的需求、认知、情感、态度以及用户间的社会支持,而且各类健康信息的积累和聚合,支持着社区信息服务和知识发现;用户是在线健康社区的参与者、贡献者和管理者,包括各类健康信息消费者(例如一般公众、病患及其看护者、医生、护理人员、医疗健康服务机构等),用户产生、传播、获取、评价和使用健康信息;社区是用户线上活动的场所和用户间的信息交流空间,为用户行为活动、信息产生和传播提供基础设施、

---

① Johnston A C, Worrell J L, Gangi P M D, et al. Online Health Communities: An Assessment of the Influence of Participation on Patient Empowerment Outcomes[J]. *Information Technology & People*, 2013, 26 (2): 213 – 235.

文化环境和制度机制。基于以上分析,本书将从信息、用户和社区三个维度构建在线健康社区研究的基本框架,并对相关研究的热点主题、研究现状、研究方法和发展动态进行系统梳理和详尽描述。

2.1 信息维度的在线健康社区分析

2.1.1 信息内容

信息是各类用户参与线上交互和平台运营情况的直观记录,既反映用户的需求、认知、情感、态度以及用户之间的社会支持,又是各类健康资源的积累与聚合,支持着在线健康社区的信息服务和知识发现。[①] 在线健康社区积累了海量的健康信息记录,研究者基于这些信息对医疗实体命名规范、健康社区主题检测识别等展开研究。

2.1.1.1 研究内容

在线医疗健康社区有大量的问答、评论等记录,这些记录一方面包括了大量医疗知识,具备专业复杂性,同时也具备非结构化、数据体量较大、规范性交叉等在线社区文本的普遍特点。在信息内容层面展开的研究主要有 2 类:一是对在线问诊/回答文本的命名规范、实体抽取等文本规范化抽取方面展开研究;二是基于现有信息,对社区记录表现出的情感、主题、话题等展开相关研究。

(1)在线健康社区实体命名规范研究。实体是文本的基本信息元素,是构成文本的基础。命名实体识别(Named Entity Recognition,NER)是自然语言处理的一项基本任务,主要是从一段文本中找出实体,并对实体出现的位置和类别进行标记。在线问诊文本中非规范化表述严重制约了在线问诊文本信息抽取的性能。作为结构化医疗文本的重要技术,医疗实体识别和事件抽取可以识别并抽取电子病历中的实体及事件,为进一步构建医疗知识图谱和支持医疗智能化决策打下了基础。杨杭州等结合中文一体化医学语言系统和网络拓展词典构建的医疗领域词典,并使用基于语义规则的方法提出一种基于隐含狄利克雷分布(Latent Dirichlet Allocation,LDA)和条件随机场(Conditional Random Field,以下简称 CRF)的混合模型识别在线医疗命名实体;[②]苏娅等

---

① 赵栋祥.国内在线健康社区研究现状综述[J].图书情报工作,2018,62(09):134—142.
② 杨杭州,刘凯,颜志军,等.中文在线健康社区中的医疗命名实体识别方法研究[J].信息系统学报,2017(02):62—71.

针对常见的 5 类疾病：胃炎、肺癌、哮喘、高血压和糖尿病,采用机器学习模型条件随机场构建医疗实体识别模型;①杨文明和王巧玲等则使用深度学习模型对在线问诊中产生的医疗文本进行命名实体识别的研究;②③邢布飞和颜志军在构建医学实体的基础上提出一种基于医学领域实体和 LDA 主题模型相结合的方法,来挖掘相似的医疗问答信息。④ 知识图谱(Knowledge Graph)作为一种知识表示的方式,本质上是一种语义网络技术。在医疗方面,应用知识图谱的研究多集中在电子病历,最近也运用在医疗社区问答文本的研究。廖开际等在综合利用双向长短记忆神经网络(BiLSTM)、CRF、双向门控循环单元(BiGRU)等深度学习模型对社区文本的实体识别及关系抽取方法进行研究的基础上,最后利用 Neo4j 图形数据库构建了一个可视化的知识图谱;⑤黄琼影和廖开际选取“寻医问药网”中的乳腺癌版块作为研究对象,综合利用双向长短记忆神经网络、CRF、双向门控循环单元和注意力机制(Attention)深度学习模型,成功构建了在线医疗社区乳腺癌知识图谱。⑥

(2) 在线健康社区主题识别研究。识别、归纳、分析健康社区中的健康主题,分析主题表现出的用户健康信息需求,能够促进互助式交流模式的有效运转,从而更好地满足不同健康主题信息需求。因此,许多研究围绕在线健康社区主题识别展开。库尔森在针对与酒精相关的论坛中的 758 条消息进行了主题分析后,得到了 3 个主题：分享、支持和清醒;⑦谢甜等发现,运动健身、饮食健康等养生类信息最受大学生关注;⑧王亿本分析了新浪原创健康微博文本,发现在健康信息中,保健信息的比例高达 69%,其中最受关注的是饮食健康、起居健康等;⑨刘鑫探索利用智能化的方法,对社区成员

① 苏娅,刘杰,黄亚楼.在线医疗文本中的实体识别研究[J].北京大学学报：自然科学版,2016(1)：9.
② 杨文明,褚伟杰.在线医疗问答文本的命名实体识别[J].计算机系统应用,2019(2)：7.
③ 王巧玲,符海东.面向在线问诊文本的实体识别和规范化研究[D].武汉：武汉科技大学,2021.
④ 邢布飞,颜志军.在线医疗社区相似问答内容挖掘方法研究[D].北京：北京理工大学,2018.
⑤ 廖开际,黄琼影,席运江.在线医疗社区问答文本的知识图谱构建研究[J].情报科学,2021,39(03)：51—59、75.
⑥ 黄琼影,廖开际.在线医疗社区问答文本的知识图谱构建研究[D].广州：华南理工大学,2020.
⑦ Coulson N S. Sharing, Supporting and Sobriety：A Qualitative Analysis of Messages Posted to Alcohol-related Online Discussion Forums in the United Kingdom[J]. *Journal of Substance Use*, 2014, 19(1-2)：176-180.
⑧ 谢甜,段玉洁,董梁,曹宇,钮文异,王燕玲,史宇晖,吴涛,何平平,赵艾,孙昕霙.健康类微博在大学生中的传播效果研究[J].中国健康教育,2016,32(10)：900—903.
⑨ 王亿本.新浪健康微博的文本分析[J].广西师范学院学报(哲学社会科学版),2015,36(02)：123—126.

普遍关注的热点主题和情感进行深入研究；①金碧漪等以与糖尿病相关的来自健康论坛的社会化标签和社会化问答社区的问答记录作为研究对象，比较了两种网络社区中的主题分布；②韩纲等对推特在16天内与癌症相关的话题进行语义分析并进行可视化呈现。③ 除对话题的检测和识别外，有些研究者还进一步延伸至对话题的动态监测，如郭凤仪等对社区用户话题的突发强度与情感表达之间的关系进行实证分析；④尹德虎等以"甜蜜家园"为例，利用LDA模型对首发帖的内容进行主题识别和主题词提取，并在此基础上探究不同话题的用户关注度随时间的动态演化情况；⑤刘文强等基于疾病话题强度演化分析的角度，对医患问答文本中的热点疾病话题的识别与演化方法开展深入研究。⑥

2.1.1.2 研究方法

目前对医疗实体命名规范研究主要采用3类方法：传统基于规则和词典的方法、基于机器学习的方法和基于神经网络的方法。早期的医疗实体识别多采用基于规则和词典的方法，通过字符串的匹配实现命名实体的识别，但是对词典有较大的依赖性，且需要耗费大量的时间来编辑规则。代表性方法有 MedLEE⑦、MedKAT⑧ 和 cTAKES⑨ 等系统。还有部分学者采用基

① 刘鑫,彭海英.在线医疗社区中文本热点主题识别与情感分析方法研究[D].重庆：重庆邮电大学,2019.
② 金碧漪,许鑫.网络健康社区中的主题特征研究[J].图书情报工作,2015(12)：6.
③ 韩纲,朱丹,蔡承睿,王文.社交媒体健康信息的语义分析：以推特上癌症相关推文为例[J].国际新闻界,2017,39(04)：44—62.
④ 郭凤仪,纪雪梅.突发公共卫生事件下在线健康社区突发话题与情感的共现关联分析[J/OL].情报理论与实践：1-14[2022-01-23].http://kns.cnki.net/kcms/detail/11.1762.g3.20211109.0916.002.html.
⑤ 尹德虎,许云红.在线健康社区中基于LDA模型的话题热度动态演化趋势研究[D].昆明：昆明理工大学,2019.
⑥ 刘义强,周铁华.网络健康社区热点疾病话题识别与演化方法研究[D]吉林：东北电力大学,2021.
⑦ Xia Y, Wang Q. Clinical Named Entity Recognition：ECUST in the CCKS-2017 Shared Task 2[C]//CEUR workshop proceedings. Chengdu：the Technical Committee on Language and Knowledge Computing of The Chinese Information Processing Society of China, 2017：43-48.
⑧ Coden A, Savova G, Sominsky I, et al. Automatically Extracting Cancer Disease Characteristics from Pathology Reports into a Disease Knowledge Representation Model [J]. *Journal of Biomedical Informatics*, 2009, 42(5)：937-949.
⑨ Savova G K, Masanz J J, Ogren P V, et al. Mayo Clinical Text Analysis and Knowledge Extraction System (cTAKES)：Architecture, Component Evaluation and Applications [J]. *Journal of the American Medical Informatics Association*, 2010, 17(5)：507-513.

于规则和词典的方法进行医疗实体识别①②。尽管基于词典的方法在医疗实体识别任务中有较高的准确率,但其效果受到词典本身的覆盖面、更新速度的限制。因此,很多研究将基于词典的方法与机器学习的方法相结合,从而提高实体识别的效果。

基于机器学习的方法大体上可以分为基于分类的方法和基于序列标注的方法。较为常用的分类方法包括支持向量机(support vector machine,以下简称 SVM)、最大熵模型(maximum entropy model,以下简称 ME)等。SVM效率高、应用广,因此在命名实体识别及相关任务中也得到广泛应用③④。序列标注方法在命名实体识别的任务中被广泛应用,包括隐马尔可夫模型(hidden Markov model,以下简称 HMM)⑤、最大熵马尔可夫模型(maximum entropy Markov model,以下简称 MEMM)⑥以及 CRF⑦⑧。雷(Lei)等探究了不同类型的特征(包括分词、词性、分区信息等)和不同的机器学习的方法(包括 CRF、SVM、ME 和 SSVM)进行中文医疗命名实体识别,并比较不同特征和方法的效果。⑨ 由于神经网络能够很好地提取特征,因此被广泛应用于命名实体识别任务中。杨文明和王巧玲等则使用深度学习模型对在线问诊中产生的医疗文本进行命名实体识别的研究。

① Hu J, Shi X, Liu Z, et al. HITSZ CNER: A Hybrid System for Entity Recognition from Chinese Clinical Text [C]//CEUR workshop proceedings. Chengdu: the Technical Committee on Language and Knowledge Computing of The Chinese Information Processing Society of China, 2017: 25–30.

② 龙光宇,徐云.CRF 与词典相结合的疾病命名实体识别[J].微型机与应用,2017,36(21): 51—53.

③ Jiang M, Chen Y, Liu M, et al. A Study of Machine-learning-based Approaches to Extract Clinical Entities and Their Assertions from Discharge Summaries[J]. *Journal of the American Medical Informatics Association*, 2011, 18(5): 601–606.

④ Saha S K, Sarkar S, Mitra P. Feature Selection Techniques for Maximum Entropy Based Biomedical Named Entity Recognition[J]. *Journal of Biomedical Informatics*, 2009, 42(5): 905–911.

⑤ Sun C, Yi G, Wang X, et al. Rich Features Based Conditional Random Fields for Biological Named Entities Recognition[J]. *Computers in Biology&Medicine*, 2007, 37(9): 1327–1333.

⑥ Nikfarjam A, Sarker A, O'Connor K, et al. Pharmacovigilance from Social Media: Mining Adverse Drug Reaction Mentions Using Sequence Labeling with Word Embedding Cluster Features [J]. *Journal of the American Medical Informatics Association*, 2015, 22(3): 671–681.

⑦ 苏娅,刘杰,黄亚楼.在线医疗文本中的实体识别研究[J].北京大学学报(自然科学版), 2016,52(01): 1—9.

⑧ 杨杭州,刘凯,颜志军,等.中文在线健康社区中的医疗命名实体识别方法研究[J].信息系统学报,2017(02): 62—71.

⑨ Lei J, Tang B, Lu X, et al. A Comprehensive Study of Named Entity Recognition in Chinese Clinical Text[J]. *Journal of the American Medical Informatics Association*, 2014, 21(5): 808–814.

　　将传统机器学习和深度学习等多种模型结合能够提高系统性能,因此也成为一个重要的研究方向。哈比比(Habibi)等结合深度学习和统计词嵌入方法,进行生物医学实体识别,F1 值比经典模型高出 5%。① 徐(Xu)等提出了一种基于双向长短时记忆和条件随机场(Bi-LSTM-CRF)的医学命名实体识别模型,实验证明该方法优于传统的单一模型。②

　　目前对在线健康社区主题和话题的分析主要有 3 种研究方法:基于主题模型的方法、基于文本聚类的方法和基于关键词统计的方法。主题模型又称概率主题模型,是近年来在数据挖掘和自然语言处理领域广泛用于文档建模的一类统计模型。如以 LDA 为代表的主题模型研究就得到了迅速发展③,LDA 模型是一种文本分析的概率统计模型,包含"文档—主题—词"三层结构,因此也称为三层贝叶斯概率模型。其核心思想是利用概率统计对文档进行建模,挖掘文档内部的语义信息,以主题多项式概率分布的形式展现。国内外有许多研究者使用主题模型展开研究,并取得了丰富的研究成果;④基于文本聚类的方法也是主题识别和分析中常用的方法。目前,国内外研究者在基于文本聚类技术的主题识别方法上都做了很多有益的尝试,提出了不同的算法。⑤ 主要包括基于划分的 K-Means 算法、基于密度的 DBSCAN 算法以及基于高斯混合模型的 EM 算法等。基于关键词统计的方法首先提取关键词,然后进行统计,从而用关键词表征主题。国内外研究者也在这个方面取得了非常多的成果⑥⑦⑧。

① Habibi M, Weber L, Neves M, et al. Deep Learning with Word Embeddings Improves Biomedical Named Entity Recognition[J]. *Bioinformatics*, 2017, 33(14): i37-i48.

② Xu K, Zhou Z, Hao T, et al. A Bidirectional LSTM and Conditional Random Fields Approach to Medical Named Entity Recognition[C]//International conference on advanced intelligent systems and informatics. Berlin: Springer, 2017: 355-365.

③ Blei D M, Ng A Y, Jordan M I. Latent Dirichlet Allocation[C]//Advances in Neural Information Processing Systems 14 [Neural Information Processing Systems: Natural and Synthetic, NIPS 2001, December 3-8, 2001, Vancouver, British Columbia, Canada]. 2001.

④ 尹德虎,许云红.在线健康社区中基于 LDA 模型的话题热度动态演化趋势研究[D].昆明:昆明理工大学,2019.

⑤ 石晶,范猛,李万龙.基于 LDA 模型的主题分析[J].自动化学报,2009,35(12):1586—1592.

⑥ Zhang Y. Contextualizing Consumer Health Information Searching: An Analysis of Questions in a Social Q&A Community[C]// Acm International Health Informatics Symposium. ACM, 2010.

⑦ Chiu M H P, Wu CC.Integrated ACE Model for Consumer Health: Information Needs: A Content Analysis of Questions in Yahoo! Answers[J]. *Proceedings of the American Society for Information Science and Technology*, 2012, 49(1): 1-10

⑧ 韩纲,朱丹,蔡承睿,王文.社交媒体健康信息的语义分析:以推特上癌症相关推文为例[J].国际新闻界,2017,39(04):44—62.

2.1.1.3 研究框架

综上,本书从研究对象、研究数据、研究方法和研究内容四个角度提出在线健康信息内容研究的框架,如图 2-1 所示。已有在线健康信息内容研究通常选择特定的疾病展开研究,糖尿病是最多被研究的疾病之一,也有学者不区分疾病,对全病种展开研究。学者通常通过网络爬虫等方法获取在线健康社区的问答记录或社区讨论记录,运用 SVM、CRF、机器学习等方法对数据进行分析研究。在整体研究框架上,可将研究内容划分为实体命名规范和主题话题识别两大要素,其中实体命名规范研究又包括医疗实体抽取、医疗实体识别和可视化图谱等研究子内容;主题话题识别包括主题识别、情感分析及话题动态监测等研究子内容。

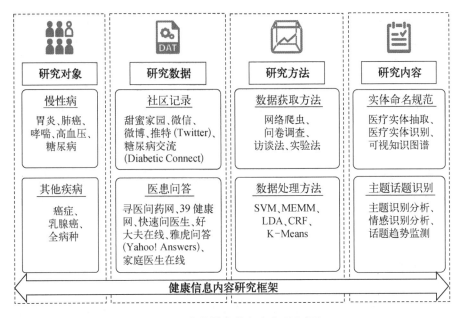

图 2-1 在线健康信息内容研究框架

其中,在线健康社区实体命名规范通用的研究流程包括:① 确定研究问题和研究对象。由于医疗知识丰富且专业性强,学者通常选取特定疾病进行研究,如糖尿病等。② 采集数据。确定研究对象后,通常通过网络爬虫等方式获取在线健康社区的医患问答记录,并对初始数据进行处理。③ 创建词典。采用通用词典,如包括国际疾病分类(international classification of diseases,ICD)、医学主题词表(medical subject headings,MeSH)等,结合疾病特定的相关医学词表进一步丰富词典。④ 特征提取。运用 LDA 等方法提取出能代表文本主要信息的特征,用于模型构建。⑤ 构建模型并评估。在特征提取的基础上选择合适的模型,并在实证数据集上进行实验,评估模型效果。

在线健康社区主题和话题识别研究通用的研究流程包括:① 确定研究问题和研究对象。② 采集数据。通常通过网络爬虫等工具获取在线健康社区的文本信息,对信息进行初步处理后构建数据集。③ 提取话题/主题。运用关键词统计、主题模型、文本聚类等方法,基于构建的数据集,提取话题/主题。④ 分析总结。对于提取出来的主题,进行命名和解释,并进一步研究话题的动态演化等其他特征。

2.1.2　信息传播

健康信息传播行为通常是指内容涉及健康信息的发布或交流分享等传播行为。① 由于移动设备的普及,社交类应用不断发展,借助社交媒体的便利性,有越来越多的用户使用社交媒体来传播健康信息。社交媒体成为公众发布或分享健康信息最广泛的渠道。② 国内外研究者对健康信息的传播特点、风险及未来发展进行了研究。

2.1.2.1　研究内容

(1) 在线健康信息传播内容及模式研究。在线健康信息的传播本质上是一种信息传递,但网络的出现使得传统的信息传播特征发生了颠覆性的变化。范昊等从网络结构和信息主题两个维度对网络健康社区中的健康信息传播网络及主题特征进行研究,探究其网络结构特征及健康信息主题分布和变化趋势。③ 除对传播的健康信息内容展开研究外,也有学者对传播的模式及特征展开分析。钱辉等将网络医疗信息传播模式分为4种类型,分别是明确—主动、不明确—主动、不明确—被动、明确—被动,并总结分析网络医疗信息传递特征:传递的多维度、多层次复合性、消息源多元化、传递媒介多样化、传递方向多向化和移动医疗信息发展迅速;④张敏等从健康信息传播的内容、主体、媒介和效果4个方面归纳研究体系并构建研究框架。⑤

---

① Rogers E M. The Field of Health Communication Today: An Up-todate Report[J]. *Journal of Health Communication*, 1996, 1(1): 15 - 23.

② Duggan M, Ellison N B, Lampe C, et al. Social Media Update 2014[EB/OL]. http://www.pewinternet.org/2015/01/09/social-mediaupdate-2014/.

③ 范昊,张玉晨,吴川徽.网络健康社区中健康信息传播网络及主题特征研究[J].情报科学,2021,39(1):10.

④ 钱辉,陆舒扬,张大亮.网络医疗信息传递特征及其传播风险探析[J].中华医院管理杂志,2017,33(11):837—841.

⑤ 张敏,车雨霏,张艳.社交媒体健康信息传播行为研究系统综述[J].图书馆,2019(05):33—40,79.

　　与此同时,虚假健康信息也广泛传播。借助互联网去结构、去中心化及社交媒体的信息内容碎片化等特征,虚假健康信息的传播速度更快、传播范围更广。为了减轻虚假健康信息的危害性,不少研究通过分析虚假健康信息的产生原因和传播机理,提出合理可行的辟谣策略,并探究影响辟谣效果的因素。刘玉菡、吴世文等研究发现,虚假健康信息往往利用与信息受众之间的语义障碍,如冰山现象、隐晦表达等进行传播[1][2],且带有数据化描述的伪健康信息更容易获取用户信任并引发转发行为。[3] 邓胜利等指出,官方认证与网页链接会正向促进用户信任,其中认证的影响效应更大。[4] 陈月强调规范传播媒介和传播主体是谣言治理的最常用方式,认为一方面应加强信源筛查,避免个人或不良商家、机构利用社交媒体传播虚假健康信息,损害公众利益;另一方面,中老年群体、低收入人群的甄别能力相对较差,提高信息受众的健康素养迫在眉睫。[5] 此外,公众媒体和权威机构应充分利用其网络公信力,通过通俗简练的方式和专家权威数据来增强辟谣效果。[6]

　　(2) 在线健康信息传播主体研究。网络具有双向传播的特性,即信息受众也可以生成、反馈并传播健康信息。在线健康信息传播的主体研究包括健康传播组织和健康传播群体等两类。在健康传播组织研究方面,我国的健康传播组织主要由媒体、企业组织、医疗机构等构成,阅读率、转发率是衡量公众号传播能力的关键指标。[7] 统计数据显示,专业化程度较低的企业公众号发布的健康信息数量较多,大众传播媒体与医疗卫生机构等权威主体推送健康信息的频率和数量均远低于企业公众号,营销账号居多与专业健康传播者缺位等使得我国健康公众号信息传播现状不容乐观。[8] 国外的健康传播组织主要由健康商业组织、教育机构、政府机构、医疗机构和非

---

① 吴世文.社交媒体中伪健康信息传播研究的问题意识、理论想象与路径方法[J].新闻与传播评论,2016(1):39—47.

② 刘玉菡,王鹏.健康养生类信息传播过程中的语义障碍研究——以新浪微博为例[J].科技传播,2014,6(12):17、19.

③ 王胜源.新媒体背景下伪健康信息的传播与治理——以果壳网"流言百科"证伪的医学健康类信息为例[J].科技传播,2015,7(22):110—112,89.

④ 邓胜利,付少雄.社交媒体附加信息对用户信任与分享健康类谣言的影响分析[J].情报科学,2018,36(3):51—57.

⑤ 陈月.微信健康谣言传播现象探析[J].新闻研究导刊,2016,7(16):316—317.

⑥ 张雯,李浩.主流媒体微博对健康谣言的辟谣方式研究——对@人民日报2015年健康谣言辟谣微博的内容分析[J].新闻研究导刊,2016,7(11):315—316.

⑦ 李东晓.信用户健康养生信息的传播行为分析[J].浙江传媒学院学报,2016,23(4):90—97、153.

⑧ 陈致中,黄荟云,陈嘉瑜.健康传播信息对受众健康行为影响之实证研究——基于饮食行为倾向的实验[J].现代传播(中国传媒大学学报),2016,38(7):52—57.

营利性组织社区构成。鉴于社交媒体的交互式传播特性可实时调整信息来满足粉丝需求①，越来越多的健康组织倾向于采用社交媒体传播健康信息。帕克(Park)等发现非营利性健康组织社区比营利性健康组织发布的健康推文更多。②

在健康传播群体研究方面，由于健康信息的敏感性，其在亲密型人际关系中转发传播较多。金晓玲等发现微信朋友圈中的个体健康信息传播行为受信息的社会特征、情绪特征和功能特征影响；③李东晓等发现影响微信用户转发健康信息的因素主要有朋友圈的构成、朋友圈中朋友的信息阅读偏好、家庭角色、个人公开发布信息的习惯等。④ 随着研究的深入和研究领域的细化，学者开始有意识地对研究群体进行细分，青少年群体⑤⑥和特殊疾病人群⑦⑧成为在线健康传播的重要研究对象。国外学者的研究则倾向于依据群体社会属性来划分信息受众，如年轻群体、老年人、慢性病患者、医护人员等。安特尤尼斯(Antheunis)等发现，提高知识水平、促进医患交流和自我护理是患者使用健康相关媒体的目的；⑨纳因戈兰(Nainggolan)等发现医生利用社交媒体获取知识、提升知名度，但不会跟患者进行交流和讨论。⑩

（3）在线健康信息传播媒介研究。在研究在线健康信息传播媒介时，张敏等区分了强关系媒介和弱关系媒介，进而对在线健康信息传播媒介进

① 陈致中，黄荟云，陈嘉瑜.健康传播信息对受众健康行为影响之实证研究——基于饮食行为倾向的实验[J].现代传播(中国传媒大学学报),2016,38(7)：52—57.

② Park H, Rodgers S, Stemmle J. Analyzing Health Organizations' Use of Twitter for Promoting Health Literacy[J]. *Journal of Health Communication*, 2013, 18(4)：410-425.

③ 金晓玲，冯慧慧，周中允.微信朋友圈中健康信息传播行为研究[J].管理科学,2017,30(1)：73—82.

④ 李东晓.微信用户健康养生信息的传播行为分析[J].浙江传媒学院学报,2016,23(4)：90—97、153.

⑤ 曾艺.大学生抑郁问题的健康传播理论框架与对策探析[J].中国健康教育,2016,32(6)：567—570.

⑥ 谢甜，段玉洁，董粟，等.健康类微博在大学生中的传播效果研究[J].中国健康教育,2016,32(10)：900—903.

⑦ 李若和，周建丽，许兵，等.微信健康教育在骨质疏松患者随访中的应用[J].护理学报,2015(4)：66—68.

⑧ 吴蓓，单佩佩，陈美华.微信健康指导对乳腺癌术后出院患者的影响[J].护理与康复,2015,14(8)：785—786.

⑨ Antheunis M L, Tates K, Nieboer T E. Patients' and Health Professionals' Use of Social Media in Health Care：Motives, Barriers and Expectations[J]. *Patient Education & Counseling*, 2013, 92(3)：426-431.

⑩ Nainggolan P I, Zaman H B, Ahmad A. Physicians' Involvement in Social Media on Dissemination of Health Information [C]// International Conference on Advanced Computer Science and Information Systems. IEEE, 2015：262-266.

行研究。① 强关系媒介的用户群体有着较近的社会距离和较亲密的人际关系,信息传播范围窄、重叠度大,且倾向于通过某一结点与外部群体完成信息交换,微信和脸谱网(Facebook)是强关系社交媒介的典型代表。郭冬阳②通过对健康类公众号所发布信息的分析,发现基于微信的健康信息传播主导者,是以内容营销为目的的企业传播者,专业健康传播者缺位以及信息源不详使得健康谣言泛滥和健康信息良莠不齐;③Facebook 用户关注和发布的健康相关内容以疾病知识和相关经验为主。④ 弱关系媒介的用户群体具有较远的社会距离和亲密度较低的人际关系,微博和 Twitter 是弱关系社交媒介的典型代表。兰雪等对弱关系媒介中的健康信息传播路径和社会网络关系进行研究,发现意见领袖是弱关系媒介健康信息扩散的关键节点,容易产生以意见领袖为核心的抱团现象,但核心节点之间的交流程度低不利于健康信息的进一步扩散。⑤

此外,未来健康信息传播将主要依托互联网,因此防范网络健康信息传播风险非常重要。钱辉等将网络医疗信息传播风险归为 3 类:信息传播源风险、传递过程风险和接收方个人行为风险。⑥ 檀琳指出要通过强化用户自律意识、增强平台监管效能、培育公众媒介素养、提高伦理失范成本等途径强化健康传播的伦理责任和控制,共同推动其良性发展;⑦汤景泰和巫惠娟认为在社交媒体语境下,健康风险议题更易模糊,健康风险谣言更加频发,健康风险体验更为逼真,健康风险扩散涟漪效应大大增强;⑧武楠以微博为例对社交媒体环境下健康传播发展的机遇与挑战进行了研究,肯定了微博在健康传播方面的积极作用,同时指出了微博的把关机制缺失、虚假冗

①　张敏,车雨霏,张艳.社交媒体健康信息传播行为研究系统综述[J].图书馆,2019(05):33—40、79.

②　郭冬阳.从健康类公众号看社交媒体中健康信息的传播[J].东南传播,2016(05):105—106.

③　李东晓.微屏时代谁在传播健康?——对微信平台健康养生信息兴起的传播学分析[J].现代传播(中国传媒大学学报),2016,38(4):21—26.

④　Asiri E, Khalifa M, Shabir S A, et al. Sharing Sensitive Health Information through Social Media in the Arab World[J]. *Int J Qual Health Care*, 2017, 29(1): 68 - 74.

⑤　兰雪,曹锦丹,杨程远.基于新浪微博健康信息用户的社会网络分析[J].中华医学图书情报杂志,2015,24(10):54—59.

⑥　钱辉,陆舒扬,张大亮.网络医疗信息传递特征及其传播风险探析[J].中华医院管理杂志,2017,33(11):837—841.

⑦　檀琳.社交媒体健康传播现状与伦理责任分析[J].中国医学伦理学,2016,29(05):861—863.

⑧　汤景泰,巫惠娟.风险表征与放大路径:论社交媒体语境中健康风险的社会放大[J].现代传播(中国传媒大学学报),2016,38(12):15—20.

余信息泛滥、恐惧诉求、煽情语言、极化表达、健康营销等对健康传播的挑战。①

（4）在线健康信息传播效果研究。有关在线健康信息传播效果的研究聚焦群众健康态度的改变和对健康行为的干预。社交媒体对个体健康态度的改变主要体现在个体健康信念、认知水平、医患关系和形成或改变生活习惯的行为倾向等方面。李东晓等发现微信健康信息传播增加了用户的健康焦虑心理；②专业医护人员利用微信进行健康教育有效地提高了骨质疏松患者的认知水平和医嘱依从性。陈致中等发现，社交媒体中饮食类的健康信息对受众饮食倾向的影响显著，其行为倾向受信息的信任度、知晓度影响。③ 刘瑛等发现，QQ 群健康信息传播的交互性和反应性特征能够改变个体的行为态度，具有一定的劝服作用，且其劝服效果受到中枢路径中健康信息质量及边缘路径中传播者身份影响。④ 社交媒体对个体健康行为的干预涵盖了体育运动、减肥塑身、戒烟行为、艾滋病预防行为等疾病预防行为和心理健康、性传播疾病等疾病治疗和疾病康复领域。⑤ 大量研究显示，青少年群体容易受到负面健康信息的影响，如黄（Huang）等发现朋友在社交媒体中发布的聚会或饮酒照片会刺激青少年吸烟喝酒。⑥ 专业医护人员通过微信健康教育能够帮助乳腺癌术后出院患者做出遵医行为，有效的康复指导能加快疾病治疗进程，改善患者生活质量和促进疾病全面康复。⑦ 社交媒体健康信息传播效果研究表明，社交媒体能有效劝服和显著改善个体的健康态度与健康行为。信息内容形式是否具有吸引力，信息传播主体是否具有公信力，信息传播手段运用是否合理，信息发布能否得到有效管控，隐私信息能否得到安全保障，都是影响最终健康信息传播效果的关键点。

---

① 武楠.社交媒体环境下健康传播发展机遇与挑战——以微博为代表展开讨论[J].今传媒，2015,23(08)：13—15.

② 李东晓.微屏时代谁在传播健康？——对微信平台健康养生信息兴起的传播学分析[J].现代传播（中国传媒大学学报），2016,38(4)：21—26.

③ 陈致中,黄荟云,陈嘉瑜.健康传播信息对受众健康行为影响之实证研究——基于饮食行为倾向的实验[J].现代传播（中国传媒大学学报），2016,38(7)：52—57.

④ 刘瑛,何爱珊.QQ 群健康信息传播的劝服过程研究[J].新闻大学,2011(3)：84—89.

⑤ Yang Q. Are Social Networking Sites Making Health Behavior Change Interventions More Effective? A Meta-Analytic Review[J]. *Journal of Health Communication*, 2017：223-233.

⑥ Huang G C, Unger J B, Soto D, et al. Peer Influences：The Impact of Online and Offline Friendship Networks on Adolescent Smoking and Alcohol Use.[J]. *Journal of Adolescent Health Official Publication of the Society for Adolescent Medicine*, 2014, 54(5)：508-514.

⑦ 吴蓓,单佩佩,陈美华.微信健康指导对乳腺癌术后出院患者的影响[J].护理与康复,2015,14(8)：785—786.

2.1.2.2　研究方法

在线健康信息传播研究领域主要采用的研究方法可分为数据获取方法和数据处理方法。数据获取的常见方法包括内容分析法、问卷调查法、实验法、访谈法和近几年较常使用的网络爬虫技术,通过网络爬虫爬取在线健康社区平台的文本记录数据。数据处理方法有内容分析法、扎根理论法、案例分析法、文献计量法、主题分析法、情感分析法及社会网络分析法、线性回归、结构方程、机器学习等定量分析方法。文献研究法在早期研究中应用最为广泛,如张敏等从健康信息传播的内容、主体、媒介和效果 4 个方面归纳研究体系并构建研究框架。① 内容分析法、案例分析法和问卷调查法也较为常见,如张(Zhang)等对糖尿病群组健康信息传播进行研究;②张雯等对健康谣言微博进行内容分析;③王胜源以果壳网"流言百科"证伪的医学健康类信息为例,对新媒体背景下伪健康信息的传播与治理展开研究。④ 近年来,有部分学者综合两种或多种研究方法进行研究,如金晓玲等运用问卷调查、多元回归等方法对微信朋友圈中健康信息传播行为进行研究。⑤

2.1.2.3　研究框架

综上,本书从研究对象、研究理论、研究方法和研究内容四个维度构建了在线健康信息传播研究的框架,如图 2－2 所示。已有的在线健康信息传播研究为心理学、健康行为学和信息学等多领域形成的交叉研究。从研究对象看,国内研究主要关注理论、发展现状以及趋势,大多对大众用户整体地进行分析。而国外研究人员多从特定视角切入,根据群体属性细分用户,然后展开分析。从研究方法看,以往研究最常使用的是内容分析法和问卷调查法。研究内容主要是传播内容、传播主体、传播媒介和传播效果 4 个方面。其中,传播内容包括对传播网络、传播特征以及虚假健康信息的研究;在传播主体方面包括对传播组织和传播群体的研究;传播媒介包括对强弱关系媒介及传播风险的研究;传播效果包括对公众态度和公众行为的研究。

① 张敏,车雨霏,张艳.社交媒体健康信息传播行为研究系统综述[J].图书馆,2019(05): 33—40、79.

② Zhang Y, Sang Y. Facebook as a Platform for Health Information and Communication: A Case Study of a Diabetes Group[J]. *Journal of Medical Systems*, 2013, 37(3): 1－12.

③ 张雯,李浩.主流媒体微博对健康谣言的辟谣方式研究——对@ 人民日报 2015 年健康谣言辟谣微博的内容分析[J].新闻研究导刊,2016,7(11): 315—316.

④ 王胜源.新媒体背景下伪健康信息的传播与治理——以果壳网"流言百科"证伪的医学健康类信息为例[J].科技传播,2015,7(22): 110—112、89.

⑤ 金晓玲,冯慧慧,周中允.微信朋友圈中健康信息传播行为研究[J].管理科学,2017,30(01): 73—82.

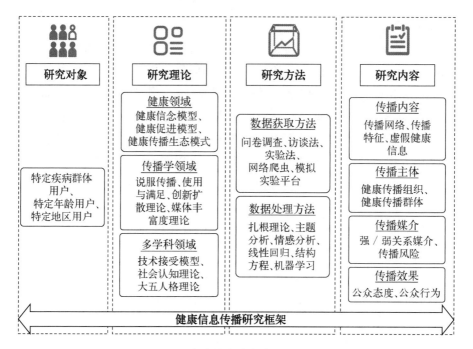

图 2-2　在线健康信息传播研究框架

2.1.3　信息评价

虽然移动社交媒体发展迅速,但是由于准入门槛低、审核力度弱等,广告繁多、虚假信息广泛传播。同时,社交媒体中的信息提供者的知识水平参差不齐,缺少对健康信息的科学评价,对媒体平台的管控也缺少规范。因此,移动社交媒体中的健康信息良莠不齐。鉴于群众对健康信息的广泛需求和虚假健康信息的危害性,评估社交媒体中的健康信息质量,并提出切实可行的治理策略,从而提高健康信息的质量显得尤为重要。国内外学者主要从健康信息质量评价、虚假健康信息分析与识别等方向展开研究。

2.1.3.1　研究内容

有关信息质量评价的研究主要可分为 2 类:一是对健康信息质量影响因素及评价指标体系展开研究;二是对虚假健康信息展开研究,包括虚假健康信息的特征分析、识别检测等。

(1)健康信息质量评价研究。健康信息质量问题是关系人们生命安全的重大问题,因此,构建科学合理的健康信息质量评价指标体系对帮助用户辨别高质量信息和提高健康信息质量具有重要意义。由于不同疾病对于信息获取的需求不一致,信息质量评价也不一致,因此国内外学者多对特定疾病展开研究。斯蒂维利亚(Stvilia)等定义了一个衡量阿尔兹海默症健康信息的质量模型,主要包含 5 个重要指标,即信息的有用性、权威性、完整性、准确性、可获取性;①法拉希(Farrahi)等确立了包含信息可用性、时效性、有效性、易用性、互动性及设计友好性等 6 个一级指标在内的糖尿病相关健康信息质量评价体系;②国内的吕亚兰等设计了包含信息的可理解性、来源可靠性、时效性、公开性、合理性以及其他指标等 6 个指标在内的艾滋病相关健康信息质量评价指标体系;③刘冰等运用问卷调查的方式从信息内容属性质量(信息的可信性、客观性、有用性、详尽性和关联性)和外部属性质量(信息表达清晰度、呈现形式多样性、信息简洁性)构建了健康信息质量评价指标体系;④恩斯特(Ernst)等建议:未来进行信息质量研究时添加数据隐私性和文化敏感性等指标。⑤ 除健康信息质量评价指标体系外,也有学者将指标体系置于自动化模型内以实现对健康信息的主动监视。戈米得(Gomide)等建立了一种包含信息数量、出现位置、出现时间和公众认知度等 4 个维度在内的主动监视模型,对 Twitter 中的登革热疾病进行信息质量评价分析;⑥丽贝卡(Rebecca)等开发了一种 mHealth 技术工具,对移动健康社区中的健康信息质量进行评价;⑦奚道佳等在对社交媒体健康信息质量进行评价的基础上,提出了相应的信息治理策略。⑧ 对健康信息质量影响因素的研究一般和构建评价指标体系结合在一起,少有独立成篇的。不过,也有学者如张星等研究影响在线健康社区信息可信性的中心路径因素和外围路径

① Stvilia B, Mon L, Yi Y J. A Model for Online Consumer Health Information Quality. [J]. *Journal of the American Society for Information Science & Technology*, 2010, 60(9): 1781 – 1791.
② Farrahi R, Gilasi H, Khademi S, etc. Towards a Comprehensive Quality Evaluation Model for Hospital Websites[J]. *Acta Inform Med*. 2018; 26(4): 274 – 279.
③ 吕亚兰,侯筱蓉,黄成,等.泛在网络环境下公众网络健康信息可信度评价指标体系研究 [J].情报杂志,2016,35(01):196—200.
④ 刘冰,张文珏.基于用户视角的网络健康信息服务质量评价体系构建研究[J].情报科学, 2019,37(12):40—46.
⑤ Michelle M. Ernst, Diane Chen, Kim Kennedy, Tess Jewell, Afiya Sajwani, Carmel Foley, David E. Sandberg. Disorders of Sex Development (DSD) Web-based Information: Quality Survey of DSD Team Websites[J]. *International Journal of Pediatric Endocrinology*, 2019, 2019(4): 154 – 160.
⑥ Janaína Gomide, Adriano Veloso, Wagner Meira, etc. Dengue Surveillance Based on a Computational Model of Spatio-temporal Locality of Twitter[C]. New York, In Proceedings of the 3rd International Web Science Conference (WebSci '11), 2011.
⑦ Rebecca Schnall, Hwayoung Cho, Jianfang Liu. Health Information Technology Usability Evaluation Scale (Health-ITUES) for Usability Assessment of Mobile Health Technology: Validation Study[J]. *Jmir Mhealth & Uhealth*, 2018, 6(1): e4.
⑧ 奚道佳,刘位龙.移动社交媒体健康信息质量评价与治理策略研究[D].济南:山东财经大学,2021.

因素,基于精细加工可能性模型,建立了在线健康信息可信性的影响因素模型,并通过问卷调查获取数据,对模型进行检验;①李金生等基于客观用户生成信息,应用信息采纳模型分析在线健康社区信息有用性评价影响因素。②

(2)虚假健康信息相关研究。社交媒体正日益成为虚假健康信息传播的主要渠道,一些学者也针对虚假信息的特征展开了相关研究。周(Zhou)等调查了Twitter上健康谣言的特征③;李(Li)等④、鲁宾(Rubin)⑤、周等⑥对网站上虚假信息特征进行分类归纳。拉沃尼亚(Lavorgna)等分析了网络虚拟社区中的虚假健康新闻的特征,表明虚假健康新闻往往夸大了未经科学证实的事实。⑦ 虽然现有研究发现了虚假信息的一些特征,但这些特征的提取较少来自实证数据。张帅基于内容分析和统计分析混合的方法来分析真实的社交媒体健康数据,对社交媒体虚假健康信息的整体特征进行深入探究。⑧

此外,也有一些学者基于机器学习方法来识别虚假信息。如奥特(Ott)等⑨、松斋(Shojaee)等⑩、李等⑪运用词袋、词性和文体特征对人工编写的虚

① 张星,夏火松,陈星,等.在线健康社区中信息可信性的影响因素研究[J].图书情报工作,2015(22):10.

② 李金生,凡婷婷,李宣泽,等.在线健康社区信息有用性评价影响因素研究[J].医学信息学杂志,2021,42(04):17—23.

③ Zhou J, Liu F, Zhou H. Understanding Health Food Messages on Twitter for Health Literacy Promotion[J]. *Perspectives in Public Health*, 2018, 138(3):173 - 179.

④ Li Y, Zhang X, Wang S. Fake vs. Real Health Information in Social Media in China[J]. *Proceedings of the Association for Information Science and Technology*, 2017, 54(1):742 - 743.

⑤ Rubin V L. On Deception and Deception Detection: Content Analysis of Computer-mediated Stated Beliefs[J]. *Proceedings of the Association for Information Science and Technology*, 2011, 47(1):1 - 10.

⑥ Zhou L, Burgoon J K, Nunamaker J F, et al. Automating Linguistics-based Cues for Detecting Deception in Text-based Asynchronous Computer-mediated Communications[J]. *Group Decision and Negotiation*, 2004, 13(1):81 - 106.

⑦ Lavorgna L, De Stefano M, Sparaco M, et al. Fake News, Influencers and Health-related Professional Participation on the Web: A Pilot Study on a Social-network of People with Multiple Sclerosis[J]. *Multiple Sclerosis and Related Disorders*, 2018, 25(10):175 - 178.

⑧ 张帅.社交媒体虚假健康信息特征识别[J].图书情报工作,2021,65(09):70—78.

⑨ Ott M, Choi Y, Cardie C, et al. Finding Deceptive Opinion Spam by Any Stretch of the Imagination[C]//Proceedings of the 49th annual meeting of the NAACL-HLT. Portland: Association for Computational Linguistics, 2011:309 - 319.

⑩ Shojaee S, Murad M A A, Bin Azman A, et al. Detecting Deceptive Reviews Using Lexical and Syntactic Features[C]//International Conference on Intelligent Systems Design and Applications. Selangor, Malaysia: IEEE, 2013:53 - 58.

⑪ Li J, Ott M, Cardie C, et al. Towards a General Rule for Identifying Deceptive Opinion Spam [C]//Meeting of the Association for Computational Linguistics. Baltimore: Association for Computational Linguistics, 2014:1566 - 1576.

假评论和真实评论进行文本提取,构建了朴素贝叶斯和支持向量机模型;金达尔(Jindal)和刘(Liu)等基于文体、元数据和语法等特征采用逻辑回归模型,对亚马逊数据集进行文本挖掘;①刘悦从写作风格、主题倾向和特征分布3方面对比分析健康类真实与虚假信息差异,设计了基于机器学习特征扩展的健康类不实信息检测方法。②

2.1.3.2 研究方法

国内外学者对于信息质量评价的方法可主要分为3种类型:定性评价、定量评价和综合评价方式。定性评价主要根据评价目的和服务对象的需求建立评价准则,在指标体系建立后进行对象的评价。这种方式在信息质量考察时从多方面和角度入手,可以实现对评价对象综合、全面的分析。此种方法开始时间较早且成果较多,最重要的环节是指标的选取及指标体系的构建。常用的定性评价方法如德尔菲法(Delphi)③④,但是这种方式具有较高的局限性,如主观性强、操作难度较大等,并且此种方式具有规范性和时效性不强的缺点。

定量评价方法是借助数量分析法来进行量化评价,相比定性分析方法而言更客观精确,因此有更高的可信度。网络链接分析法和信息量统计法是定量评价网络内容的常用方法。卞(Bian)等使用 GBRank 算法综合分析了问答社区中信息的相关性特征。⑤ 李文政等利用 PeopleRank 方法对微博用户的可信度进行了评价。⑥ 王斌等通过研究 PageRank 算法等3个网络医疗信息评价指标,实现了不依赖于专家知识来度量部分可信度评价指标。⑦

综合评价方法是一种定量和定性相结合的评价方法,同时具备定性和定量评价方法的优势,可以帮助评价工作者更好地完成信息质量评价。在

---

① Jindal N, Liu B, Lim E P. Finding Unusual Review Patterns Using Unexpected Rules[C]// Proceedings of the 19th ACM International Conference on Information and Knowledge Management.Toronto: ACM, 2010: 1549 - 1552.

② 刘悦. 健康类社交媒体不实信息检测方法研究与应用[D].北京: 北京邮电大学,2020.

③ Guang-Nan S, Ye C, Miao-Xin L I, etc. Study on Constructing Evaluation Indicator System for Clinic Scientific Research on Data Quality Based on Delphi Method[J]. *Chinese Journal of Information on Traditional Chinese Medicine*, 2018, 25(02): 1 - 5.

④ Butler D P, Perry F, Shah Z, etc. The Quality of Video Information on Burn First Aid Available on YouTube[J]. *Burns*, 2013, 39(5): 856 - 859.

⑤ Bian J, Liu Y, Agi Chtein E, etc. Finding the Right Fa Cts in the Crowd: Fa Ctoid Question Answering over Social Media[C]. Beijing: International Conference on World Wide Web, 2008.

⑥ 李文政,张云飞,周思琪,等.基于 Peoplerank 的微博用户可信度排序算法[J].微型电脑应用,2017,33(05): 4—7.

⑦ 王斌,袁平;黄晓芳.基于网页分析算法的网络医疗信息可信度研究[D].绵阳:西南科技大学,2017.

信息质量评价过程中经常采用的是层次分析法、模糊综合评价法等,蒋知义等通过模糊综合评价法对"丁香医生"进行实证分析;①侯璐等选用层次分析法构建在线健康信息可信性的评估框架。② 近年来,多属性决策方法在信息质量评价方面逐渐取得了较好的效果,如 TOPSIS、ELECTRE 方法。蔡晶等使用 TOPSIS 方法综合评价了传染病信息的质量。③ 但上述方法也存在一定的弊端,如层次分析法不能考虑指标间的关联关系;TOPSIS 方法在进行排序的时候无法在加总方面反映出方案与理想的接近程度;ELECTRE方法只能对方案优劣进行排序,但是不能分辨具体的优劣程度。随着研究的不断深入,DEMTEL 和 MABAC 方法被提出来,用以解决上述问题,这两种方法具有较高的实用性。④

虚假健康信息的相关研究方法包括内容分析法、基于统计学的方法和基于机器学习的方法。内容分析法在早期被用来分析研究虚假健康信息的特征及模式。而随着网络爬虫等技术的发展,学者们倾向使用基于统计学方法,如线性回归、相关分析、卡方检验、方差分析⑤等对虚假信息进行统计分析。基于机器学习的方法包括基础的逻辑回归、支持向量机、决策树、随机森林等模型,随着深度学习的发展,卷积神经网络(ConvoluTIonal Neural Networks,CNN)、循环神经网络(Recurrent Neural Network,RNN)等深度学习框架也逐渐被用来识别在线虚假健康信息。

2.1.3.3　研究框架

综上,本书构建的在线健康信息评价研究框架如图 2-3 所示。已有在线健康信息评价研究为心理学、传播学、健康行为学和信息学等多学科领域形成的交叉研究,包括用户认知理论、信息采纳理论、信息资源理论等。在健康信息质量评价研究中,问卷调查法是最常用的数据获取方法,层次分析法是最常用的分析方法。在整体研究框架上,可将研究内容划分为健康信息评价指标、虚假健康信息相关研究两大类,其中健康信息评价包括健康信息可信度、质量评价指标体系、信息质量影响因素及健康信息自动化监测等

①　蒋知义,李巧,邢思佳,等.在线健康社区信息服务质量评价指标体系构建及实证研究[J].情报探索,2021(04):29—36.
②　侯璐,金燕.在线健康信息的可信性评估研究[D].郑州:郑州大学,2018.
③　蔡晶,杨雯雯,黄淑琼,等.加权 TOPSIS 法在传染病信息报告质量综合评价中的应用[J].现代预防医学,2017,21(17):107—110、127.
④　Dragan Pamučar,Goran Ćirović. The Selection of Transport and Handling Resources in Logistics Centers Using Multi-Attributive Border Approximation Area Comparison(MABAC)[J]. *Expert Systems with Applications*,2015,42(6):3016-3028.
⑤　张帅.社交媒体虚假健康信息特征识别[J].图书情报工作,2021,65(09):70—78.

方向;虚假健康信息相关研究包括虚假信息特征分析、虚假信息识别、虚假信息自动检测等方向。

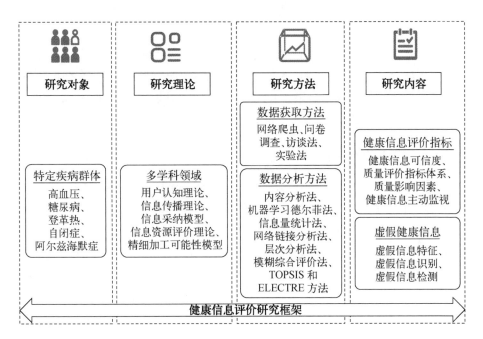

图 2 - 3　在线健康社区信息评价研究框架

　　健康信息质量评价指标体系研究通常包括以下步骤:① 初步提出指标。通常根据相关理论、已有研究,结合问卷调查等方法提出初步的评价指标。② 确定指标权重。通过层次分析法、德尔菲法、问卷调查等方法确定指标的权重,得到在线健康信息质量的评估指标体系。③ 验证指标体系。通过问卷调查等方法对模型/指标体系进行实例验证,验证评估体系的实用性。

　　虚假健康信息识别研究通常包括以下步骤:① 采集数据。通过网络爬虫等方法获取在线健康社区的信息,包括"好大夫在线"、"寻医问药网"、微博、百度贴吧等。② 数据编码。在采集数据的基础上,通过人工标注的方式对信息是否属于虚假信息进行判断和标注,进一步对虚假信息划分类别,并检验一致性。③ 确定特征集。结合已有研究、相关理论等,确定与谣言识别的相关特征,构建特征集合。④ 构建模型。选择合适的方法,构建机器学习或深度学习模型识别谣言。常见的模型有逻辑回归、支持向量机、深度神经网络等。⑤ 评估模型。在构建的数据集基础上,运行模型验证评估所提出模型的性能。常见的评价模型性能的指标有准确率(accuracy)、精确率(precision)、召回率(recall)、F1-score、MSE、RMSE 等。

2.2 用户维度的在线健康社区分析

用户是在线健康社区的参与者、贡献者、消费者和管理者,用户在参与在线健康社区时,能够产生、传播、获取、评价和使用健康信息。在线健康社区中的核心用户主要包括患者和医生两类,以下分别从患者、医生和医患关系的视角梳理相关研究。

2.2.1 患者视角

随着"互联网+健康医疗"的发展,多种在线健康社区不断涌现,越来越多的患者(或患者的代理人)在在线健康社区寻求健康信息及健康帮助,此外还有多数患者通过在线健康医疗平台与医生交互,完成问诊过程。患者在在线健康社区活动表明他有一定的健康信息需求,其产生、传播、获取、评价和使用健康信息等行为体现出不同的特点,因此对患者的信息需求、用户画像及行为展开研究,有利于健康社区更深入地了解患者,从而为患者提供高质量的精准信息和服务。

2.2.1.1 研究内容

(1)信息需求研究。虽然互联网的出现大大优化了用户的信息获取行为,但由于各种在线健康社区中的健康信息良莠不齐,缺乏专业健康知识的用户需要花费大量的时间和精力搜寻所需信息。因此,有必要调查在线健康社区中用户的信息需求,从而更有针对性地提供健康信息服务。对健康信息需求的研究通常以特定疾病的信息需求为切入点。其中,研究用户对于癌症疾病的健康信息需求是最常见的,比如欧(Oh)等[1]和津也(Tsuya)等[2]学者参考与癌症相关的推文,使用文本挖掘的方法分析推文,得出患者的信息需求;魏永婷等学者使用问卷调查法对肿瘤化疗患者进行信息需求调查;[3]张霁月爬取了求医网常见疾病的相关问答数据,采用基于分布式的

① Oh H J, Lauckner C, Boehmer J, et al. Facebooking for Health: An Examination into the Solicitation and Effects of Health-related Social Support on Social Networking Sites[J]. *Computers in Human Behavior*, 2013, 29(5): 2072-2080.

② Tsuya A, Sugawara Y, Tanaka A, et al. Do Cancer Patients Tweet? Examining the Twitter Use of Cancer Patients in Japan[J]. *Journal of Medical Internet Research*, 2014, 16(5).

③ 魏永婷,陈英,许亚红.癌症患者住院化疗期间健康信息需求状况调查分析[J].护理实践与研究,2013,10(11):2.

文本聚类方法构建了信息需求模型;①盛姝等以医享网结直肠癌圈数据为例,在对用户画像构建及主题特征挖掘的基础上,将用户分为 4 类并揭示不同用户角色群体下用户行为的差异及特征,以了解社区内用户信息需求。②其次,糖尿病患者的健康信息需求也是研究重点之一。有研究发现,绝大多数糖尿病患者积极使用互联网搜寻相关健康信息,以此更有效地进行疾病管理,包括处于偏远地区的患者。③ 郭光霞对 103 例已出院糖尿病患者进行问卷调查,总结出 10 种信息需求;④吕英杰使用文本聚类的方法,将网络健康社区的用户信息需求划分为个人详细介绍、情感支持、检查、治疗、症状、用药、并发症;⑤除了以上疾病外,中外学者们还对进食障碍⑥、性病⑦、高血压⑧等疾病的信息需求进行了研究。黄晓斌等采用扎根理论和内容分析法构建了多层次的青少年健康信息需求体系,包括身体疾病诊治、养生保健、美容形体、性和精神健康 5 个维度和 25 个二级健康信息需求。⑨

也有很多学者对影响健康信息需求的因素进行了研究,比如年龄、性别、文化程度、用户自身健康状况等。在年龄上,瓦莱罗-阿奎莱拉(Valero-Aguilera)等使用问卷调查的方法,发现对于癌症患者来说年龄越小,获得相关健康信息相对而言就越积极。⑩ 国内学者陈旭等使用类似的方法,得出年龄越大,用户对健康信息需求程度越高。⑪ 就性别而言,它对于信息需求

① 张霁月.基于大数据挖掘的中文网络健康社区用户信息需求研究[D].武汉:武汉大学,2018.

② 盛姝,黄奇,郑姝雅,杨洋,解绮雯,张戈,秦新国.在线健康社区中用户画像及主题特征分布下信息需求研究——以医享网结直肠癌圈数据为例[J].情报学报,2021,40(03):308—320.

③ Shaw R J, Johnson C M. Health Information Seeking and Social Media Use on the Internet among People with Diabetes[J]. *Online J Public Health Inform*, 2011, 3(1).

④ 郭光霞.糖尿病患者健康信息需求调查分析及护理对策[J].基层医学论坛,2008,12(21):2.

⑤ 吕英杰.网络健康社区中的文本挖掘方法研究[D].上海:上海交通大学,2013.

⑥ Bowler L, Oh J S, He D, et al. Eating Disorder Questions in Yahoo! Answers: Information, Conversation, or Reflection? [J]. *Proceedings of the American Society for Information Science and Technology*, 2012, 49(1):1-11.

⑦ Oh S, Zhang Y, Park M S. Health Information Needs on Diseases: A Coding Schema Development for Analyzing Health Questions in Social Q&A[J]. *Proceedings of the American Society for Information Science & Technology*, 2012, 49(1):1-4.

⑧ 邓胜利,刘瑾.基于文本挖掘的问答社区健康信息行为研究——以"百度知道"为例[J].信息资源管理学报,2016,6(3):9.

⑨ 黄晓斌,张明鑫.在线健康社区青少年群体用户健康信息需求研究[J].中华医学图书情报杂志,2020,29(05):37—47.

⑩ Valero-Aguilera B, Bermúdez-Tamayo C, García-Gutiérrez J F, et al. Information Needs and Internet Use in Urological and Breast Cancer Patients[J]. *Supportive care in cancer*, 2014, 22(2):545-552.

⑪ 陈旭,卢珊,向菲.基于用户体验的健康信息服务[J].中华医学图书情报杂志,2013(10):5.

程度的影响没有统一的结论,有研究发现女性相较于男性有更强的信息需求,也有研究得出女性的信息需求程度相较男性更弱的结论;①张馨遥等使用问卷调查法和访谈法,发现不同性别用户在试验性疗法或药品的信息关注度、性健康以及瘦身美容上表现出显著差异。② 在文化程度上,有研究发现,不同文化程度的用户对于健康资讯、心理健康等方面的内容需求也有差异。除此之外,用户的健康状况对于其对信息的迫切程度有直接影响。

(2)用户画像研究。用户画像作为一种用户需求发现、匹配和建模的新兴工具,能为精准服务、个性化推荐提供基础,是面向在线医疗知识管理与服务中的研究重点和热点。在线健康社区用户画像的相关研究主要集中在用户画像构建、精准推荐等方面的研究。

张海涛等基于概念格以及关联规则挖掘,对糖尿病圈的用户进行的深度分析,构建了用户画像的概念模型,发现了用户需求—角色—行为轨迹的路径;③万家山等通过 KD‐Tree 聚类方法分析用户的偏好和行为,通过标签建立、权重赋值等方法对用户进行画像分析;④李星对"医享网"高血压圈的数据进行实证研究,从用户需求、用户角色、用户行为 3 方面构建在线健康社区用户画像模型;⑤郭顺利和张宇借鉴 VALS2 模型构建了在线健康社区大学生用户群体画像的指标体系,并通过问卷调查收集数据进行实证研究。⑥ 袁绮蕊使用 RFM 模型筛选典型用户,并从事实维度、模型维度和预测维度构建在线健康社区用户画像标签,以问卷调查数据为依据,通过 K‐Means 聚类分析对部分用户画像进行实证研究。⑦

用户画像常被用于在线健康社区中的精准化推荐。崔阳⑧以在线健康社区为研究主体,从用户需求、行为、能力和场景 4 个维度构建用户画像,并

① Friedemann-Sánchez G, Griffin J M, Partin M R. Gender Differences in Colorectal Cancer Screening Barriers and Information Needs [J]. *Health Expectations*, 2007, 10(2): 148‐160.

② 张馨遥,曹锦丹.网络环境下用户健康信息需求的影响因素分析[J].医学与社会,2010,23(9): 25—27.

③ 张海涛,崔阳,王丹,宋拓.基于概念格的在线健康社区用户画像研究[J].情报学报,2018,37(09): 912—922.

④ 万家山,陈蕾,吴锦华,高超.基于 KD‐Tree 聚类的社交用户画像建模[J].计算机科学,2019,46(S1): 442—445,467.

⑤ 李星. 在线健康社区用户画像模型构建[D].绵阳: 西南科技大学,2020.

⑥ 郭顺利,张宇.基于 VALS2 的在线健康社区大学生用户群体画像构建研究[J].现代情报,2021,41(10): 47—58.

⑦ 袁绮蕊.基于 K‐MEANS 的在线健康社区用户画像模型构建[J].科技情报研究,2021,3(04): 95—106.

⑧ 崔阳. 在线健康社区场景化推荐模型研究[D].长春: 吉林大学,2019.

在此基础上构建了场景化推荐模型。张宇①以大学生为例对在线健康社区精准推荐服务研究进行分析,在构建用户画像模型的基础上提出基于用户画像的在线健康社区精准推荐服务模式体系。

(3)用户行为研究。用户参与的转载、发帖、回帖、点赞、评论、互相关注等在线活动形成了用户关系网络。近年来,国内外对在线健康社区的用户行为进行了比较丰富的研究。在线健康社区用户的行为包括信息浏览行为、信息搜寻行为、信息共享行为、用户参与行为、信息采纳行为、患者择医行为及用户交互行为等。

① 信息浏览行为。学术界对于信息浏览行为的具体概念尚未达成共识,但是普遍认为信息浏览行为属于信息搜寻行为(Information Seeking)的框架范畴。浏览被定义为对感兴趣领域的半定向、半结构化的搜寻②,是网络信息搜寻的模式之一③;也有学者认为浏览是初始条件并不明确的查询行为④,是基于信息需求不定向地、随机地、主动地查询⑤。浏览行为包含了扫视(Glimpse)、选择(Select)、检验(Exam)、获取(Acquire)或放弃等一系列动作。⑥ 有学者认为浏览是为了满足已知或未知的信息需求,所进行的目标导向型或非目标导向型的信息搜寻行为。⑦ 已有研究发现,用户个人的专业知识、认知风格、医学主题词的位置会影响用户对生物医学搜索结果的浏览行为。国内学者在此领域的研究主要集中在对个人特质和界面布局因素的探究上,比如不同信息元组织模式(文字的排布、文字和其他元素的不同组合)⑧、界面风格和浏览目的⑨、界面布局和用户所在年级⑩、性别因素

---

① 张宇.基于用户画像的在线健康社区精准推荐服务研究[D].济宁:曲阜师范大学,2021.

② Ellis D. A Behavioural Approach to information Retrieval System Design [J]. *The Journal of Documentation*, 1989,45(3): 171-212.

③ Choo C W, Detlor B, Turnbull D, et al. Information Seeking on the Web: An Integrated Model of Browsing and Searching[J]. *First Monday*, 2000, 5(2): 290-302.

④ Cove J F, Walsh B C. Online Text Retrieval via Browsing [J]. *Information Processing & Management*, 1988, 24(1): 31-37.

⑤ Ingwersen P, Wormell I. Improved Subject Access, Browsing and Scanning Mechanisms in Modern Online IR [C]. Rabittif. Proceedings of the 9th Annual International ACM SIGIR Conference on Research and Development in Information Retrieval. New York: Association for Computing Machinery, 1986: 68-76.

⑥ Bates M J. What is Browsing-really? A Model Drawing from Behavioural Science Research[J]. *Information Research*, 2007, 12(4): 646-656.

⑦ 王庆稳,邓小昭.网络用户信息浏览行为研究[J].图书馆理论与实践,2009(2): 55—58.

⑧ 周鹏.大学生浏览不同结构网页的视线规律研究[D].宁波:宁波大学,2009.

⑨ 张婷,宁德煌,张劲梅.网店页面风格对消费者购物意向影响的眼动研究[J].人类工效学, 2015,21(3): 31—36.

⑩ 李娜.中学生多媒体浏览行为的眼动实验研究[D].宁波:宁波大学,2015.

和对网站的熟悉程度①等。对在线健康社区信息浏览行为的研究目前相对较少。季璐等设计了一个无明确目标导向的用户浏览有问必答网失眠社区信息的实验,借助眼动追踪技术分析用户浏览时的行为特征和影响因素,并比较用户在浏览和查询两种情境下的行为差异。② 结果发现用户主要使用广度优先策略选择帖子,浏览过程中存在固定的行为模式,在浏览和查询两种情境中,用户的浏览路径存在一定的区别和联系。

② 信息搜寻行为。在线健康社区信息搜寻活动日益受到研究者的关注,其涉及信息源、搜寻动机、搜寻载体、不同群体差异等多角度的研究,并且涉及情报学、医学、心理学、护理学和传播学等多个学科领域。主要研究内容分为以下几个方面。首先是以年龄、职业、种族、地域等人口统计学特征为划分依据的不同群体的健康信息搜寻行为研究,包括青少年、大学生、老年人、农民工、韩裔美国人等;由娟等通过相关性分析发现家庭相关因素直接影响着大学生的健康行为。③ 唐海霞等针对青年人的健康信息获取行为进行研究,发现用户获取健康信息的途径会因为自身职业、医学教育背景和文化程度等因素的不同而出现差异性,而文化程度对网络途径的选择影响最大。④ 韩景倜等梳理了用户健康信息搜寻行为的特点、影响因素和其对健康行为的正面、负面影响。⑤ 其次,是以不同疾病类型为情境的健康信息搜寻行为研究,如糖尿病、癌症、艾滋病等。此外,还有健康信息搜寻行为的影响因素研究,包括人口统计学特征⑥、情感⑦、人格特质⑧、已有的互联网搜寻经验⑨、

---

① 鲍丽倩.网页浏览中屏幕视觉热区的区域分布研究[D].武汉:华中师范大学,2015.

② 季璐,柯青.基于眼动证据的在线健康社区用户信息浏览行为及影响因素研究[J].情报理论与实践,2021,44(02):136—146.

③ 由娟,郑琳琳,董广伟.大学生健康行为与家庭因素相关性分析[J].中国实用医药,2007,2(010):57—58.

④ 唐海霞,赵文龙,吴浩,等.青年人健康信息获取途径及影响因素研究[J].重庆医学,2016.

⑤ 韩景倜,樊卫国,罗晓兰,石云.用户健康信息搜寻行为对健康行为影响的研究进展[J].情报资料工作,2018(02):48—55.

⑥ Yun, E. K., Park, H. A. Consumers' Disease Information-seeking Behaviour on the Internet in Korea[J]. *Journal of Clinical Nursing*, 2010, 19(19 - 20):2860 - 2868.

⑦ Eastin, M. S., Guinsler, N. M. Worried and Wired: Effects of Health Anxiety on Information-Seeking and Health Care Utilization Behaviors[J]. *CyberPsychology & Behavior*, 2006, 9(4):494 - 498.

⑧ 郑策,孔军,付少雄.平台视角下青年人健康信息搜寻行为的人格特质差异研究[J].图书情报工作,2017(12):77—85.

⑨ Chang Sun Ju, Im Eun-Ok. A Path Analysis of Internet Health Information Seeking Behaviors among Older Adults[J]. *Geriatric Nursing*, 2014, 35(2):137 - 141.

自我效能①、风险感知②、健康信息素养、社会支持和信任③等。朱云琴依托
ELM 模型,结合信息需求理论、信息采纳模型、信息系统成功模型,针对信
息质量、信源可信度、信息载体质量等关键变量提出假设,以在线健康社区
为研究载体,构建社区内用户的健康信息搜寻行为影响因素研究模型。④
史密斯(Smith)针对不同群体进行研究,发现高学历者、女性、年少者等群体
更加容易采纳网络健康信息;⑤李月琳等对国外的健康搜寻行为类研究进
行综述,发现用户的种族、年龄、区域等因素的不同会导致用户搜寻行为的
差异。⑥ 最后,也有学者关注健康信息搜寻的理论和模型研究,主要涉及技
术接受模型、健康信念模型、生态学模型、信息搜寻的综合模型以及计划行
为理论等。张鑫等从切面和属性特征两个维度对健康信息搜寻任务进行质
性分析,并构建了在线健康信息搜寻任务的分面分类理论模型。⑦ 王若佳
等认为健康信息搜寻行为模式包括工具选择、检索、浏览、判断、选择及反馈
等。针对社区类型,用户更倾向用问答型在线健康社区搜寻信息。⑧ 针对
搜寻模式,周晓英等将信息搜寻模式分为偶遇获取型模式、问题解答型模
式、长期关注型模式 3 种。⑨ 尤其是计划行为理论有着良好的理论扩展性,
其变量被许多模型采纳借鉴。

　　③ 信息共享行为。在线社区的知识共享是其核心功能。社区为用户
提供了多样化的交流途径,用户间能通过知识交换来获取新知识,扩大知识
的受益者,并且有可能产生新的知识。⑩ 知识共享是在线社区的核心功能,

① Bronstein J. The Role of Perceived Self-efficacy in the Information Seeking Behavio of Library and Information Science Student[J]. *Journal of Academic Librarianship*, 2014, 40(2): 101–106.

② Robison Chadwell, A. U. S. Young Adults STDs, Ris Perception, Risk Behaviors, and Health Information Seeking[J]. *Proquest Llc*, 2017.

③ Yang Q, Chen Y, Wendorf M J. Social Support, Trust in Health Information, and Health Information-Seeking Behaviors (HISBs): A Study Using the 2012 Annenberg National Health Communication Survey (ANHCS)[J]. *Health Communication*, 2016: 1.

④ 朱云琴. 双路径视角下在线健康社区信息搜寻行为影响因素研究[D].昆明:昆明理工大学,2021.

⑤ Smith D. Health Care Consumer's Use and Trust of Health Information Sources[J]. *Journal of Communication in Healthcare*, 2013.

⑥ 李月琳,蔡文娟.国外健康信息搜寻行为研究综述[J].图书情报工作,2012,56(19):128—132.

⑦ 张鑫,王丹.用户在线健康信息搜寻任务研究[J].情报资料工作,2017(06):74—83.

⑧ 王若佳,李培.基于日志挖掘的用户健康信息检索行为研究[J].图书情报工作,2015,59(11):111—118.

⑨ 周晓英,蔡文娟.大学生网络健康信息搜寻行为模式及影响因素[J].情报资料工作,2014(4):50—55.

⑩ Sharratt M, Usoro A. Understanding Knowledge-sharing in Online Communities of Practice[J]. *Electronic Journal on Knowledge Management*, 2003,1(2):187–196.

为共同兴趣的人聚集在一起建立了基础。对在线健康社区用户知识共享行为的一个研究热点是影响因素,主要包括信息人、信息、信息技术、信息环境四个方面。在信息人方面,邓朝华等基于社会资本理论提出归属感、利他主义、互动中心性、交互感知性影响用户知识共享意愿;①桂平等基于社会交换理论表明互惠、声望追求和利他显著影响用户健康信息共享意愿;②颜(Yan)等进一步提出知识自我效能、共同愿景也是影响医生知识贡献行为的内在推动力。③ 在信息方面,杨瑞仙等以"丁香园论坛"为例,基于三阶段 DEA 模型对证明了医生的发帖质量对其在在线健康社区中的知识贡献效率有正向影响。④ 在信息技术方面,阿塔纳索娃(Atanasova)等提出信息过载、信息矛盾、反应延迟、缺乏关键信息、道德和数据保护以及医学术语的适应性都会对在线健康社区知识贡献产生影响。⑤ 在信息环境方面,信息环境包括社会支持、社会资本与专业资本。刘(Liu)等提出能获得的社会影响是激励医生参与社区、贡献知识的一种社会资本;⑥王(Wang)等提出社会支持主要包括信息支持、情感支持在内;⑦⑧孙悦等基于信息生态视角提出政策法规、平台易用性以及患者对社区的感知一致性会影响在线健康社区的知识贡献行为。⑨ 蒋知义等以信息生态理论为基础,结合技术采纳模型(TAM)与整合型科技接受模型(UTAUT),构建在线健康社区用户信息共享行为影响因素模型,并借助问卷调查和结构方程模

---

① 邓朝华,洪紫映.在线医疗健康服务医患信任影响因素实证研究[J].管理科学,2017,30(1):43—52.

② 桂平,胡雪芬.健康在线社区成员知识共享意愿影响因素研究——基于网络口碑和社会交换理论[J].教育现代化,2017,4(27):242—244、247.

③ Yan Z, Wang T, Chen Y, et al. Knowledge Sharing in Online Health Communities: A Social Exchange Theory Perspective[J]. *Information & Management*, 2016, 53(5): 643-653.

④ 杨瑞仙,黄书瑞,王元锋.基于三阶段 DEA 模型的在线健康社区知识交流效率评价研究[J].情报理论与实践,2020,43(10):122—129.

⑤ Atanasova S, Kamin T, Petric G. The Benefits and Challenges of Online Professional-patient Interaction: Comparing Views between Users and Health Professional Moderators in an Online Health Community[J]. *Computers in Human Behavior*, 2018, 83: 106-118.

⑥ Liu F, Guo X, Ju X, et al. Exploring the Effects of Different Incentives on Doctors' Contribution Behaviors in Online Health Communities[C]//Cham: Springer International Publishing, 2018: 90-95.

⑦ Wang X, Zhao K, Street N. Social Support and User Engagement in Online Health Communities[C]//Cham: Springer International Publishing, 2014: 97-110.

⑧ 周涛,杨文静.基于社会影响理论的在线健康社区用户知识分享行为研究[J].信息与管理研究,2020,5(06):12—21.

⑨ 孙悦,张向先,韩晓宏.在线医疗社区知识贡献行为的关键影响因素识别与分析[J].图书情报工作,2018,62(11):43—52.

型验证模型有效性。[①]

④ 用户参与行为。学术界一般将在线社区用户的参与行为界定为用户在在线社区中出现并留下痕迹。[②] 目前,国内外学者已就在线健康社区的用户参与行为做了大量研究,主要包括对用户参与动机、用户参与影响因素、用户持续参与行为等的研究。张敏等提出用户的参与行为的产生基本遵循"动因—意愿—意图—行为"这一路径主线;[③]张薇薇提出在用户初始参与阶段,用户参与行为由外在动机(社区质量、同伴支持和收益)驱动,当用户在社区中的 3 种基本内在需求(健康能力、自主性、关联性感知)得以满足时,会产生持续参与动机;[④]姚志臻和张斌对在线健康社区中用户参与行为和互动模式进行研究,探讨了用户从潜水者向贡献者转化的影响因素。[⑤]

用户参与影响因素也是研究者关注的重点之一。翟羽佳等以"百度戒烟吧"为例,对用户参与行为的影响机理进行了深入细致的研究;[⑥]刘璇等对在线健康社区中用户的回帖行为的影响因素进行了研究,发现用户偏向于同和自己有相同疾病的用户进行互动,形成回帖关系;[⑦]许云红等提出在用户参与过程中,积分、访问量、好友平均隐私数及发帖数、活跃度、好友数这些变量均会影响用户的参与行为。[⑧] 王盈颖构建影响在线健康社区用户参与行为的理论模型,并结合访谈和问卷调研结果进行分析。[⑨] 研究结果表明,社会支持对社会资本有显著影响,社会支持通过影响社会资本,从而影响用户的参与行为。研究结果带来的启示是,在线健康社区运营者应重视用户信息和情感方面的需求,加强社区人际网络互动,建立高信任水平的

① 蒋知义,曹丹,谢伟亚.信息生态视角下在线健康社区用户信息共享行为影响因素研究[J]. 图书馆学研究,2020(21):32—44.

② Ginossar T. Online Participation: A Content Analysis of Differences in Utilization of Two Online Cancer Communities by Men and Women, Patients and Family Members [J]. *Health Communication*, 2008, 23(1): 1–12.

③ 张敏,薛云霄,夏宇,张艳."利己—利众"分析框架下社交学习社区用户知识贡献行为的形成路径[J].情报理论与实践,2019,42(08):59—66.

④ 张薇薇,蒋雪.在线健康社区用户持续参与动机的演变机理研究[J].管理学报,2020,17(08):1245—1253.

⑤ 姚志臻,张斌.激励机制下在线健康社区用户参与行为演化博弈分析[J].情报科学,2021,39(08):149—155、163.

⑥ 翟羽佳,张鑫,王芳.在线健康社区中的用户参与行为——以"百度戒烟吧"为例[J].图书情报工作,2017,61(07):75—82.

⑦ 刘璇,汪林威,李嘉,张朋柱.在线健康社区中用户回帖行为影响机理研究[J].管理科学,2017,30(01):62—72.

⑧ 许云红,李仕林,许云丽.在线健康社区不同级别用户的参与行为研究:基于增长模型视角[J].情报杂志,2020,39(08):137—144.

⑨ 王盈颖.在线健康社区用户参与行为实证研究[D].杭州:杭州电子科技大学,2020.

社区环境,降低用户隐私关注,从而提高用户的参与行为,促进在线健康社区的持续健康发展。文雨蹊运用扎根理论的质性研究方法,对 18 位在线健康社区用户进行深度访谈,探寻用户心理变化过程,提炼出阻碍用户参与网络健康社区的影响因素,构建影响因素模型。① 在用户使用意愿方面,王文韬等人基于扎根理论对虚拟健康社区用户使用意愿进行研究,明确了虚拟健康社区用户使用意愿影响因素和模型,为在线健康社区的发展提出了建议。② 吴江等人基于感知理论构建在线健康社区用户信息服务使用意愿影响因素模型,对影响在线健康社区用户使用信息服务意愿的因素进行分析。③ 许云红选择以在线健康社区"甜蜜家园"为研究平台,依据用户社区等级和活跃度将用户划分为初级组、中级组和高级组 3 个级别,针对这 3 个级别的用户,利用增长模型研究其参与行为,并利用多元逻辑回归方法分析影响不同级别用户参与行为模式的因素。④ 李亚芳以"激励机制强度—感知价值—互动参与"的路径,建立了激励机制强度对用户参与在线健康社区影响的理论模型,并且通过实验法和问卷调查方式探究用户使用在线健康社区的主要价值,认为这种价值就是如何促进用户在在线健康社区的用户黏性和用户活跃度。⑤

　　用户的持续使用对在线社区的兴盛至关重要。很多研究探索了对在线健康社区用户持续使用的影响因素、用户后续持续使用行为的影响因素与初次使用的影响因素之间的不同。与对初次使用的影响因素不同的是,对用户后续行为的影响因素只有在初次行为完成之后,才会浮现出来。⑥ 相关文献认为用户在为他人提供帮助或在收到其他用户帮助的过程中,对在线社区的满意度会提升。⑦ 用户为他人提供帮助或得到其他用户的回应,使用户对社区体验感到满意。更进一步的研究包括:阿圭罗(Arguello)等

①　文雨蹊. 网络健康社区用户参与行为影响因素的扎根分析[D].武汉:华中师范大学,2020.

②　王文韬,李晶,张帅,谢阳群.信息系统成功视角下虚拟健康社区用户使用意愿研究[J].现代情报,2018,38(02):29—35.

③　吴江,李姗姗. 在线健康社区用户信息服务使用意愿研究[J]. 情报科学,2017,35(04):119—125.

④　许云红,李仕林,许云丽.在线健康社区不同级别用户的参与行为研究:基于增长模型视角[J].情报杂志,2020,39(08):137—144.

⑤　李亚芳. 在线健康社区激励机制对用户参与互动影响研究[D].北京:北京外国语大学,2017.

⑥　Karahanna E, Straub D W, Chervany N L. Information Technology Adoption across Time:A Cross-sectional Comparison of Pre-adoption and Post-adoption Beliefs[J]. *MIS Quarterly*, 1999:183 - 213.

⑦　Zhang C, Hahn J, De P. Research Note — Continued Participation in Online Innovation Communities:Does Community Response Matter Equally for Everyone? [J]. *Information Systems Research*, 2013, 24(4):1112 - 1130.

的研究发现信息背景、发帖内容等因素也是影响在线社区用户持续参与行为的重要因素;①龙天悦通过实证研究方法对在线医疗社区用户的持续使用行为进行了研究,得出确认绩效期望和感知互动性影响着用户满意度,从而影响持续使用意愿的结论。② 张薇薇提出当用户在社区中的健康能力、自主性、关联性感知需求得以满足时,会产生持续参与动机。③

⑤ 信息采纳行为。苏斯曼(Sussman)和西格尔(Siegal)在详尽可能性模型的基础上,借鉴 TAM 模型中的感知有用性概念提出了信息有用性这一概念,并融入双加工理论中的核心路线与外围路线概念,提出了信息采纳模型(IAM)。④ IAM 模型定义了在不同精细加工水平下,来源可信度和论据质量对信息有用性的影响。当处于核心路径时,即信息接收者对信息内容进行了思考、分析和归纳时,信息接收者对信息的评判受到信息本身论据质量的主导;当处于外围路线时,信息接收者对信息内容没有进行深刻的认知探索,而是通过来源可信度的高低来暗示信息质量。信息有用性对信息处理过程和信息采纳意愿起到完全中介作用。IAM 模型被广泛地应用于网络信息采纳问题研究中。⑤

信息采纳即对信息的选择并利用,是用户使用在线健康社区的第一步,采纳行为也会对后续的平台参与行为和持续使用行为带来影响。现有研究主要集中在在线健康社区患者接受和采纳行为及影响因素的研究。米塔尔(Mital)等研究发现隐私忧虑对用户的共享意愿有负向影响,信任对用户的共享意愿有正向影响;⑥莫秀婷等通过实证分析指出,感知信息支持、健康关注和自我效能共同作用于用户的 SNS 健康信息采纳意向。⑦ 马骋宇等对

① Arguello J, Butler B S, Joyce E, et al. Talk to Me: Foundations for Successful Individual-group Interactions in Online Communities [C]//Proceedings of the SIGCHI Conference on Human Factors in Computing Systems. 2006: 959–968.

② 龙天悦.在线医疗社区的持续使用行为及其对医患关系影响研究[D].合肥:合肥工业大学,2017.

③ 张薇薇,蒋雪.在线健康社区用户持续参与动机的演变机理研究[J].管理学报,2020,17(08):1245—1253.

④ Sussman S W, Siegal W S. Informational Influence in Organizations: An Integrated Approach to Knowledge Adoption[J]. Information Systems Research, 2003, 14 (1): 47–65.

⑤ Rabjohn N, Cheung C M K, Lee M K O. Examining the Perceived Credibility of Online Opinions: Information Adoption in the Online Environment[C]//Proceedings of the 41st Annual Hawaii International Conference on System Sciences, Waikoloa, HI.IEEE Conference Publications, 2008: 286.

⑥ Mital M, Israel D, Agarwal S. Information Exchange and Information Disclosure in Social Networking Web Sites: Mediating Role of Trust[J]. The Learning Organization, 2010, 17(6): 479–490.

⑦ 莫秀婷,邓朝华.基于社交网站采纳健康信息行为特点及其影响因素的实证研究[J].现代情报,2014,34(12):29—37.

在线医疗服务平台医生用户的信息采纳行为和影响因素进行了探究,认为在线医疗服务平台应该通过改进技术匹配度来为医生提供针对性服务,进而促进医生的信息采纳行为;①相比于网络上的其他信息,个人的健康信息比较敏感,需要进行适当的保护。

孙竹梅结合探索性用户访谈确定了社交媒体健康信息采纳的影响因素,构建社交媒体健康信息采纳影响因素理论模型,并在问卷调查的基础上,采用结构方程模型法对理论模型及相关研究假设进行了验证。②刘萌萌以健康自我效能、感知社会支持(包括感知信息支持、感知情感支持)、感知风险等理论为基础,研究在线健康社区用户健康信息采纳行为意向的影响因素,纳入同质性以作为调节变量,来研究同质性是否对社会支持与用户健康信息采纳行为意向的关系具有调节作用,并建立在线健康社区用户使用以及信息采纳行为综合模型。③唐旭丽等在传统信息采纳模型的基础上融入社会支持理论,综合考虑健康素养和信任的关键作用,构建在线健康社区情境下信息采纳意愿的因果模型。④杨诗涵从社交媒体中流动女工的健康信息采纳行为这一新视角出发,运用扎根理论的方法,探索在社交媒体中,对流动女工采纳健康信息的影响因素。⑤

⑥患者择医行为。部分在线医疗社区内既有患者用户又有医生用户,患者在就医之后可以在社区中分享就医经历、为其他患者就医提供参考。许多研究通过二次数据分析或实验法等方法对在线医疗社区内用户参与行为及其影响和激励机制等进行了实证分析。布莱恩(Brian)等通过横断面调查评估了对患者选择初级保健医生的影响因素,发现医生职业认证、可预约时间段较比医生的个人特征更为重要;⑥刘娟等基于"好大夫在线"的网络数据建立模型,通过实证研究分析在线医疗网站患者选择医生的影响因素;⑦曾宇颖基于精细加工可能性模型,将医生服务质量作为中心路径,在

① 马骋宇,王启桢.在线医疗服务平台医生采纳行为及影响因素研究[J]中国卫生政策研究,2018,11(06):68—73.

② 孙竹梅.社交媒体健康信息采纳影响因素研究[D].南京:南京大学,2018.

③ 刘萌萌.在线健康社区用户信息采纳行为意向影响因素研究[D].武汉:华中科技大学,2019.

④ 唐旭丽,张斌,张岩.在线健康社区用户的信息采纳意愿研究——基于健康素养和信任的视角[J].信息资源管理学报,2018,8(03):102—112.

⑤ 杨诗涵.社交媒体语境下流动女工健康信息采纳行为研究[D].石家庄:河北师范大学,2021.

⑥ Brian H. Bornstein, David Marcus, William Cassidy. Choosing a Doctor: An Exploratory Study of Factors Influencing Patients' Choice of a Primary Care Doctor[J]. *Journal of Evaluation in Clinical Practice*, 2000, 6(3).

⑦ 刘娟,郑君君,吴江.在线医疗网站患者选择医生的影响因素实证研究[J].医学信息学杂志,2017,38(05):48—51.

线口碑、评分和个人信息披露程度作为边缘路径对患者择医行为进行研究。① 陆泉等基于消费者信任理论和消费者感知理论,建立了在线医疗社区患者择医行为的影响模型,以实证分析来证实医生的线下声誉、线上口碑、服务质量、贡献价值、热度以及价格等因素对患者择医行为的影响。② 林瑛妮基于信任及服务质量双视角,研究了对患者线上线下择医行为的影响。③

周露莎④和罗益佳⑤都选择以"好大夫在线"对患者择医行为的影响为例,前者从患者满意度角度进行挖掘,后者则从在线评论中的患者关注维度来寻找影响患者择医行为的因素。

⑦ 用户交互行为。在社区中,用户通过信息搜寻、回帖以及知识共享参与社区的交互。在线健康社区用户通过发帖、回帖、关注、添加好友等行为,形成用户关系网络。⑥ 良好的用户关系网络有助于提高信息交流效率。当前在线用户关系网络研究主要关注3个研究领域:用户关系网络对个体健康行为的影响、用户关系网络的结构特征分析以及用户关系网络的网络关系形成。用户关系网络对个体健康行为的影响研究主要探讨在线病患网络如何影响健康行为的改变。⑦ 吴江等选取百度贴吧"肿瘤吧",运用社会网络分析方法构造用户交互网络,并分析用户个体网络属性对其他用户交互行为的影响。⑧ 在线病患网络的结构特征研究主要通过社会网络分析方法刻画在线病患网络的结构特征。⑨ 兰雪等选取新浪微博平台的典型用户进行分析,探讨微博用户之间存在的社会网络结构及其中的信息传播特点,发现存在用户交流分散以及抱团现象,在线健康信息分享效率不高。⑩ 吴

① 曾宇颖. 在线健康社区中患者择医行为影响因素研究[D].武汉:武汉大学,2019.
② 陆泉,李易时,陈静,李保萍.在线医疗社区患者择医行为影响因素研究[J].图书情报工作,2019,63(08):87—95.
③ 林瑛妮. 互联网医疗的线上线下患者择医行为[D]. 成都:电子科技大学,2020.
④ 周露莎. 在线医疗社区患者满意度挖掘及其对患者择医行为的影响研究[D].武汉:武汉大学,2018.
⑤ 罗益佳. 在线医疗社区患者择医行为影响因素研究[D].合肥:安徽医科大学,2021.
⑥ 赵栋祥.国内在线健康社区研究现状综述[J].图书情报工作,2018,62(09):134—142.
⑦ Centola D. An Experimental Study of Homophily in the Adoption of Health Behavior[J]. *Science*, 2011, 334(6060):1269–1272.
⑧ 吴江,施立.基于社会网络分析的在线医疗社区用户交互行为研究[J].情报科学,2017,35(07):120—125.
⑨ Durant K T, McCray A T, Safran C. Social Network Analysis of an Online Melanoma Discussion Group[J]. *Summit on Translational Bioinformatics*, 2010, 2010:6.
⑩ 兰雪,曹锦丹,杨程远.基于新浪微博健康信息用户的社会网络分析[J].中华医学图书情报杂志,2015,24(10):54—59.

江还关注在线医疗社区用户交互促成朋友关系的形成和演化问题,并以"甜蜜家园"社区为例,采用随机行动者模型的社会网络分析方法,对个体属性和网络结构属性对关系网络动态演化的影响进行研究。① 有关用户关系网络中的连接关系的形成的研究主要探索病患间在虚拟空间中建立互动关系的影响因素,当前这一领域的文献探索了在线病患网络中的单向关系:交流关系②和关注关系③的形成。特雷沃·万·米尔洛(Trevor van Mierlo)④、赵(Zhao)⑤等人也都选择不同的在线健康社区进行用户行为交互分析,发现了网络密度低、核心成员少、信息交换不平衡等问题,并且社区中核心成员的行为对其他用户的交互行为有显著影响,若保持并增加此类成员的数量,有利于提升在线医疗社区的活跃度,提高信息分享率。已有研究发现影响在线病患网络关系形成的因素主要可归为结构属性的影响和个体属性的影响,结构属性的影响是指由社会网络结构引起的新连接形成过程,如优先连接机制;⑥而个体属性的影响是指独立于个体间的连接关系,由个体的属性所引起的关系形成,如同质性。⑦ 宋(Song)等发现在线社交协作朋友关系的形成受用户健康状态一致性和治疗方式一致性的影响。⑧ 马(Ma)等用社会网络分析方法研究了在线健康社区中的交友行为。⑨

2.2.1.2　研究方法

关于在线健康社区用户信息需求,前期研究多采用定性研究方法,包括

① 吴江,李姗姗,周露莎,等.基于随机行动者模型的在线医疗社区用户关系网络动态演化研究[J].情报学报,2017,36(02):213—220.

② Durant K T, Mccray A T, Charles S, et al. Identifying Gender-Preferred Communication Styles within Online Cancer Communities: A Retrospective, Longitudinal Analysis [J]. Plos One, 2012, 7(11): e49169.

③ Yan L, Peng J, Tan Y. Network Dynamics: How can We Find Patients like Us? [J]. *Information Systems Research*, 2015, 26(3): 496–512.

④ Trevor van Mierlo.The 1% Rule in Four Digital Health Social Networks: An Observational Study. *Journal of Medical Internet Research*, 2014; 16(2): e33.

⑤ Zhao, K., Yen, J., Greer, G. Qiu, B., Mitra, P., & Portier, K. Finding Influential Users of Online Health Communities: A New Metric Based on Sentiment Influence. *Journal of the American Medical Informatics Association*, 2014, 21(e2), e212–e218.

⑥ Albert R, Barabási A. Statistical Mechanics of Complex Networks[J]. *Reviews of Modern Physics*, 2002, 74(1): 47.

⑦ McPherso M, Smith-LovinL, Cook J M. Birds of a Feather: Homophily in Social Networks[J]. *Annual Review of Sociology*, 2001: 415–444.

⑧ Song X, Jiang S, Yan X, et al. Collaborative Friendship Networks in Online Healthcare Communities: An Exponential Random Graph Model Analysis[C]//International Conference on Smart Health. Springer, Cham, 2014: 75–87.

⑨ Ma X, Chen G, Xiao J. Analysis of an Online Health Social Network [C]. Proceedings of the 1st ACM International Health Informatics Symposium. ACM, 2010: 297–306.

问卷调查法、访谈法、小组讨论等。但由于上述方法采集的样本一般较少，因此容易受到人数及样本不均衡性的限制，很难代表大部分用户的需求，不能反映真实的情况。另外，随着近年来网络爬虫技术的发展，学者们开始使用网络日志分析法作为研究方法，即将相关在线健康社区的问答日志作为数据源进行分析。对于日志而言，常用的分析方法包括扎根理论、文本挖掘法和内容分析法等，但由于扎根理论和内容分析法的时间和人力成本较高，文本挖掘的方法近年来开始被多加使用。基于主题模型的文本挖掘方法和基于文本聚类的文本挖掘方法都是常用的文本挖掘的方法。其中 LDA 是最为常用的主题模型；李重阳等以在线问答社区中的癌症信息为例，采用 LDA 主题挖掘法从时间和主题两个角度对其信息需求进行综合测度。① 文本聚类是文本挖掘中进行知识模型发现时常用的一种方法。它的目标是将文档集合划分成若干个不同的簇，其中，要求被划分到同一簇的文档内容尽可能相似，并且不同簇间的文档内容相似度要尽可能小②。常用的文本聚类方法有以 K‐Means 为代表的基于划分的聚类方法③、以 DBSCAN 为代表的基于密度的聚类方法④和层次聚类法⑤。其中，K‐Means 算法是最为常用的文本聚类方法，张霁月采用分布式 K‐Means 算法对求医网用户的信息需求进行了分析。⑥

　　关于在线健康社区中用户画像的分析方法，包括基于用户行为的构建方法、基于主题的构建方法和基于本体的构建方法。基于用户行为的构建方法深度挖掘社区网站用户的日志行为数据，基于用户行为分析并构建用户画像模型。目前较为成熟的方法是机器学习、关联规则、聚类算法等方法，这类方法对数据要求较高，在定量分析方面较有优势。现有的研究大多使用贝叶斯网络、主题模型、聚类分析、神经网络等方法，李星等运用关联规

①　李重阳,翟姗姗,郑路.网络健康社区信息需求特征测度——基于时间和主题视角的实证分析[J].数字图书馆论坛,2016(09)：34—42.

②　Quek C Y, Mitchell T. Classification of World Wide Web Documents[J]. *Senior Honors Thesis*, 1997.

③　Cutting D R, Karger D R, Pedersen J O, et al. Scatter/Gather: A Cluster-based Approach to Browsing Large Document Collections[J]. *International Acm Sigir Conference on Research & Development in Information Retrieval*, 1996.

④　Ester M, Kriegel H P, Sander J, et al. A Density-Based Algorithm for Discovering Clusters in Large Spatial Databases with Noise[C]//AAAI Press, 1996.

⑤　Willett P. Recent Trends In Hierarchical Document Clustering[J]. *Information Processing & Management*, 1988.

⑥　张霁月.基于大数据挖掘的中文网络健康社区用户信息需求研究[D].武汉：武汉大学,2018.

则挖掘算法(Apriori),在探究不同用户潜在的行为规律的基础上,构建完整的用户画像。有时候,对用户日志行为的研究进行的画像构建的变化是动态的,动态行为变化是心理偏好发生改变引起的,因此,在行为分析中加入对心理偏好的研究,可以更准确地构建用户画像。而很多用户发布的文本内容能够展现出用户的心理偏好,因此,研究者可以通过挖掘文本主题内容来明确用户的兴趣爱好。萨拉·阿塔纳索娃(Sara Atanasova)将研究重点放在健康相关的专业答主上,分析研究了医疗专业人士和患者通过网络获取在线社会支持的优势与计算机介导通信困难的局限所带来的在线医患互动挑战。[①] 为了构建全面、精准的用户画像,研究者多综合多种方法进行研究。

关于在线健康社区用户行为的研究,在使用的研究方法上表现出多样化和灵活性的特点。主要研究方法可分为定性、定量及混合研究方法。定性研究方法包括案例分析、扎根理论、内容分析、访谈法等。其中访谈和问卷调查是研究中最常用的数据获取方法,在数据获取的基础上,运用扎根理论、内容分析等质性研究方法进行分析;定量研究方法包括实验法、问卷调查、文献计量法、社会网络分析、统计分析方法等。其中社会网络分析方法常用于对用户关系网络的研究;统计分析方法常用于分析对用户行为的影响因素,常用的方法包括结构方程模型、多元回归模型等;混合研究包括定性比较分析(QCA)等。此外,在用户浏览行为影响因素的研究中,眼动追踪技术也经常被用来分析数据。在具体研究中,研究者多采用多种方法进行研究。较为常见的有问卷调查法和统计分析方法的结合,其中问卷调查法用于获取数据,统计分析方法用于分析数据。如蒋知义等在构建在线健康社区用户信息共享行为影响因素模型的基础上,运用问卷调查方法获取数据,并用结构方程模型对数据进行分析验证。[②] 此外,还有实验法和统计分析方法的结合,研究者通过设计好的实验获取数据,之后运用多元回归、眼动追踪技术等分析方法对数据进行分析。如季璐等在对用户浏览行为进行研究时,设计了一个无明确目标导向的用户浏览"有问必答网"失眠社区信息的实验,借助眼动追踪技术分析用户浏览时的行为特征和影响因素。[③]

---

① Sara Atanasova, Tanja Kamin, Gregor Petrič. The benefits and challenges of online professional-patient interaction: Comparing views between users and health professional moderators in an online health community[J]. *Computers in Human Behavior*, 2018(83): 106–118.

② 蒋知义,曹丹,谢伟亚.信息生态视角下在线健康社区用户信息共享行为影响因素研究[J].图书馆学研究,2020(21):32—44.

③ 季璐,柯青.基于眼动证据的在线健康社区用户信息浏览行为及影响因素研究[J].情报理论与实践,2021,44(02):136—146.

2.2.1.3　研究框架

综上,本书构建了包括研究内容、研究方法、研究理论、研究数据及对象在内的在线健康患者视角研究的分析框架,如图 2-4 所示。已有在线健康社区患者相关研究为信息学、心理学、健康行为学等多科学领域形成的交叉研究,采用的理论基础包括信息管理理论、信息采纳理论、用户生命周期理论等。患者视角展开的研究多采用定性和定量结合的方法,获取数据时常采用网络爬虫获取二手数据,用聚类分析等定量统计分析方法或扎根理论等定性分析方法。在整体研究框架上,研究内容主要围绕健康信息需求、用户画像和用户行为,其中健康信息需求角度包括信息需求挖掘、信息需求影响因素、信息需求分层等子研究;用户画像包括用户画像构建、精准推荐及用户使用意愿等子研究;用户行为包括信息浏览、搜寻、共享、参与、采纳及患者择医和用户交互等行为。

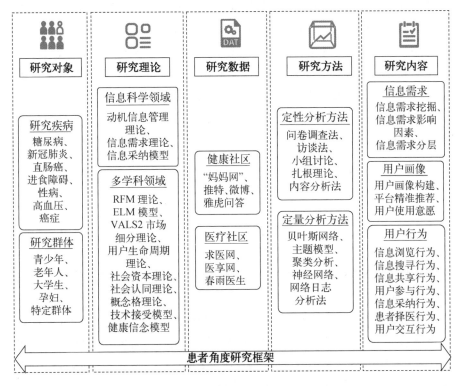

图 2-4　在线健康社区患者视角研究框架

其中,用户信息需求的研究流程主要包括:① 确定研究对象。由于健康信息需求和不同疾病以及群体有关,因此,关于信息需求的研究通常针对特定群体展开,常见的研究通常选择特定疾病或者特定人群展开研究。

② 获取研究数据。确定研究对象后,通常通过实验法、访谈法、问卷调查、网络爬虫等方法获取一手或二手数据。③ 数据分析与处理。运用文本挖掘、统计分析等方法对数据进行挖掘分析,并在相关理论的指导下对用户信息需求进行分析总结。

用户画像的研究流程主要包括:① 确定研究对象。由于健康社区包括多种疾病板块,不同疾病患者的差异较大,因此,研究者通常选取特定疾病或特定人群展开研究。② 构建用户画像概念模型。③ 实证研究。包括获取研究数据和数据分析。确定研究对象后,通常通过实验法、访谈法、问卷调查、网络爬虫等方法获取一手或二手数据。之后运用文本挖掘、统计分析等方法对数据进行挖掘分析。④ 构建精准推荐模式。在构建用户画像的基础上,基于相关理论和场景,构建精准推荐服务模式和框架。

用户行为特征的研究流程包括:① 确定研究对象。② 获取研究数据。③ 数据处理与分析。在获取数据的基础上,运用文本挖掘、统计分析等方法对数据进行探索分析,得出关于特定用户行为的特征分布的结论。

用户行为影响因素的研究流程包括:① 确定研究对象。② 构建研究模型。基于相关理论及已有研究,提出研究假设并搭建研究模型。③ 实证研究。包括研究数据获取和分析,确定研究对象后,通常通过实验法、访谈法、问卷调查、网络爬虫等方法获取一手或二手数据。之后运用统计分析等方法对数据进行分析,验证提出的研究模型。

2.2.2　医生视角

随着互联网的发展以及人们生活水平的提高,医疗资源也开始从线下转移到线上。我国的医疗资源一直以来不仅缺乏优质资源,而且分配不均衡,而互联网医疗的出现为医疗资源的有效与高效分配提供了新途径。与传统医疗方式不同,在线医疗突破了时间与空间的障碍,将全国各地的医生整合在一起,为患者们的求医方式开辟了新空间。近年来,虽然国内在线医疗网站快速发展,但是如何使引导和吸引网站的主要贡献者——医生有效地持续参与,为患者提供更好的服务仍有待研究。学者们主要展开 3 方面的研究:一是对医生的线上绩效展开研究;二是对医生在线口碑的相关研究;三是对医生的知识贡献行为展开研究。

2.2.2.1　研究内容

(1)医生线上绩效相关研究。在在线医疗社区,尤其是医生与患者同时主导的在线医疗社区中,医生是医疗咨询、在线问诊的服务提供者。因此,医生的持续参与是在线医疗社区持续良好运营的基础。而由于线上交易的特殊性,具有高专业水平和服务能力的医生在线上不一定具有较高的受欢迎度和绩效。① 根据社会心理学中的公平理论,员工期望获得与他们的工作贡献相匹配的回报,认为自己受到不公平对待的员工会通过在自己的意识中扭曲投入或产出或者离职的方式,减轻不公平。② 因此,在这样的背景下,越来越多的学者开始将关注的目光放在医生身上,研究影响在线医疗社区中医生线上绩效的影响因素,以更好地引导和吸引医生积极并持续地参与到在线医疗社区之中。

影响在线医疗社区医生线上绩效的因素有很多,主要分为3类。第一类是患者反馈的信息,即患者进行就医之后对医生治疗水平、服务态度等就医经验的分享。在线声誉是患者对医生的治疗效果和服务水平的评价。高(Gao)等认为在线医疗社区中医生评级的高低可以帮助患者更好地了解医生的服务质量,做出就医选择,进而影响到医生线上绩效。③ 吴(Wu)和陆(Lu)等发现医生声誉和同事声誉对患者治疗经验的分享数量都有正向影响。④ 梁俏使用面板数据以“好大夫在线”中的感谢信数量与礼物数量作为声誉指标,研究结果显示医生及其同科室同事的声誉对免费咨询的新增患者数量都有积极的影响;⑤王婷⑥和张婉宁⑦分别研究了在线医疗社区口碑和医生的亲社会行为对医生线上绩效的影响。第二类能够影响医生线上绩效的因素是指在线平台上登记的医生的客观信息,如医生的专业职称与教育职称⑧⑨、所在医院的等级⑩等。作为医疗领域独有的客观而权

① Liu X, Guo X, Wu H, et al. The Impact of Individual and Organizational Reputation on Physicians' Appointments Online[J]. *International Journal of Electronic Commerce*, 2016, 20(4): 551–577.

② Boris, K. Equity, Equality, Power and Conflict[J]. *Academy of Management Review*, 1991, 16 (2): 416–441.

③ Gao G, Greenwood B, McCullough J, et al. The Information Value of Online Physician Ratings [R]. Working paper, 2011.

④ Wu H, Lu N. How Your Colleagues' Reputation Impact Your Patients' Odds of Posting Experiences: Evidence from an Online Health Community[J]. *Electronic Commerce Research and Applications*, 2016, 16(C): 7–17.

⑤ 梁俏.互联网医疗中医生在线努力与声誉对新增患者数和服务收入的影响[D].上海:上海交通大学,2018.

⑥ 王婷.在线医疗社区医生亲社会行为对线上绩效影响[D].大连:大连理工大学,2019.

⑦ 张婉宁.在线医疗社区口碑来源对医生线上绩效的影响[D].大连:大连理工大学,2020.

⑧ Guo S, Guo X, Fang Y et al. How Doctors Gain Social and Economic Returns in Online Health-Carecommunities: A Professional Capital Perspective[J]. *Journal of Management Information Systems*,2017, 34(2): 487–519.

⑨ Liu X, Guo X, Wu H, et al. Doctor's Effort Influence on Online Reputation and Popularity [C]//International Conference on Smart Health. Springer, Cham, 2014(6): 111–126.

⑩ 叶存辉.在线医疗平台医师受访量影响因素分析[D].北京:北京外国语大学,2017.

威的评价体系,医生的专业职称在一定程度上代表了医生的专业水平和线下声誉,其重要性毋庸置疑。郭(Guo)等以一种全新的视角,依托社会交换理论,将医生的专业职称看作一种地位资本,研究其对医生社会与经济回报的影响机制;①叶存辉则将医生职称与医院等级划分为客观因素变量,研究其对医生受访量的影响。② 第三类则是从医生的视角,医生的主观因素也是影响医生线上绩效的不可忽视的因素。其中,医生是否开通咨询服务是医生采取主观努力的前提,医生开通咨询的时长能够在一定程度上反映医生从事线上问诊的工作经验,很有可能影响到医生线上绩效。张婉宁考虑了在不同声誉评级、专业职称和开通咨询时长的情况下,患者反馈的口碑来源对医生线上绩效的影响是否存在异质性。③

(2)医生在线口碑相关研究。口碑与在线反馈系统对于在线医疗平台的长久健康发展而言十分重要。随着近年来在线医疗平台的普及和发展,在线医疗社区中的口碑开始受到越来越多研究者的关注。在以往研究中,关于在线医疗社区中的口碑的研究多从在线评论的数量和评级方面展开。如高等研究在线评级是否能够反映医生的服务质量进而影响到患者的就医决策;④叶存辉在自己的研究中将评论的数量作为声誉反馈机制变量来研究其对医生受访量的影响;⑤陆和吴通过收集474位医生主页上的信息,并使用双重差分法分析,发现评价数量对医生绩效的影响更大。⑥

随后,部分学者开始真正把口碑这一概念引入在线医疗领域的研究。陈(Chen)和张(Zhang)对自2015年至2016年间在中国一家大型三级甲等医院就医的415位患者进行分析,研究不同形式的口碑对患者寻求医疗保健行为的影响,结果表明,受网络口碑影响的患者相比受传统口碑影响的患者,会花费更多的时间和精力来选择合适的健康口碑;⑦陆等人从中国在线

① Guo S, Guo X, Fang Y et al. How Doctors Gain Social and Economic Returns in Online Health-Care Communities: A Professional Capital Perspective[J]. *Journal of Management Information Systems*, 2017, 34(2): 487-519.
② 叶存辉.在线医疗平台医师受访量影响因素分析[D].北京:北京外国语大学,2017.
③ 张婉宁.在线医疗社区口碑来源对医生线上绩效的影响[D].大连:大连理工大学,2020.
④ Gao G, Greenwood B, McCullough J, et al. The Information Value of Online Physician Ratings [R]. Working Paper, 2011.
⑤ 叶存辉.在线医疗平台医师受访量影响因素分析[D].北京:北京外国语大学,2017.
⑥ Lu W, Wu H. How Online Reviews and Services Affect Physician Outpatient Visits: Content Analysis of Evidence From Two Online Health Care Communities. Jmir Medicalinformatics, 2019, 7(4): e16185.
⑦ Chen M, Zhang P, Chen X. Influence of Electronic and Traditional Word-of-Mouth on Patients' Health Care-seeking Behavior[J]. *Social Behavior and Personality: an International Journal*, 2018, 46(5): 759-768.

健康社区收集了 1 853 个医生的真实数据,使用普通最小二乘法方法分析数据,认为口碑信息能够在一定程度上反映医生的服务质量,并指导患者做出就医选择;①盖奥尔奇(Gheorghe)和尤利亚娜(Juliana)等确定了许多关键动机,比如声誉、互惠、对社区的归属感、享受帮助他人的乐趣、以知识贡献和知识自我效能帮助他人的道德义务,来解释在线医疗领域中消费者发布口碑信息的意图,并指出其中最重要的是互惠;②郭东飞则采用问卷法,从口碑信息本身的特征和口碑接收者的角度,引入信任作为中介变量,较为系统地研究了网络口碑对患者就医意愿的影响。③

　　(3)医生知识贡献相关研究。张宝生等④提出在线健康社区中知识贡献行为的主体指的是知识和信息的供给端,即社区中的医生,其贡献的内容主要是健康信息⑤。库库克亚济吉(Kucukyazici)等提出通过医生知识贡献行为,患者可以从与医生以及其他患者的交流获取情感支持和信息支持;⑥彭家敏等从价值共创理论视角,结合群体卷入模型和积极心理学研究,提出在线健康社区中医生贡献行为前因后果的理论模型。⑦ 在线医疗网站都提供了很多反馈机制,以帮助患者更精准地选择,同时也对医生进行激励,然而这些反馈机制对医生贡献行为的影响尚不明确,因此,有学者对医生的贡献行为的影响因素展开研究。李洋选择"好大夫在线"网站糖尿病、冠心病和乳腺癌三种典型的慢性疾病板块,研究影响医生线上贡献行为的因素;⑧韩晓翠以"好大夫在线"为研究背景,基于医生数据,研究医生所获得的经济回报、名誉回报以及线下身份对医生贡献行为的影响;⑨杨瑞仙等以"丁香

①　Lu N, Wu H. Exploring the Impact of Word-of-mouth about Physicians' Service Quality on Patient Choice Based on Online Health Communities[J]. *BMC Medical Informatics & Decision Making*, 2016, 16(1): 151.

②　Gheorghe, Iuliana R, Victor L P, et al. Consumer eWOM Communication: The Missing Link between Relational Capital and Sustainable Bioeconomy in Health Care Services[J]. Amfiteatru Economic. 2018, 20(49): 684-699.

③　郭东飞.在线医疗中网络口碑对购买意愿的影响研究[D].浙江理工大学,2017.

④　张宝生,张庆普.基于扎根理论的社会化问答社区用户知识贡献行为意向影响因素研究[J].情报学报,2018,37(10):1034—1045.

⑤　Kordzadeh N, Warren J, Seifi A. Antecedents of Privacy Calculus Components in Virtual Health Communication [J]. *Journal of Medical Internet Research*, 2013, 15 (4): e85.

⑥　Kucukyazici B, Verter V, Mayo N E. An Analytical Framework for Designing Community-Based Care for Chronic Diseases[J]. *Production and Operations Management*, 2011, 20(3): 474-488.

⑦　彭家敏,谢礼珊,关新华.虚拟健康社区医生贡献行为的形成机制[J].心理科学进展,2021,29(06):978—989.

⑧　李洋. 在线医疗社区医生贡献行为的影响因素研究[D].哈尔滨:哈尔滨工业大学,2015.

⑨　韩晓翠. 在线医疗社区不同激励因素对医生贡献行为的影响研究[D].哈尔滨:哈尔滨工业大学,2015.

园论坛"为例,基于三阶段 DEA 模型,证明了医生的发帖质量对其在在线健康社区中的知识贡献效率有正向影响;[1]刘等提出能获得的社会影响是激励医生参与社区、贡献知识的一种社会资本。[2] 陈星等基于社会支持理论提出患者的满意度和信任对医生进行持续的知识贡献也有正向影响。[3]

2.2.2.2 研究方法

由上述可知,从医生视角展开的研究多为影响因素分析,包括对医生线上绩效、口碑及贡献行为影响因素的研究。从研究方法上看,现有研究多采用定性和定量相结合的方法。定性方法如访谈法、小组讨论等常被用来获取数据。此外,还包括问卷调查法、实验法、网络爬虫等定量的数据获取方法。之后运用结构方程模型、多元回归模型、普通最小二乘法、双重差分法等定量方法对获取的数据进行统计分析。其中,结构方程和多元回归分析模型(multiple linear regression)是最常用的数据分析方法。多元回归分析模型是用回归方程定量地刻画一个因变量与多个自变量间的线性依存关系,常用于分析可测量变量间的关系。如叶存辉运用网络爬虫对"好大夫在线"网站的数据进行爬取,运用多元回归模型对在线健康社区医生受访量的影响因素进行分析。[4]常用 SPSS、SAS、Stata、Amos、smart PLS 等软件或 python/R 语言等实现多元回归模型的分析。由于社会、心理研究中所涉及的变量常不能准确直接地测量,这种变量称为潜变量,如工作贡献、工作满意度等。传统的统计分析方法不能妥善处理这些潜变量,而结构方程模型能同时很好地处理这些潜变量及其指标。结构方程模型(structural equation modeling, SEM)是一种建立、估计和检验因果关系模型的方法。它可以替代多重回归、通径分析、因子分析、协方差分析等方法,清晰地分析单项指标对总体的作用和单项指标间的相互关系。在线健康社区医生相关的研究也使用结构方程模型来验证提出的假设。

2.2.2.3 研究框架

综上,本书构建了包括研究内容、研究方法、研究理论、研究数据在内的在线健康医生视角研究的分析框架,如图 2-5 所示。已有的在线健康社区医生相关研究为社会学、心理学等多科学领域形成的交叉研究,包括对社会支持理

① 杨瑞仙,黄书瑞,王元锋.基于三阶段 DEA 模型的在线健康社区知识交流效率评价研究[J].情报理论与实践,2020,43(10):122—129.

② Liu F, Guo X, Ju X, et al. Exploring the Effects of Different Incentives on Doctors' Contribution Behaviors in Online Health Communities[C]//Cham: Springer International Publishing, 2018: 90-95.

③ 陈星,张星,肖泉.在线健康社区的用户持续知识分享意愿研究——一个集成社会支持与承诺—信任理论的模型[J].现代情报,2019,39(11):55—68.

④ 叶存辉.在线医疗平台医师受访量影响因素分析[D].北京:北京外国语大学,2017.

论、公平理论、价值共创理论的研究等。医生视角展开的研究多为对医生行为影响因素的研究,多采用定性和定量结合的方法,运用网络爬虫技术、实验法、小组讨论、问卷调查等方法获取数据,运用结构方程模型、多元回归模型、普通最小二乘法等统计分析方法定量分析获取的数据。在整体研究框架上,研究内容可划分为医生线上绩效、医生在线口碑和医生知识贡献三大类,其中医生线上绩效主要受患者反馈信息、医生客观信息和主观因素的影响,医生在线口碑领域包括口碑对医生绩效、患者择医及医生服务的影响等子研究,医生知识贡献包括知识贡献的意愿研究、知识贡献评价研究和知识贡献行为机制研究等。

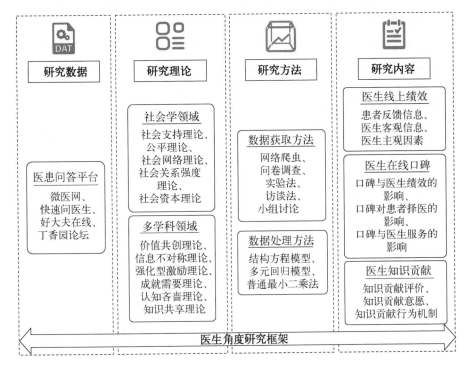

图 2－5　在线健康社区医生视角研究框架

其中,医生行为影响因素的研究流程包括:① 确定研究对象。② 构建研究模型。基于相关理论及已有研究,提出研究假设并搭建研究模型。③ 实证研究。包括研究数据的获取和分析,确定研究对象后,通常通过实验法、访谈法、问卷调查、网络爬虫等方法获取一手或二手数据。之后运用统计分析等方法对数据进行分析,验证提出的研究模型。

2.2.3　医患关系视角

医患关系是指医疗机构和医生与患者在疾病诊疗过程中形成的一种社

会关系。① 在线医疗社区为互不相识的医生和患者提供共享和协作的平台,给医生和患者提供了便捷服务。但与面对面咨询相比,医患之间信任度较低,互动积极性不高,网上咨询效果并不理想。在线医疗社区知识共享需要医生和患者积极配合,其效果会受双方共同影响。建立良好的医患信任关系,医患间会更积极互动。同时医患关系的建立与认定在网络医疗中关乎医患双方合法权益的维护,对网络医疗的规范与发展也有重要意义。

2.2.3.1 研究内容

(1)医患交互。在以医患交互为主的在线健康社区中,医生和患者分别是在线健康服务的提供者和接受者。医生大多给予事实型信息支持,患者一般提供的是与医疗健康相关的疑问、经验型信息以及情感支持。因此,了解医患交互行为模式及特点对于提供信息服务有重要的作用。霍兆桦等运用文献分析、专家咨询等方法探讨并分析网络医疗医患关系的建立与认定上存在的障碍,并在借鉴美国实践经验的基础上提出了基于我国国情的建议。② 马骋宇以"好大夫在线"为例,从医生活跃度、患者访问量、患者满意度等方面对医生和患者的交互行为进行研究;③王若佳基于"春雨医生",运用描述性统计分析、主题挖掘等方法对医患交流行为模式进行研究分析,得出在线问诊环境下患者更具有主导性等结论;④李月琳等对"春雨医生"网站的1 017组用户与医生的交互会话进行研究,采用开放编码和会话分析相结合的方法,发现螺旋式和直线式是最主要的交互模式,并构建了两种模式的理论模型。⑤ 此外,如何促进医患沟通、提高医患交互效率、促进医疗信息服务的提供与使用也是研究重点之一。范晓妞等从知识交换的角度,试图挖掘在线医疗社区医患交互行为与咨询效果之间的关系,发现双方知识交换量、信任和患者获益能促进咨询效果,而医生编码成本和患者等待成本对咨询效果有负向影响;⑥施立以"好大夫在线"社区为研究平台,选择高血压、糖尿病和乙肝三种慢性病为研究疾病类型,抓取平台中医患交流及患者感谢

---

① 季建林.医患关系的建立与沟通[J].中华神经科杂志,2004,37(2):180—181.

② 霍兆桦,丁汉升,高解春,付晨,白鸽,周帅,王颖,熊雪晨,周奕男,罗力.网络医疗中医患关系的建立与认定[J].中国医院管理,2017,37(08):27—29.

③ 马骋宇.在线医疗社区医患互动行为的实证研究——以好大夫在线为例[J].中国卫生政策研究,2016,9(11):65—69.

④ 王若佳.在问诊环境下医患交流行为模式研究[J].医学信息学杂志,2020,41(05):30—37.

⑤ 李月琳,张建伟,张婳.螺旋式与直线式:在线健康医疗平台用户与医生交互模式研究[J].情报学报,2021,40(01):88—100.

⑥ 范晓妞,艾时钟.在线医疗社区参与双方行为对知识交换效果影响的实证研究[J].情报杂志,2016,35(07):173—178.

信的文本内容,探讨激励机制对医患交流中医生回复情感极性的影响;①刘笑笑研究发现在线医疗社区的使用能够帮助医生改善与其患者的关系和提升其患者的健康状态。② 张(Zhang)等用实证研究的方法探索了在线健康社区中用户对医生回复的采用情况,发现医生的线下专业知识和线上体验对用户的使用决策有着正向影响,而用户的参与会积极地缓和这种影响。③

（2）医患信任。在线医疗健康服务作为线下医疗健康服务的补充,对缓解医疗资源相对不足等问题有着重要的意义;而信任作为人际关系的基石,对在线的医患关系有深刻影响。因此,有必要研究在线医疗健康服务中的医患信任问题。有诸多因素会影响医患信任,医患信任的提升对患者的行为意向也有积极影响。关于在线健康社区医患之间信任相关的研究,大部分学者都是围绕病患用户对社区健康服务的初始信任展开研究的。安德森(Anderson)等指出提升技术手段、改进服务承诺能够有效降低病患用户对数字化医疗的感知风险,并能够提升其隐私披露意愿;④穆尼(Mooney)和休斯顿(Houston)指出移动医疗用户对医疗健康服务机构或制度的信任,以及对医护人员的信任,均会对其使用行为产生影响;⑤车小玲构建了在线健康社区用户的初始信任模型,并指出初始信任对移动医疗用户的服务采纳行为影响显著;⑥刘咏梅等在上述基础上指出医院的感知声誉、信任倾向、结构保证和信息质量会显著影响病患用户的初始信任。⑦ 更进一步的研究是对在线健康社区病患用户信任转移的相关研究。其中,法贾(Faja)和理克卡尼(Likcani)指出第三方信任机制和多样化的沟通渠道对医疗健康网站用户的信任转移具有显著影响作用。⑧ 袁瑶琼等通过实证方式得出患者对医生的能力信任与善意信任会对患者依从与合作就医行为产生正

① 施立.在线医疗社区激励机制对医生交流情感影响研究[D].武汉:武汉大学,2018.
② 刘笑笑.在线医疗社区中的医患参与及其影响研究[D].哈尔滨:哈尔滨工业大学,2019.
③ Yanli Zhang, Xinmiao Li, Weiguo Fan. User Adoption of Physician's Replies in an Online Health Community: An Empirical Study [J]. *Journal of the Association for Information Science and Technology*, 2019, 71(02): 1179 – 1191.
④ Anderson C L, Agarwal R. The Digitization of Healthcare: Boundary Risks, Emotion, and Consumer Willingness to Disclose Personal Health Information[J]. *Information Systems Research*, 2011, 22(3): 469 – 490.
⑤ Mooney G, Houston S. Equity in Health Care and Institutional Trust: A Communitarian View[J]. *Cadernos De Saúde Pública*, 2008, 24(5): 1162 – 1167.
⑥ 车小玲.消费者对移动医疗的信任及其采纳研究[D].长沙:中南大学,2013.
⑦ 刘咏梅,车小玲,卫旭华.消费者对移动医疗的初始信任研究[J].信息系统学报,2014(2):16.
⑧ Faja S, Likcani A. E-Health: An Exploratory Study of Trust Building Elements in Behavioral Health Web Sites[J]. *Journal of Information Science & Technology*, 2006, 3(1).

向交互作用,①邓朝华和洪紫映的研究同样表明医患信任能够正向影响患者对在线医疗服务的信任及其行为意愿;②曾宇颖等将医生职称、回复频次、服务数量、信息披露程度等作为可信任来源对在线健康社区用户的信任传递与就医决策进行了研究,并得到显著正向影响的结果;③张敏等进一步指出患者用户对医生的信任能够正向影响用户对移动医疗平台的信任与服务满意度,进而影响用户的持续使用意愿。④

2.2.3.2　研究方法

关于医患关系的相关研究多采用定量研究方法,如文本挖掘、结构方程模型、多元回归模型、负二项回归模型等。文本挖掘包括主题分析、文本聚类等方法。也有少量研究采用定性研究方法,如内容分析、扎根理论等,多用于对医患交流模式的研究,如孙(Sun)等基于建构式扎根理论对医患交流文本进行内容分析,总结患者和医生互动的常见行为模式。⑤ 扎根理论是 1967 年由巴尼·格拉泽(Barney Glaser)和安塞姆·施特劳斯(Anselm Strauss)提出的一种研究方法。该方法要求研究人员在研究开始前不进行理论假设,直接通过实际观察,在收集、分析资料的过程中归纳出经验概括,上升为具有普适性的理论。扎根理论的研究过程可以分为四步:产生研究问题、数据收集、数据处理和理论构建。扎根理论是一种在质化主导的研究中引入量化研究手段的研究方法,在研究过程的每一步骤中,扎根理论都有自己独特的观点和方法。在扎根理论指导的研究中,资料收集方法基本上都是经典的质化研究方法,如参与观察法与访谈法等;但在资料分析阶段,扎根理论是一种高度"系统化程序",包括记录、分析、编码、摘记和报告撰写等一系列科学化的步骤,其中对资料进行逐级编码(coidng)是其核心环节,也是量化特征最显著的环节。⑥ 扎根理论在质化研究中吸收了量化研究的优点,以严谨的、系统的研究程序,运用演绎归纳法来解决质化研究存在的缺乏推广性、复制性、准确

① 袁瑶琼,沈丹烨,钱月娇,等.能力信任与善意信任对患者依从与合作行为的二阶交互作用分析[J].现代医院,2015,15(10):2.

② 邓朝华,洪紫映.在线医疗健康服务医患信任影响因素实证研究[J]. 管理科学,2017,30(1):10.

③ 曾宇颖,郭道猛.基于信任视角的在线健康社区患者择医行为研究——以好大夫在线为例[J].情报理论与实践,2018,41(9):7.

④ 张敏,罗梅芬,聂瑞,等.问诊类移动医疗 APP 用户持续使用意愿分析——基于患者特征、医护特性与系统质量的多维视角[J].软科学,2018,32(5):6.

⑤ Sun S, Zhou X, Denny J C, et al. Messaging to Your Doctors:Understanding Patient-provider Communication via a Portal System[C]// 2013:1739.

⑥ Gleaser. The Discovery of Grounded Theory:Strategies for Qualitative Research[M]. 1st ed. New York:Routtedge, 1967.

性、严谨性与可验证性问题,在质化研究中实现研究的"科学性"。

2.2.3.3　研究框架

综上,本书构建了包括研究内容、研究方法、研究理论、研究数据在内的在线健康社区医患关系视角研究的框架,如图 2-6 所示。已有医患关系视角研究为心理学、健康行为学等多科学领域形成的交叉研究,包括感知风险理论、计划行为理论、媒体丰富度理论等。医患视角展开的研究多采用定性和定量结合的方法,获取数据时常采用网络爬虫、问卷调查等方法,用聚类分析等定量统计分析方法或扎根理论、专家咨询等定性分析方法来分析数据。在整体研究框架上,可将研究内容划分为医患交互和医患信任两大类,其中医患交互视角包括医患交流模式、医患互动行为及医患参与行为的研究;医患信任包括对医患间初始信任的研究及信任转移的研究。

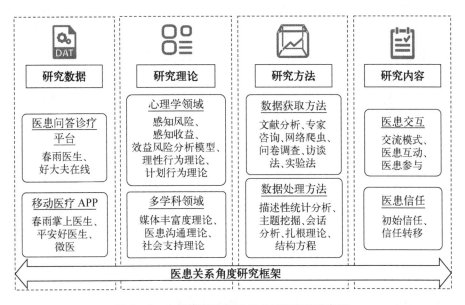

图 2-6　在线健康社区医患关系视角研究框架

2.3　社区维度的在线健康社区分析

社区是满足用户实现在线信息交流等活动的基本场所,为用户的行为活动、信息产生和共享提供了基础设施、文化环境和制度机制。① 目前基于

———————————

① 赵栋祥.国内在线健康社区研究现状综述[J].图书情报工作,2018,62(09):134—142.

社区维度的相关研究主要源于对在线健康社区的服务与发展。传统医疗服务的主要实现方式包括线下门诊、疗养院或康养中心等方式,而随着互联网的迅速发展,在线健康社区的不断扩大为广大用户了解自身健康提供了便利,用户可以通过在线健康社区了解和学习自我健康管理以及身体保养方法等相关健康知识。在这方面,国内外学者也展开了相关的研究,包括探究社区模式和运行机制、社区风险与价格、社区应用现状和发展态势,以及社区平台评价等方面。

2.3.1 社区模式与价值研究

2.3.1.1 研究内容

(1)社区模式与运行机制。从社区维度开展的在线健康社区研究随着各类在线健康社区的涌现逐渐增加。相关的研究内容包括社区运营模式、商业模式、运行机制以及社区各主体间的关系等方面。胡玉宁与金新政从研究比较经典的在线医疗社区信息服务模式的相关案例入手,研究在线医疗的信息服务模式的便捷性和存在的问题;[1]周惠来等认为消费者、医生等专业人员及医院、医药企业和保险企业是在线健康社区的主要利益相关者,并分析了其在日常健康管理、自我诊断、诊断、治疗及康复等医疗服务各环节中的价值诉求,从而总结出在线健康社区的一般运营模式以及三类商业模式;[2]兰富强等基于对在线健康社区的调查,指出广义的健康信息交流主体包括患者群体、健康人群、亚健康人群及其家属和朋友,知识共享、经验分享和精神支持是社区用户健康信息交流的主要内容,从而构建了一个包含交流主体、动机、内容、渠道及符号体系等要素的虚拟社区患者健康信息交流的基本模式。[3]熊回香等在有效提取社区用户群体需求特征的基础上,复用和优化已有的通用疾病本体模型,在多维视阈下构建起了面向用户的慢性病知识服务模型,并以冠心病为例进行了本体构建以及慢性病知识服务平台的开发与实践。[4]成全等在将用户在线健康信息需求进行层级划分的基础上,建立用户健康信息需求的响应机制,构建了面向用户需求的多源

① 胡玉宁,金新政.我国网络医疗信息服务的特征及模式分析[J].医学信息:上旬刊,2008,21(5):584—586.

② 周惠来,周军杰,刘雅丽,等.电子健康社区的商业模式:基于干系人视角的研究[J].河南医学研究,2016,25(12):2169—2173.

③ 兰富强,杨雪梅,沈丽宁,等.虚拟社区患者健康信息交流基本要素和模式探讨[J].医学与社会,2016,29(12):8—10.

④ 熊回香,代沁泉,梅潇.面向在线医疗社区的慢病知识服务模型构建[J].情报理论与实践,2020,43(06):123—130.

在线健康社区信息多层级融合框架,并从数据级融合、特征级融合及决策级融合逐层剖析在线健康信息多层级融合的实现路径。① 袁熙和李强②、李雪和李强③为了解决社区医疗的发展不完善,设计开发了各种移动终端,使医院信息系统(HIS)与智能手机、平板电脑的数据共享和交互变为现实,使居民对自我健康管理的意识不断增强。

除了研究医院信息系统建设外,其他学者从军队信息化体系建设角度,结合军队的特殊性,提出了未来军队网络医疗服务的新模式的设想,并深入探讨了在军队网络医疗服务建设过程中可能遇到的各种问题。④

(2) 社区价值与服务应用。相比现实世界,兴趣聚合而形成的在线社区能够实现良好的社会互动、社会网络和社会支持,通过用户交互和共同探索将公共知识转化为个人知识,有利于建立共同信念。因此,医疗卫生和健康护理领域的研究者首先探讨了虚拟社区⑤、微博⑥等在健康教育领域中的应用,包括利用博客传播健康信息知识的策略方法⑦、增强医患交流和医患信任⑧,以及患者在线社区在用户健康状况改善、医疗服务创新、社会支持系统构建等方面的价值⑨,但上述研究主要是围绕理论层面的探讨。

由于在线健康社区的运营方式以及服务效果都是通过用户的体验来反映,因此也有研究者基于采集的真实在线健康社区数据对社区价值及相关服务进行分析。杨化龙和鞠晓峰以在线健康社区中 1405 位用户的相关信息作为研究数据,发现在线健康社区中用户获得的社会支持和个人目标对其健康状况改善有积极影响,为在线健康社区在用户健康自我管理、健康促进上的价值提供了实证支持;⑩齐格隆等认为在线健康社区能够满足患者获取多样

①　成全,蒋世辉.面向用户需求的多源在线健康社区信息多层级融合框架研究[J/OL].情报理论与实践:1—11[2022-01-29].http://kns.cnki.net/kcms/detail/11.1762.G3.20211108.1713.006.html.

②　袁熙,李强.基于移动互联的智慧健康社区系统的研发[J].计算机应用,2015,35(01):239—242.

③　李雪,李强.智慧健康社区移动端的设计与实现[J].计算机应用,2016,36(S1):291—295.

④　翟树悦,崔玉海,史培良.医院网络医疗服务建设与探索[J].解放军医院管理杂志,2010,2):142—143.

⑤　马颖,傅华,江月英.网络时代健康教育应关注的领域——虚拟社区[J].中国健康教育,2008,24(4):296—297.

⑥　陈培超.微博在健康教育中的应用[J].中国健康教育,2013,29(1):94—95.

⑦　杨国安.健康博客的传播特征与传播策略[J].中国健康教育,2008,24(3):227—228.

⑧　邵志华.通过网络博客搭建医患沟通新平台[J].医院管理论坛,2011,28(3):51—53.

⑨　郑秋莹,孔军辉.患者在线社区:医疗服务创新的新途径[J].医院管理论坛,2013,30(4):64.

⑩　杨化龙,鞠晓峰.社会支持与个人目标对健康状况的影响[J].管理科学,2017,30(1):53—61.

信息资源的想法,使患者的恐惧感减少,并在平台中逐步得到归属感。①

还有学者对在线健康服务的应用效果进行研究,主要研究在线健康社区对患者健康管理的影响,选取孕产妇②、消化道出血③、白内障④、冠状动脉搭桥术⑤、血管成形术⑥、冠心病⑦、异位妊娠⑧、肿瘤⑨等疾病患者为研究对象,采用临床随机对照试验的方法,按照随机数字表将患者随机分为试验组和对照组进行对照实验,通过分析实验数据得出相应结论。

2.3.1.2 研究方法

社区模式与价值研究多采用定性和定量相结合的研究方法。定性方法包括问卷调查、访谈法、实验法。典型的访谈包括开放型访谈、结构型访谈和半结构型访谈等。在开放型访谈中,研究者在访谈之前不必预先设定访谈问题。结构型访谈也称为聚焦式访谈。研究者应在访谈开始前准备若干访谈问题,但要避免引导性问题。半结构型访谈需要提前准备好一系列的访谈问题,在访谈中根据受访者的反应灵活开放地提出后续问题和探究问题。

定量方法包括临床随机对照试验、多元回归、结构方程模型等方法。其中随机对照试验(randomized controlled trial, RCT)是一种对医疗卫生服务中某种疗法或药物的效果进行检测的手段,特别常用于医学、药学、护理学研究中。此外,RCT 在司法、教育、社会科学等其他领域也有所应用。随机对照试验的基本方法是将研究对象随机分组,对不同组实施不同的干预,以

① Zigron S, Bronstein J. "Help is where You Find it": The Role of Weak Ties Networks as Sources of Information and Support in Virtual Health Communities[J]. *Journal of the Association for Information Science and Technology*, 2019, 70(2): 130 – 139.

② 段燕,马金兰,王珺.借助网络医疗平台开展孕产妇健康管理延伸服务效果观察[J].海南医学,2012,23(05):104—105.

③ 项涛,雷慧,黄志明,林土坤,戴小敏,谭绮琼,胡波,刘芳.牧牛出诊网络医疗在新时代促进粤西地区基层老年患者消化道出血早期预防及诊治的教育价值[J].教育教学论坛,2020(19):108—109.

④ 李萍,陈正雯,应玉艳.网络医疗管理在白内障患者术后康复中的应用[J].医院管理论坛,2017,34(03):67—69.

⑤ 胡玲,陈晨,侯铭,等.网络医疗健康管理对冠状动脉搭桥术后患者自我管理行为的影响[J].护理管理杂志,2014,14(12):894—896.

⑥ 周红霞,余小林,王发省.网络医疗健康管理对介入患者生活质量的影响[J].心血管康复医学杂志,2013,22(05):462—465.

⑦ 周红霞,王发省.网络医疗在冠心病 PCI 术后患者健康管理的应用研究[D].石河子:石河子大学,2013.

⑧ 李彩玲,任爱巧.在线医疗卫生新模式在异位妊娠护理中的应用效果[J].临床医学研究与实践,2018,3(30):3.

⑨ 郑艳,李萍.肿瘤化疗间歇期患者 PICC 基于网络医疗平台健康管理的应用研究[D].石河子:石河子大学,2015.

对照效果的不同。随机对照试验的设计遵循 3 个基本原则,即对研究对象进行随机化分组,设置对照组,以及应用盲法。随机分组是双盲设计的前提条件,双盲设计既导致研究者和受试者双方均无法知晓分组结果,又保护了随机化不被破坏。正因为以上的设计原则,随机对照试验被公认为评价干预措施的金标准。常见的设计模式包括两组平行随机对照试验、非等量随机对照试验、群组随机对照试验、单个患者随机对照试验、析因设计随机对照试验、交叉设计随机对照试验、实用性随机对照试验、Zelen 设计随机对照试验、阶梯设计随机对照试验及适应性设计随机对照试验等。

2.3.1.3　研究框架

综上,本书构建了包括研究内容、研究方法、研究理论、研究数据在内的在线健康社区的社区模式与价值研究的分析框架,如图 2-7 所示。社区模式与价值角度展开的研究多采用定性和定量结合的方法,获取数据时常采用问卷调查、访谈法等方法,用多元回归、相关分析等统计分析方法分析数据。此外,随机临床对照实验也是研究社区价值效果的常用方法。在整体研究框架上,研究内容主要围绕社区模式与运行机制、社区价值与服务应用两个核心主题,具体包括社区商业模式、社区运行机制、社区各主体间的关系、军队信息化体系建设的社区价值研究、社区在健康教育的应用及在线健康服务应用方面的效果。

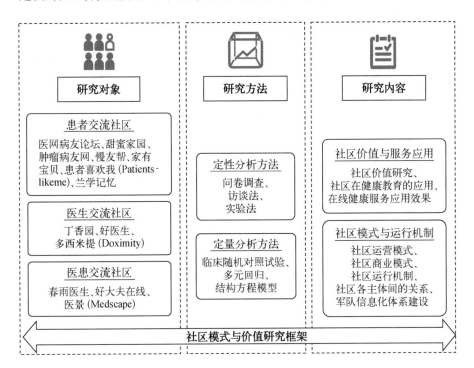

图 2-7　在线健康社区模式与价值研究框架

2.3.2 社区风险与价格研究

2.3.2.1 研究内容

（1）社区风险及隐私挑战研究。围绕在线健康社区，部分学者针对其相关政策及可能存在的风险进行研究。如陆舒扬等从患者视角出发，对网络医疗信息获取风险特征、风险识别、风险治理进行探索，明确其中关键环节的典型风险来源及特征，建立风险获取模型并验证，提出网络医疗信息风险的治理策略建议；[1]王亚男对以个人信息的主体、客体和个人信息利用三要素为内容的互联网医疗个人信息体系进行分析，提出在互联网医疗环境下应从设置监管机制、完善立法规范到形成保护法来对个人信息加以保护；[2]沈奇泰松等以新氧医美为对象，基于扎根理论，构建了网络医疗信息风险的归因模型。[3] 研究发现，网络医疗信息风险受到了内在驱动机制、载体推力机制以及公众获取机制的综合影响。此外，社区发展的过程当中可能会涉及一些关于隐私保护问题及知识产权保护等其他法律问题，覃红和李冀宁对这些可能会出现的问题进行了深入的分析，并提出了相应的可行性解决方案。[4]

此外，也有学者对用户隐私展开研究。解可欣借鉴效用理论，就用户对待在线医疗服务的隐私顾虑与用户的个性特点和经历之间建立相关关系，并通过实证分析进行验证，得出性格特点不同的人对待医疗信息的敏感度不同，性格随和、情绪不稳定和尽责的人具有更高的医疗信息敏感度，对隐私顾虑更多；[5]孙筱雯关注在线健康社区用户隐私关注产生的自身因素，构建了隐私关注与健康分享意愿理论模型，通过演化博弈矩阵的方法对用户的健康信息分享行为规律进行分析；[6]姜又琦将社会交换理论的隐私计算思想用于用户医疗健康隐私披露的研究，其认为在线医疗社区用户披露个人健康信息的行为应属于混合型社会性交换，即既追求内在收益，希望得到外界的更好的个性化服务，同时也追求外在收益，期望通过披露个人健康隐私信息来获得治愈疾病的信心和自己满意的效能感；[7]陈蕾阳在分析在线健康社区的用户

① 陆舒扬，钱辉，叶民.网络医疗信息获取风险识别及网络治理策略研究[D].杭州：浙江大学，2018.

② 王亚男.互联网医疗视阈下个人信息法律保护模式之审视[J].医学与哲学（A），2018，39（06）：53—56.

③ 沈奇泰松，钱辉，张大亮.网络医疗信息风险的归因模型、定量评估及治理路径[J].管理工程学报，2021.

④ 覃红，李冀宁.网络医疗发展带来的法律问题[J].医学与哲学，2005，26（12S）：58—60.

⑤ 解可欣.在线医疗服务用户个性与隐私顾虑作用研究[D].哈尔滨：哈尔滨工业大学，2015.

⑥ 孙筱雯.在线医疗用户隐私关注影响因素及行为规律研究[D].北京：北京邮电大学，2017.

⑦ 姜又琦.在线医疗网站用户个人健康信息披露意愿影响因素研究[D].武汉：武汉大学，2017.

隐私内容和用户隐私泄露的方式的基础上,提出一种综合的用户隐私保护方案,从法律、技术、个人隐私保护意识方面着手加强用户隐私保护。①

(2)在线健康社区服务价格研究。李嘉等从信息不对称的视角对在线健康咨询中的价格溢价问题进行分析,得出医生服务年限的增加,获取价格溢价的作用却逐渐下降,患者咨询隐私类疾病时,愿意为声誉高的医生支付更高的在线诊费,当患者对在线医疗社区平台不信任时,声誉高的医生也难以获得更高的价格溢价。② 薛书峰建立了互联网医疗的定价影响因素模型,通过采集数据对研究模型进行实证分析,得出医生的在线信誉和努力会显著影响在线医疗服务的咨询量,医生服务的价格在其中起到部分中介的作用,同时服务价格对医生的咨询量和经济收益也有显著影响。③ 李莹莹根据供求价格理论和在线反馈理论对在线医疗社区的医生服务价格进行了研究,认为线下身份会影响其服务价格,对于线下身份相对较低的医生,可以更多关注线上服务的患者评价反馈和患者需求,进而获得更好的经济回报,而线下身份较高的医生应更侧重其线下服务的质量。④ 同时,市场机制对在线医疗社区的发展能够起到调节作用,加强医患交流和鼓励患者积极反馈对在线医疗社区发展至关重要。

林徐勋等对在线健康社区信息服务的动态定价和推广策略问题进行研究,结果表明在线健康信息服务提供商的潜在消费者数量增长率和在线健康信息服务时间长度对免费公共健康信息投放程度有显著的影响。⑤ 在线健康信息服务上线初期,针对高收入消费群体适当延长"免费体验期"能够使服务提供商获得更大的利润。

2.3.2.2 研究方法

社区风险与价格研究采用的研究方法可分为定性和定量两类。定性方法包括问卷调查、访谈法、扎根理论等,定量方法包括多元回归、实验法、结构方程模型等。其中,问卷调查、访谈法和实验法常用于获取数据;扎根理论、多元回归和结构方程模型常用于分析数据。基于扎根理论的研究是一个针对社会现象进行系统的资料采集、对资料进行概念化操作,不断进行比较,最后发展、发现以及检验理论的过程,其结果正是对社会

① 陈蕾阳.网络健康社区的用户隐私问题研究[J].无线互联科技,2017(04):19—21.
② 李嘉,唐洁,蒋玲,等.在线健康咨询市场中的价格溢价研究[J].管理科学,2018,31(01):15—32.
③ 薛书峰.互联网医疗的定价影响因素研究[D].南京:南京大学,2016.
④ 李莹莹.在线医疗社区医生服务价格的影响因素研究[D].哈尔滨:哈尔滨工业大学,2016.
⑤ 林徐勋,王海燕.在线健康信息服务动态定价与推广策略[J].管理科学学报,2020,23(11):23—46.

现象的理论呈现。① 虽然扎根理论在材料处理上存在着原始版本、程序化版本、建构型版本的争论，但不可否认的是，扎根理论正受到学术界的推崇，广泛应用于医疗卫生、公共管理、企业管理、心理学研究等诸多领域，显现出极强的理论张力与推演能力。除被应用在对在线健康社区风险与价格的研究外，国内学者也将扎根理论研究运用于医闹纠纷诱因分析②、医疗卫生补偿机制研究③、医疗信息源选择行为研究④等多个方面，丰富了我国医疗管理领域的研究路径。

2.3.2.3　研究框架

综上，本书构建了包括研究内容、研究方法、研究理论在内的在线健康社区风险与价格角度研究的分析框架，如图 2-8 所示。已有风险与价格角度研究为社会学、信息学等多科学领域形成的交叉研究，包括微分动力学理论、社会交换理论、信息不对称理论、效用理论等。风险与价格角度展开的

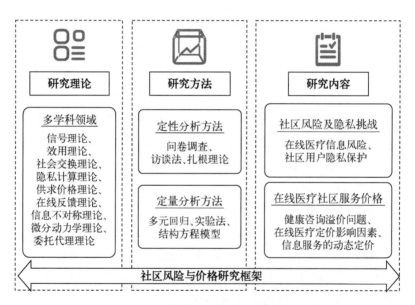

图 2-8　在线健康社区风险与价格研究框架

① Glaser B G, Strauss A L. *The Discovery of Grounded Theory: Strategies for Qualitative Research* [M]. Chicago：Aldine, 1967.
② 王英伟.医闹行为的归因模型构建及干预路径选择——基于扎根理论的多案例研究[J].公共行政评论,2018,11(6)：68—86、211.
③ 汪波, 段琪.基于扎根理论的基层医疗卫生机构补偿机制及要素探析[J].大连理工大学学报(社会科学版),2014,35(2)：20—26.
④ 张鑫,王丹.基于扎根理论的个体医疗健康信息源选择行为影响因素研究[J].图书情报工作,2018,62(14)：5—13.

研究多采用定性和定量结合的方法,常采用问卷调查、访谈法等方法获取数据,用多元回归或扎根理论、专家咨询等方法分析数据。在整体研究框架上,可将研究内容划分为社区风险及隐私挑战和在线医疗社区服务价格两大类,其中社区风险及隐私挑战角度包括对网络医疗信息风险、社区用户隐私保护的研究;服务价格包括对健康咨询溢价问题、在线医疗定价影响因素、信息服务的动态定价的研究。

2.3.3 社区应用现状与发展态势研究

2.3.3.1 研究内容

在线健康社区具有良好的发展前景,研究在线健康社区的现状和发展趋势,对发现在线健康社区的现存问题、在线健康服务的整体质量、推动在线健康社区的长远发展意义重大。以国内 76 所高校的官方论坛(BBS)为例,沈菲飞调查统计其健康版块的开设时间和主题分布,并以此探究我国高校 BBS 健康传播的发展态势及影响 BBS 发展的因素;①邵双等以"39 健康网""寻医问药""好大夫在线"为研究对象,采用案例分析法从服务模式、运营模式及盈利模式三个角度进行比较分析,以揭示当前医疗健康服务类网站的发展现状;②唐晓琳等探究了当前医疗健康类网站的市场竞争态势,发现在线健康类网站分为健康资讯和在线问诊类、网上药店类、医学工具类三大类,同一类团内各网站功能相似,市场竞争激烈;③市场影响力较大的为健康资讯和在线问诊类网站;马骘宇的研究指出,在线健康社区在我国已具备一定规模,并开始逐步改变传统医疗服务体系的就医模式。④ 但是,对网络咨询、电话咨询、预约转诊等数据的分析显示我国在线医疗社区发展还存在转化率偏低、服务利用率低、使用效率不高、服务模式较单一等问题,有待于进一步探索与传统医疗服务体系的融合与发展;⑤张坤等对电子健康相关研究进行了梳理和分析,指出了用户参与在线健康社区的动机与行为、电子健康素养以及智慧医疗的创新发展等三个方面将成为未来在线健康社区

---

① 沈菲飞.高校 BBS 的网络健康传播研究[D].合肥:中国科学技术大学,2009.

② 邵双,刘芬,袁玉婷,等.我国在线医疗信息服务平台现状分析——以 39 健康网、寻医问药网和好大夫在线为例[J].现代商贸工业,2014,26(7):162—164.

③ 唐晓琳,余世英,吴江.基于 URL 共现分析的医疗健康类网站竞争态势研究[J].情报杂志,2016,35(4):98—104.

④ 马骘宇.在线医疗社区服务利用及转化研究——以好大夫在线为例[J].中国卫生政策研究,2016,9(11):70—73.

⑤ 马骘宇.在线医疗社区服务利用及转化研究——以好大夫在线为例[J].中国卫生政策研究,2016,9(11):70—73.

发展的侧重点。①

　　另一些学者主要针对在线医疗社区的现状以及未来进行探讨。在线健康社区作为一种新型的信息技术,逐渐成为市场的新宠,其发展具有广阔的市场前景。② 同时,在线健康社区的发展也面临着巨大的挑战,比如企业的盈利模式、患者们的接受程度及医生的使用意愿等。③ 虽然有挑战,但在线健康社区可以依托自身的一些优势,扬长避短,共同创建一个和谐的、健康的快速发展的社区。

2.3.3.2　研究方法

　　社区应用现状与发展态势多采用定性的研究方法,如案例分析法。案例分析法是社会科学研究中最广泛采用的定性方法之一。案例分析主要基于人类的话语和行为观察来收集数据,以及用于对这些信息进行剖析的其他文件档案。研究人员需要进入该领域并收集观察结果,并通过非数学和非统计方法对其进行分析。案例研究的评价维度包括建构效度、内在效度、外在效度和信度。案例研究的一个最为突出的优势在于研究者可以从案例中获得极为丰富的研究数据。案例研究的资料收集必须是学员亲身经历(如通过本人所从事的工作或深入实际的调查研究课题等)获得,而不能靠他人提供的文字、音像资料或口头介绍等经整理、编写而成,案例资料所涉及的单位,原则上为某一企业,对特别有现实意义的案例,也可以是针对某一行业、某一科研院所或政府的某一经济主管部门,并且案例资料要真实可靠。

　　对于案例研究的数据搜集既有定性也有定量的搜集方法。常用的数据搜集方法包括文件法、档案记录、访谈、直接观察、参与观察和人工制品法。文件主要包括信函、备忘录和其他通信信息;日程、公告、会议记录、其他事件报告;行政文件提案、进展报告和其他内部文件;对事件或场所的正式研究或评估;新闻报道或大众传媒的其他文章等。档案记录包括个人资料中的日记、日程安排、电话本,人口普查等问卷资料,地图、图表,名单及其商品信息,服务记录以及组织记录等。相关的档案记录存于计算机或档案馆、资料室、图书馆等地方。访谈法是案例研究中的最重要的数据来源。直接观察法是指直接到现场观察事件或相关人物,从而获取直接和客观的信息。参与观察法是指观察者参与到实践中去。作为一种独特的观察方法,参与

---

① 张坤,王文韬,谢阳群.我国电子健康研究进展[J].图书馆论坛,2018,38(08):84—92.

② 胡苗.网络医疗服务的发展现状以及市场前景分析[J].科技创业月刊,2006(8):101—102.

③ 凌科峰,胡珊珊,舒孝文,等.浅谈电子商务环境下现代医院网络医疗的现状及前景[J].医学信息(上旬刊),2011,24(18):5979—5980.

观察法能让数据搜集者深入到研究的事件中获取详细具体的资料,在组织调查或人类学的研究中较常使用。人工制品也可以成为案例研究中的有形证据,这类物品包括技术装置、机械工具、艺术作品或其他有形证据等。

也有一些研究采用定量的分析方法,包括社会网络分析(Social Network Analysis, SNA)、聚类分析等。社会网络分析法,也称为结构分析法(Structural Analysis),主要用于分析社会网络的关系结构及其属性。社会网络分析的意义在于,它可以对各种关系进行精确的量化分析,从而为某种中层理论的构建和实证命题的检验提供量化的工具,甚至可以建立"宏观和微观"之间的桥梁。

2.3.3.3　研究框架

综上,本书构建了包括研究内容、研究方法、研究数据在内的在线健康社区现状与发展角度研究的框架,如图 2-9 所示。已有社区现状与发展角度研究对象不仅包括医患问答诊疗平台,还包括高校 BBS 的健康版块、搜狐健康等其他的一些非专业平台。在研究方法上,多采用定性和定量结合的方法,获取数据时常采用网络爬虫、问卷调查等方法,用聚类分析、社会网络分析等定量统计分析方法分析数据。在整体研究框架上,可将研究内容划分为社区发展现状和社区发展挑战两大类,其中社区发展现状角度包括社区发展态势、社区发展影响因素和社区市场竞争态势等子研究;社区发展挑战包括对社区存在的问题及面临的挑战的研究。同时也有文章在分析在线健康社区发展态势的基础上,对未来的发展挑战进行展望。

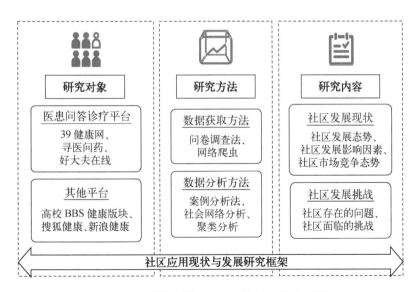

图 2-9　在线健康社区应用现状与发展研究框架

2.3.4　社区平台评价研究

2.3.4.1　研究内容

随着用户对于社区要求不断提高,例如检索是否便利、导航设计是否明显、隐私保护是否全面等,如何全面精准地对在线健康社区进行评价,并在此基础上针对需求优化服务和设计以提升用户体验,成了社区开发者亟待解决的重要问题,也吸引了国内外众多学者的关注。国内外关于在线健康社区的评价研究主要可分为信息质量评价和信息服务质量评价两类。其中国内研究以构建信息质量或服务质量评价指标体系为主。信息质量评价的相关内容已在 2.1 部分介绍,接下来主要对信息服务质量评价进行介绍。

根据已有文献显示,在线健康社区信息服务质量评价主要从医生资源、健康信息、健康平台以及用户感知 4 个方面构建评价指标体系。易卜拉欣(Ibrahim)和塞菲(Seifi)从搜索、导航、字提、打印、分享等用户交互性体验角度对 H1N1 期间美国、墨西哥和加拿大的电子健康网站进行评价;①迪瓦恩(Devine)等提出从信息可靠性(信息提供者、网站性质、内容性质、隐私、用户反馈和信息更新)和网站可用性(网站设计、信息结构、内容设计)两个方面提升健康信息服务质量的观点;②张克永等基于信息传播理论,从信息传播主体、平台、健康信息以及用户等 4 个角度构建在线健康社区信息服务质量评价指标体系;③刘冰等基于用户视角从健康信息质量、系统质量和服务水平 3 个维度构建在线健康社区信息服务质量评价体系;④钱明辉等在 E‑SERQUAL 评价模型的基础上,针对我国在线健康社区平台信息服务质量的主要特点,从信息服务效率、信息服务易用性、隐私信息保护性、信息服务全面性、平台可接触性和平台响应性 6 个维度构建起了针对我国在线健康平台信息服务质量的评价指标体系;⑤邓君和胡明乐从用户感知角度出发,运用因子分析法,构建包括信息内容质量、医生资源建设、交互服务

① Ibrahim N A, Seifi S. Assessing the Accessibility of Health Web Sites During the H1N1 Pandemic [J]. *Journal of Consumer Health on the Internet*, 2014, 18(3): 211‑225.

② Devine T, Broderick J, Harris L M, etc. Making Quality Health Websites a National Public Health Priority: Toward Quality Standards [J]. *Journal of Medical Internet Research*, 2016, 18(8): e211.

③ 张克永,李贺.健康微信公众平台信息质量评价指标体系研究[J].情报科学,2017,35(11): 143—148、155.

④ 刘冰,张文珏.基于用户视角的网络健康信息服务质量评价体系构建研究[J].情报科学, 2019,37(12): 40—46.

⑤ 钱明辉,徐志轩,王珊.基于用户参与的在线健康平台信息服务质量研究[J].情报学报, 2019,38(02): 132—142.

等 8 个一级指标在内的在线健康社区信息服务质量评价体系。① 针对信息系统质量,许卫卫等在对现有网络医疗卫生信息资源的评价方法进行分析的基础上,建立了一套评价指标体系,并基于该体系对心理健康信息网站进行评价;②查佳凌等将健康信息系统质量细化为平台栏目设计与布局、系统稳定与安全以及个性化服务;③胡敏将健康信息系统质量指标进一步细化为平台运行的便捷性、兼容性、响应性、稳定性、安全性,平台界面设计的清晰性、全面性、美观性、可理解性,检索方式的易用性、多样性、精确性,以及导航的易用性与清晰性等。④

　　从用户感知角度出发的研究多借鉴用户感知理论构建指标体系。用户感知理论最早产生于市场营销领域,用户感知是指用户通过感官、思想等去感知服务行业的服务情景中经营者与用户互动的过程⑤,用户感知到的效果会对提供的服务质量进行衡量,进而会影响满意度。而营销学家格罗斯(Gronroos)认为感知服务质量实质上为用户内心期望与实际感受到的服务产生的比较。⑥ 目前用户感知理论在研究中被广泛拓展或应用于各个领域,我国学者也将其应用在在线健康社区评价研究中。胡明乐从用户感知理论的视角出发对在线健康社区的信息服务质量进行评价,建立了从医生资源、过程服务、信息内容质量、用户特征、系统界面设计和运行、基本服务等为一级指标的评价体系,对"春雨医生"平台的信息服务质量进行了分析,并以此为基础提出相应的优化策略;⑦徐中阳和尚珊基于用户体验 5 要素模型构建在线健康社区用户体验评价指标体系,采用模糊层次分析法对"39健康网""寻医问药网"以及"丁香医生"等国内主流在线健康社区进行实证分析,提出用户体验优化建议,包括完善各类功能服务、加强资源内容建设、

①　邓君,胡明乐.用户感知视角下在线医疗社区信息服务质量评价体系研究[J].情报理论与实践,2019,42(10):7.

②　许卫卫,张士靖,刘海通,等.网络医疗卫生信息资源评价研究——以心理健康网站为例[J].医学信息学杂志,2012,33(06):50—55.

③　查佳凌,宛艳俊,吴韬.在线医疗平台信息服务质量评价模型构建[J].中国医院,2020,24(12):56—57.

④　胡敏.在线健康社区信息服务质量评价指标体系研究[J].内蒙古科技与经济,2020(18):20—23,32.

⑤　Adomavicius G, Tuzhilin, A. Toward the Next Generation of Recommender Systems: A Suevey of the State-of-art and Passible Extensions [J]. *IEEE Transactions on Knowledge and Data Engineering*. 2005, 17(60): 734 - 749.

⑥　李晓军.顾客感知服务质量理论在公共图书馆服务创新中的应用[J].内蒙古科技与经济,2012(9):2.

⑦　胡明乐.基于用户感知的在线医疗社区信息服务质量评价[D].长春:吉林大学,2019.

改善用户交互性体验等。①

2.3.4.2　研究方法

相关研究多构建评价指标体系对在线健康社区平台进行评价。从研究方法上看,构建指标体系常用的方法有模糊层次分析法(Fuzzy Analytic Hierarchy Process,简称 FAHP)、专家访谈法、德尔菲法等。在构建指标体系的基础上,常采用问卷调查法、实验法获取数据,之后运用层次分析法(Analytic Hierarchy Process,简称 AHP)、因子分析法、主成分分析法(Principal Component Analysis,简称 PCA)等方法确定指标的权重,构建评价指标体系。

其中,层次分析法是一种定性和定量相结合的、系统的、层次化的分析方法。其特点在于在对复杂决策问题的本质、影响因素及其内在关系等进行深入研究的基础上,利用较少的定量信息使决策的思维过程数学化,从而为多目标、多准则或无结构特性的复杂决策问题提供简便的决策方法。层次分析法根据问题的性质和要达到的总目标,将问题分解为不同的组成因素,并按照因素间的相互关联影响以及隶属关系将因素按不同的层次聚集组合,形成一个多层次的分析结构模型,从而最终使问题归结为最低层(供决策的方案、措施等)相对于最高层(总目标)的相对重要权值的确定或相对优劣次序的排定。

模糊层次分析法是由美国学者在 20 世纪 70 年代提出的一种定性与定量相结合的系统评价方法。② 该方法综合了层次分析法和模糊综合评价法的优势,通过层次分析法确定指标权重,再使用模糊综合评价法进行定量分析,能够有效剔除主观因素影响,提高评价结果可靠性。

与层次分析法不同,主成分分析法作为定量分析方法,是美国统计学家佩拉森于 20 世纪初率先提出来的一种数据处理方法。主成分分析法的原理是将所有原始指标经过线性变换的数据处理方式,消除原有指标之间的相关性,进而转化成几个综合指标,即主成分,保证转化后的主成分互相独立,保证这些主成分能够代表原始信息。目前主成分分析法作为一种降维技术被大量应用于各种数据统计分析。运用主成分分析法计算指标权重主要是利用数学计算原理处理调查问卷的原始数据。通过处理原始数据得到旋转矩阵,并根据旋转矩阵得到因子变量与原变量存在的联系,从而确立研究主题的主成分个数。此外,一般指标权重会以主成

---

① 徐中阳,尚珊.基于模糊层次分析法的在线健康社区用户体验评价研究[J].医学信息学杂志,2021,42(06):24—31.
② 张吉军.模糊层次分析法(FAHP)[J].模糊系统与数学,2000,14(2):80—88.

分的方差贡献率为依据,确定权重。而每个具体指标的权重则首先通过计算各主成分的线性组合中的系数,然后结合方差贡献率对指标系数做加权平均,得到综合评价模型的系数后,对其做归一化处理,得到完整权重值。

2.3.4.3　研究框架

综上,本书构建了包括研究内容、研究方法、研究对象和研究理论在内的在线健康社区平台评价研究的框架,如图 2－10 所示。已有在线健康社区平台评价研究主要是对平台的信息服务质量展开研究。在研究对象上,选取在线问答诊疗平台,如"丁香医生""寻医问药网""春雨医生"等,也考虑了在线健康网站,如"飞龙心理频道""39 健康网"等。在研究方法上,多采用访谈法、专家咨询等方法选择指标,运用层次分析法、主成分分析法等方法确定指标的权重。在研究理论上,常基于用户感知理论、信息传播理论等构建指标体系,也有学者借鉴 E－SERQUAL 评价模型、用户体验 5 要素模型等相关模型选择指标。

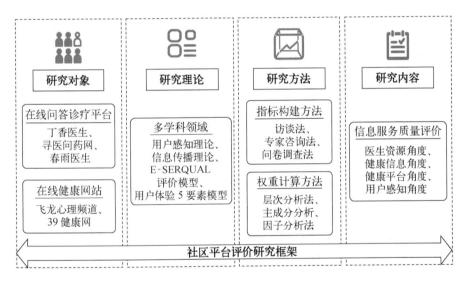

图 2－10　在线健康社区平台评价研究框架

其中,在线健康社区平台评价指标体系构建的流程一般包括:① 选取评价指标,建立评价假设模型。指标的选取通常考虑信息服务质量影响因素,同时结合已有研究文献采用的指标进行补充完善,利用问卷收集数据并进行预调研,根据反馈调整评价指标并构建评价假设模型。② 获取数据。一般通过问卷调查获取数据,验证评价假设模型的合理性和科学性。③ 评价指标权重赋值。由于每个评价指标的重要性不同,因此最后对评价指标进行权重赋值,确立评价指标体系。④ 应用评价指标体系具体分析。将完善的评价指标体系应用于具体评价对象,对其信息服务质量进行评价并提出改进优化建议。

2.4　本　章　总　结

在线健康社区极大地改变了公众的健康信息获取和分享行为,对我国"互联网+"健康服务的发展具有重要意义。本书从信息维度、用户维度以及社区维度对国内外在线健康社区的主要研究成果进行梳理、总结和分析(如图 2 - 11 所示)。

通过本章的系统分析发现,在线健康社区的相关研究主要呈现出以下特点:

第一,从研究内容来看,现有关于在线健康社区的研究主题较为丰富。在信息维度,主要包括对信息主题、命名实体、信息传播、信息质量评价和虚假健康信息等方面的研究。在用户维度,主要包括从患者视角、医生视角以及医患关系视角出发的研究。患者视角主要关注用户的信息需求、用户画像、用户行为特征及影响因素等。医生视角主要关注医生的线上绩效、在线口碑及知识贡献等。医患关系视角主要关注医患间的交流模式、互动行为及医患信任问题。在社区维度,重点关注社区模式与价值、社区健康风险及隐私挑战、社区服务价格、社区现状与发展态势,以及社区平台评价等。

第二,从研究理论来看,现有在线健康社区的研究多涉及交叉多学科,主要涉及图书情报学/信息管理、管理科学与工程、心理学、社会学、传播学等领域,不同学科从不同视角开展了多维度的研究,提供了开阔的眼界和丰富的成果借鉴。尤其是用户维度的研究,和社会学、心理学有较多的交叉,常用到社会资本理论、社会支持理论、公平理论、信息不对称理论等。相较于用户维度,从信息维度和社区维度出发的研究中较少出现交叉多学科的现象。

第三,从研究方法来看,国内外在线健康社区研究的方法比较丰富,而且多种研究方法相结合的混合研究方法也比较常见。在数据获取方面,既有问卷调查、访谈法、小组讨论等社会调查方法,又有基于社区、论坛及平台的网络数据爬取方法;在数据分析方面,既有内容分析、扎根理论、案例研究法等定性研究方法,也有结构方程模型、多元回归分析、社会网络分析、文本挖掘、博弈仿真分析、临床随机试验等定量分析方法。少有研究只使用一种研究方法,多数研究都结合了多种研究方法。

第四,从研究对象来看,由于健康社区的特殊性,大多数已有文献都针对特定疾病或特定群体展开研究,尤其是从用户维度出发的相关研究。从关注群体来看,青少年、大学生及老年人群体受到较多关注;从关注疾病来看,糖尿病、冠心病、艾滋病、肿瘤等有限的疾病类型较受关注;从关注平台来看,现有研究更关注"好大夫在线""春雨医生"等在线医疗健康平台和"甜蜜家园"等健康社区论坛。

第五,从研究数据来看,现有研究使用的数据多依赖于网络爬虫获取文本数据或问卷调查法。此外,也通过访谈法、小组讨论来获取定性数据,以及实验法、眼动仪追踪技术等方法获取定量数据。

综上所述,目前对在线健康社区的研究已经取得了丰富的研究成果,基本形成了较为完善的理论体系。但从整体来看,国内的在线健康社区研究仍处于迅速发展阶段。对比国外相关研究可以发现,国内围绕在线健康社区的相关研究尚存在以下 4 个方面亟待扩展:

一是从研究内容来看,国内的在线健康社区研究主要集中在信息和用户维度,对在线健康社区的信息管理、健康信息隐私作用机制与安全保护、在线健康社区的社会价值、在线健康社区的建设与运营管理等方面的研究则不够深入。此外,针对医生视角的研究,主要关注影响医生绩效、口碑、知识贡献等因素的分析,缺乏对医生激励、医生收入、医生行为特征等方向的关注。

二是从研究理论来看,信息维度和用户维度的相关研究,包括信息内容主题分析、信息传播、信息质量评价及用户行为等研究都涉及多学科的理论,如社会支持理论、信息采纳理论、用户生命周期理论等。然而,社区维度的研究则较少借鉴理论支撑,尤其是关于社区价值、社区风险、社区服务价格及社区发展等研究都缺少理论层面的拓展和应用。

三是从研究方法看,信息维度和用户维度的研究方法较为丰富,而社区维度的研究使用的研究方法还较为单一。目前,社区维度的研究多采用定性研究方法,未来采用定量方法、兼具理论和数据支撑的相关研究将具有广阔的前景。

四是从研究群体来看,国内现有研究较少对抑郁症、自闭症、进食障碍等特定疾病类型患者,以及妇女、少数民族等社会群体的关注。从研究平台来看,现有研究对于健康社区及一些非社区化的健康网站关注较少,如针对特定疾病的交流群、讨论小组等。此外,目前针对移动医疗/健康 APP 的研究较少,随着 5G 技术的普及,未来面向移动端的与健康相关 APP 的研究也将丰富在线健康社区研究的应用场景。

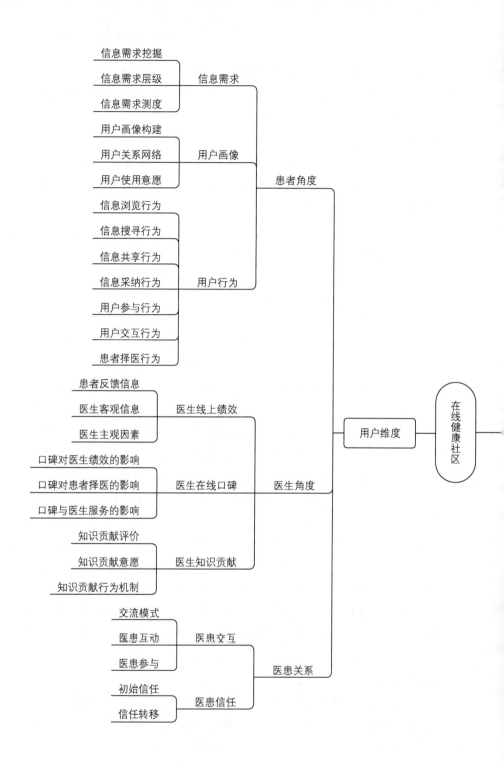

图 2-11　在线健康社区研究内容框架

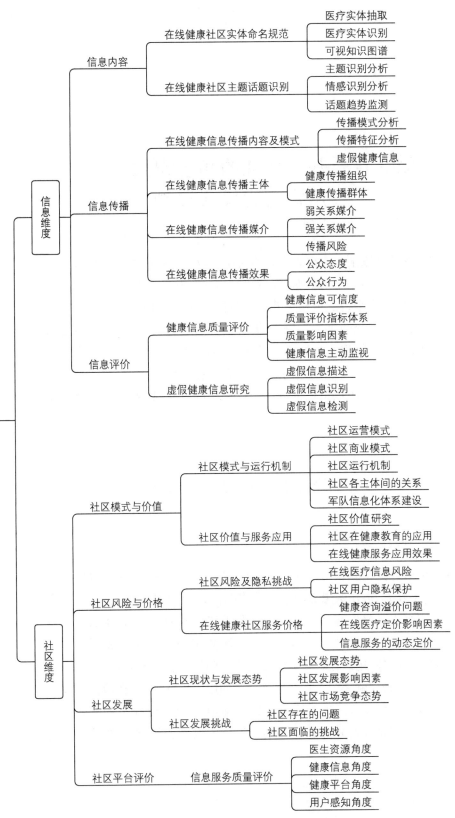

图 2-11　在线健康社区研究内容框架（续）

第3章 基于特征的角色识别及用户行为模式探测

在线健康社区逐渐成为医患交流的新途径,开放、自由的网络环境可以激发用户更多地参与其中,识别在线健康社区中的用户角色可以更好地了解用户组成结构,为平台发展提供建议。自闭症作为一种现今无法治愈的长期疾病,需要在传统的医生与患者的双向沟通模式之上进一步延伸至家庭、学校的配合。同时作为多见于儿童的先天性发育障碍疾病,它一直是社会密切关注的疾病之一。本章基于自闭症在线社区中的用户交互数据,探索在线健康社区中的用户角色进行自动化识别的方法,以及不同角色的用户的行为模式特征。

3.1 在线健康社区用户分类研究

3.1.1 在线健康社区

在线健康社区是互联网医疗的主流模式之一,已形成延伸医嘱提供范围、建立电子处方、搭建医患交流平台等成熟模式。① 国内在线健康社区也在不断发展当中,"平安好医生""好大夫在线""挂号网"等平台也已逐渐为国人熟知,已成为广大用户获取信息、交流意见、沟通感情的重要媒介。相比传统的医疗服务,用户在在线健康社区中的问诊、信息搜索等行为有自主的选择权,多项研究就集中于在线健康社区的用户特征,这对在线健康社区如何发展以继续扩大对医患关系的影响、缓解医疗资源分配不均的问题有积极意义。如刘璇等人分析了用户的性别、好友数量、所处地域等特征对回

---

① Yang H, Guo X, Wu T. Exploring the Influence of the Online Physician Service Delivery Process on Patient Satisfaction[J]. *Decision Support Systems*, 2015, 78: 113-121.

帖行为的影响①,彭昱欣等人研究了医学专业用户的动机、社会资本对他们的知识共享行为的影响②。

"百度贴吧"是一种结合搜索引擎的综合性在线讨论社区,由于涵盖了各方面的兴趣主题而拥有巨大受众群体,如今已成为全球最大的中文交流社区之一,其中就有"健康保健"模块,专门为关心医学健康发展人士提供交流场所。与前述的"平安好医生"等健康平台不同的是,"健康保健"类"百度贴吧"作为在线健康社区的一种却并不由专门的商业机构组建并运营,而完全由用户自由创建和自我管理,贴吧中的内容依附于用户本人,但也可以被用户引用在社区外。③ 因此,"健康保健"模块下的"百度贴吧"用户活动更加丰富,是在线健康社区领域研究者们的研究对象之一。就"百度贴吧"的用户而言,由于贴吧中的不同社区之间不设置门槛,并且社区结合搜索引擎技术拥有更高的曝光度,所以,在同一兴趣主题的贴吧里活动的用户除了真实粉丝之外,可能还有相关领域的边缘型粉丝以及临时产生兴趣的路人。"健康保健"目录下的在线健康社区中也活跃着除了患者、医生以外的其他人员。在"百度贴吧"中用户使用虚拟身份进行活动,公开的真实身份信息很少,因此需要通过用户的自填信息、交互关系以及发帖内容来推测用户的部分属性信息。

3.1.2　角色识别

在线社区用户的属性信息可以为信息传播、社会网络演化、推荐系统等研究提供支撑依据,因此需要对用户隐藏的属性信息进行推测。角色识别就是根据用户的公开信息以及行为轨迹信息来划分用户,并且通过定义用户的社会角色来归纳特定用户群体。④ 目前研究者们主要通过数理统计方法、社会网络分析、内容分析、机器学习4种方法或者组合方法来划分用户。⑤ 袁润和王琦等人利用熵权法将博主的博文数、分享数、在线时长等行为数据转为了博主积极性指标。⑥ 数理统计方法是通过数值分析方法来挖掘用户的行为规律,但是有研究者认为单独使用这类方法来划分用户是将用户的部分外在表

① 刘璇,汪林威,李嘉,等.在线健康社区中用户回帖行为影响机理研究[J].管理科学,2017,30(1):62—72.

② 彭昱欣,邓朝华,吴江.基于社会资本与动机理论的在线健康社区医学专业用户知识共享行为分析[J].数据分析与知识发现,2019,3(04):63—70.

③ 常立.百度贴吧的传播模式解读[J].新闻界,2007(05):62—63.

④ 黄令贺,朱庆华.社会角色视角下网络社区用户类型及其关系的识别[J].情报资料工作,2013(02):85—89.

⑤ 张树森,梁循,齐金山.社会网络角色识别方法综述[J].计算机学报,2017,40(03):649—673.

⑥ 袁润,王琦.学术博客用户画像模型构建与实证——以科学网博客为例[J].图书情报工作,2019,63(22):13—20.

现等同于角色。① 社会网络分析方法是从用户在社区中的社会位置出发分析用户,研究用户与用户之间的信息交流行为、社交关系等的网络拓扑结构,对节点和节点间的关系进行度量,例如 PageRank 算法及其衍生就将用户之间的关注关系等同于网页的链入、链出可以度量用户的影响力。② 针对以用户生成内容为主要模式的在线社区,内容分析方法对用户的发言内容进行文本挖掘,具体方法包括对话题的主题特征归纳、关键词提取以及相似度计算等,林燕霞和谢湘生就使用主题模型文本来挖掘用户兴趣话题,最终划分出 5 类微博用户群体。③ 机器学习方法可以综合考虑不同的用户行为指标,并且可以有效处理在线社区大众化下的海量用户历史数据。本研究以"百度贴吧"的自闭症吧为研究场景,这类社区以论坛为基础模式,用户的主要活动就是发帖与回帖,因此可以通过机器学习方法对用户的发帖内容进行角色识别。

对于在线社区的角色识别,根据不同的研究目的已形成几种具有应用意义的公认的明确角色。一是从影响力、社交关系上对不同社会地位的用户进行划分,识别在线社区中在信息传播、舆论引发、话题讨论等方面特征明显的用户,例如,专业知识丰富、权威性高的专家角色④,舆论影响力大、关注度高的意见领袖角色⑤,以及参与程度低的潜水者角色⑥等。二是从信息供求角度识别用户群体中的信息提供者、信息需求者、信息搜索者等。⑦ 三是划分不同偏好的用户,例如,何炎祥等挖掘用户生成内容中的兴趣话题以建立用户分类器,在舆情分析、话题推荐上按照兴趣划分出的用户群体更有商业价值。⑧ 自闭症贴吧中也可能存在具有相关专业知识的专家角色,如特教、医生等,以及

① 黄令贺,朱庆华.社会角色视角下网络社区用户类型及其关系的识别[J].情报资料工作,2013(02):85—89.

② Tang X, Yang C C. Identifing Influential Users in an Online Healthcare Social Network[C]// IEEE International Conference on Intelligence & Security Informatics. IEEE, Vancouver, BC, 2010: 43 – 48.

③ 林燕霞,谢湘生.基于社会认同理论的微博群体用户画像[J].情报理论与实践,2018,041(003):142—148.

④ Jurczyk P, Agichtein E. Hits on Question Answer Portals: Exploration of Link Analysis for Author Ranking[C]// International Acm Sigir Conference on Research & Development in Information Retrieval. ACM, New York, 2007: 845 – 846.

⑤ Hudli S A, Hudli A A, Hudli A V. Identifying Online Opinion Leaders Using K-means Clustering [C]// Intelligent Systems Design and Applications (ISDA), 2012 1h International Conference on. IEEE, Kochi, 2012: 416 – 419.

⑥ 李纲,李显鑫,巴志超,杜智涛.微信群潜水者角色识别及行为动因分析[J].图书情报工作,2018,62(16):61—71.

⑦ 张海涛,崔阳,王丹,宋拓.基于概念格的在线健康社区用户画像研究[J].情报学报,2018,37(09):912—922.

⑧ 何炎祥,刘续乐,陈强,等.社交网络用户兴趣挖掘研究[J].小型微型计算机系统,2014,35(11):2385—2389.

信息需求角色,如家长、患者等,对此,本研究主要识别自闭症贴吧中真实的用户身份信息,帮助了解该贴吧的发展情况、解释贴吧中的用户行为。

3.2　研　究　方　法

3.2.1　研究流程

本章的研究方法框架如图 3 - 1 所示,在对数据进行基本处理之后,根据用户的发帖内容进行角色识别,结合识别结果与用户其他属性信息对自

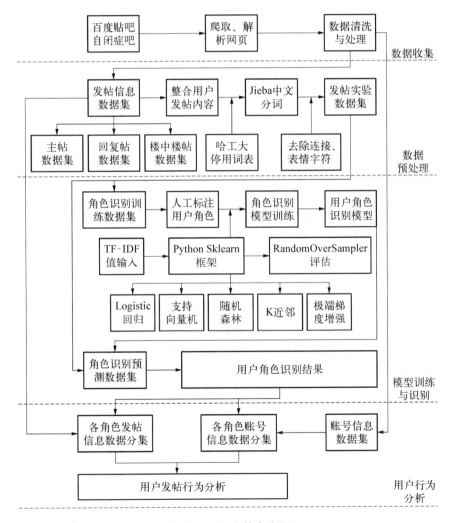

图 3 - 1　研究基本流程

闭症贴吧内不同角色用户的发帖行为进行分析。

（1）通过网络爬虫技术爬取并解析自闭症贴吧的帖子详细页、用户个人详细页等，处理缺失值、异常值后，分为发帖信息数据集和账号信息数据集，其中发帖信息数据集包括帖子的发布时间、作者、具体内容等信息，并根据帖子类型具体分为主帖数据集、回复帖数据集、楼中楼帖数据集，账号信息数据集则包括用户的 ID、昵称、性别、等级等信息。

（2）根据发帖信息数据集中帖子的作者信息整合同一用户发布的所有文本内容，并在去除文本中音视频、图片等 URL 连接和无关字符之后对文本进行中文分词，得到发帖实验数据集，随机抽取 3 000 名用户作为角色识别训练数据集，剩余为预测集。

（3）对角色识别训练数据集进行人工标注，综合考虑用户所有的发帖内容对用户进行分类。利用 Python 语言的 Sklearn 框架对数据进行训练，得到用户分类模型，再对预测集进行角色识别，最终得到用户角色结果数据集。

（4）将用户角色结果数据集与发帖信息数据集、账号信息数据集整合，得到不同角色用户的发帖信息、账号信息数据集做进一步分析。

3.2.2　预处理及标注

随机提取发帖实验数据集中的 3 000 名用户为分类模型的训练集，剩余用户数据为预测集。使用 Python 编程语言去除帖子中的图片、音视频等 URL 链接信息以及其他无关字符，使用哈工大提用词表去除停用词。

三名标注人员对训练集中的数据进行独立的人工角色标注，严格按照统一标准进行分类：① 自闭症患者、家长以及亲友为第一类用户角色，即"自闭症患者及亲友"；② 医生、特殊教育从业者为第二类用户角色，即"专业人士"；③ 教育机构、慈善组织、社会人士为第三类用户角色，即"第三方"；④ 身份信息不明、信息量少的为第四类用户角色，即"其他无关人员"。规定每个用户最多归属一类，对于用户类别标注不一致的情况，通过讨论分析确定角色类别，最终训练集标注情况如表 3 - 1 所示。通过一致性测试（Inter-coder

表 3 - 1　训练集标注结果

用　户　类　型	人　数	百分比（%）
自闭症患者及亲友	2 536	84.53
专业人士	136	4.53
第三方	134	4.47
其他无关人员	194	6.47

reliability test），测试结果的信度检验值达到 0.84，表明了这三名标注人员的独立标注结果达到高度的一致性，也表明了标注结果的有效性。

3.2.3　分析处理

本研究通过 TF－IDF（词频—逆文本频率指数）值来表示文本中每个词的重要性，运用 TfidfVectorizer 函数计算文本中每个词的 TF－IDF 值并作为模型输入。选择属于判别模型的逻辑回归模型（LR），属于核学习机的支持向量机模型（SVM），属于集成树算法的随机森林模型（RF），属于统计分类器的 K 近邻算法（KNN）以及属于梯度增强算法的极端梯度增强算法（XGBoost）。

其中，逻辑回归是广义的线性回归模型，引入 Sigmoid 函数，将线性回归的不确定范围的连续输出值映射到（0，1）范围内，满足二分类需求，通过最大化似然函数对模型进行求解，在实际中常用梯度下降算法来进行迭代。[1] 支持向量机分类模型通过寻找出使不同类别之间间隔最大的最优超平面，使用核函数将低维空间非线性不可分问题映射至高维空间，基本高斯核函数和多项式核函数使用较多。[2] 随机森林模型是建立在决策树模型上的常用二分类算法模型，从原始训练集中产生若干训练子集，每次抽样均为随机且放回抽样，为每一个训练子集分别建立一棵决策树，生成多棵决策树，从而形成森林，每棵决策树不需要剪枝处理，由投票产生识别结果。[3] 而 K 近邻算法是搜索全训练数据集，根据样本空间距离进行分类。最后，极端梯度提升算法是采用可加性模型集成多个弱学习器，每棵树所用到的 CART 回归树模型利用贪婪算法，遍历所有特征划分点，将分裂前后的最小目标函数值进行比较，选择增益最大的为最有特征。[4]

对预测结果的性能评价指标如表 3－2 所示，其中包括计算分类结果的准确率（ACC）、精确率（Precision）、召回率（Recall）、F1-score 值，如公式（3－1）—（3－4）；准确率测量的是正确预测的样本占样本总数的比例；精确度测量是被分为正例的样本中真实正例的比例；召回率所衡量的是正确识别的样本

① 邓攀晓.基于机器学习的文本分类算法研究[D].北京：北京邮电大学，2017.

② Gaussier E，Y von F. *Textual Information Access: Statistical Models: 3. Logistic Regression and Text Classification*[M]. Hoboken：John Wiley & Sons Ltd，2013：59－84.

③ 赵越.社交网络短文本的分类方法研究[D].成都：电子科技大学，2019.

④ 陈耀飞，王友国，朱亮.基于 XGBoost 算法的社交网络链路预测[J].软件导刊，2019，18（11）：132—135、139.

在真实正例样本中所占的比例；F1-score 则结合了精确度和召回率，以作为对模型性能的总体评价。

表 3 - 2　二分类混淆矩阵

		真　　实　　值	
		正例（Positive）	负例（Negative）
预测值	正例 （Positive）	正例判定为正例 （true positives, TP）	负例判定为正例，"存伪" （false positives, FP）
	负例 （Negative）	正例判定为负例，"去真" （false negatives, FN）	负例判定为负例 （true negatives, TN）

$$ACC = \frac{TP + TN}{TP + TN + FP + FN} \tag{3-1}$$

$$Precision = \frac{TP}{FP + TP} \tag{3-2}$$

$$Recall = \frac{TP}{TP + FN} \tag{3-3}$$

$$F1 = \frac{2 \times Recall \times Precision}{Recall + Precision} \tag{3-4}$$

本章使用 Python 中的 Sklearn 包实现上述模型，模型的参数大多都保留为默认值，其中对于支持向量机模型，本章选择 Rbf 核进行分类，其余参数为默认参数。虽然通过调整参数可以获得更好的结果，但本章使用默认参数来进行模型间的比较，因为在默认参数下表现好的模型，在更优的参数设置下也会表现最好。[①] 此外，在默认参数下性能最好的模型往往是最稳健的模型，在其他数据集上也会有较好的效果。[②] 在对用户角色进行二元分类时，本章的数据集依然是不平衡的，因此本章在分类模型的训练中对训练集进行了过采样，使用了 Python 3.7 中 Sklearn 包的 RandomOverSampler 函数实现，并使用了 10 倍交叉验证进行评估，图 3 - 2 所示为每种模型的平均性能。

① FernáNdez A, LóPez V, Galar M, et al. Analysing the Classification of Imbalanced Data-sets with Multiple Classes: Binarization Techniques and Ad-hoc Approaches [J]. *Knowledge-based Systems*, 2013, 42: 97 - 110.

② Sicilia R, Giudice S L, Pei Y, et al. Twitter Rumour Detection in the Health Domain[J]. *Expert Systems with Applications*, 2018, 110: 33 - 40.

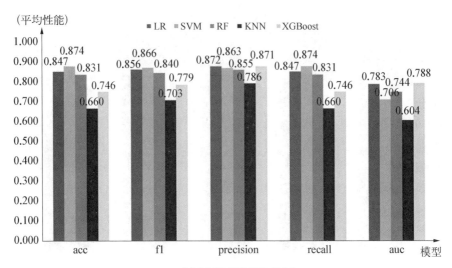

(a) "自闭症患者及亲友"

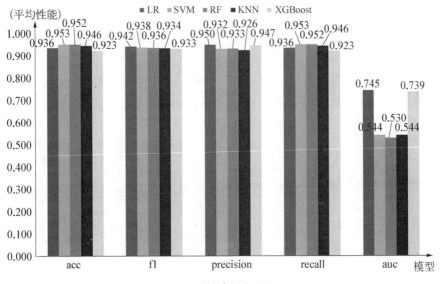

(b) "专业人士"

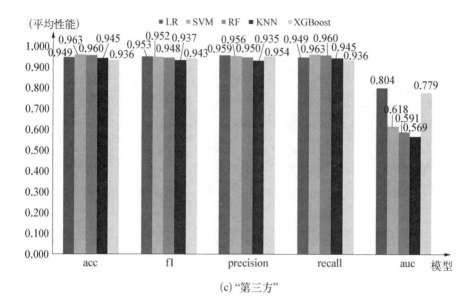

(c) "第三方"

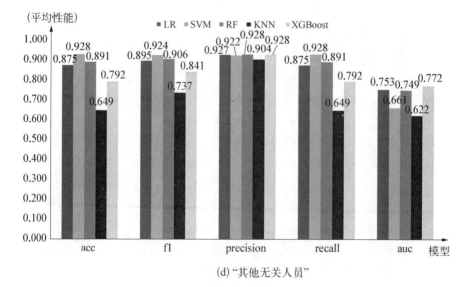

(d) "其他无关人员"

图 3-2 角色识别模型的平均性能

综合来说,5 种模型的识别结果都较好,准确率、召回率、精确率基本在高于 0.8 左右,分类效果较好,F1 值基本也在 0.8 之上,识别较均衡,其中 LR 和 SVM 识别效果最好。KNN 的识别效果最差,尤其在分类"自闭症患者及亲友"和"其他无关人员"上,前者样本容量较大,后者样本不平衡。这 4 类识别结果上,"自闭症患者及亲友"角色识别指标值普遍低于其他 3 类角色,这可能与这类用户占比最高、数据噪声大有关。"专业人士"和"第三方"角色的识别效果最好,可能是因为这两类用户有更明显的特征:"专业人士"角色拥有专业的自闭症领域知识,"第三方"角色发言内容包含较多的商业词。

因为本章中的数据集类别分布不均衡,所以对于算法评价而言,F1-score 是最能体现模型性能的指标。因此本章根据 F1-score 选出了每一类下的最优模型,见表 3-3。

表 3-3　角色识别最优结果

类　　型	自闭症患者及亲友	专业人士	第三方	其他无关人员
算　　法	SVM	LR	LR	SVM
F1-score	86.55%	94.17%	95.34%	92.45%
人　　数	11 476	538	539	673

根据识别结果,统计用户的发帖篇数、回复篇数,并统计用户发帖时间,增加用户人口特征数据集的主帖篇数、回复帖篇数、楼中楼帖篇数等特征,如表 3-4 所示。

表 3-4　用户信息特征

特　征　集	特　征　名	特　征　说　明	备　　注
	user_id	用户唯一标识码	直接爬取
人口特征数据集	thread_num	主帖数	统计自用户内容数据集
	post_num	回复帖数	
	lzl_num	楼中楼帖数	
	active_time_max	最近发帖时间	
	active_time_min	最早发帖时间	
	time_interval	活跃时长	用户最早至最近发帖的时间间隔
	day_num	活跃天数	用户发帖天数

（续表）

特 征 集	特 征 名	特 征 说 明	备 注
	sex_index	性别	直接爬取
	level_score	等级分数	
	level_name	等级名称	直接爬取；字符型数据，与等级排名对应
人口特征数据集	level_rank	等级排名	直接爬取；取值 0—14，与等级名称对应
	reply_thread	主帖回复数	统计自用户内容数据集
	reply_post	回复帖回复数	
发帖内容数据集	Content_all	发帖内容	整合主帖、回复帖、楼中楼帖三组数据集
	type	用户角色类型	用户分类模型识别

3.3 用 户 分 布

3.3.1 用户基本信息分布情况

一直以来，百度贴吧鼓励用户多登录、多发帖，给予活跃用户经验值奖励，根据用户经验值确定等级和等级头衔。自闭症贴吧设置了"初级粉丝""中级粉丝"等 8 类等级头衔，5 级之后头衔升级规则改为每两级更换一次，等级最高为 19 级，头衔最高为"人气楷模"。

如图 3-3,2017 年 1 月至 2019 年 5 月期间，共有 13 226 名用户在自闭症贴吧活动，其中 2 201 名为未关注自闭症吧的"游客"，5 720 名为"初级粉丝"头衔用户，这两种等级用户为该贴吧的主要用户群体。可见吧内大多数用户平时偶尔登录浏览贴吧内容，并且少有发言行动。根据贴吧权限规则，"游客"没有"初级粉丝"的"免验证码""投诉优先处理"等特权，因此更多用户选择关注自闭症吧，同时这也是为了保证接下来继续获得信息的便捷。

此外，"知名人士""人气楷模"等高级头衔用户几乎不到 1%，随着等级的升高，等级之间的经验值之差也越来越大，拥有高级头衔不但要求用户保持登录、发帖习惯，还需要用户的发言优质，这样才能通过有效回复累积经

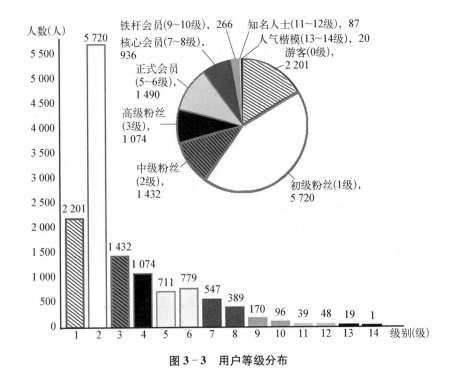

图 3-3 用户等级分布

验,如吧内最高等级用户"26ffe***",最近活跃时间为 2017 年 7 月,2017 年 1 月开始共发表超过 117 篇帖子,共得到 90 篇回复,发言质量较高。

自闭症吧旨在搭建一个病友、家属、医护人员、相关特教人员等所有关注自闭症人士进行相互交流的平台,如图 3-4,吧内用户性别分布较为均匀。

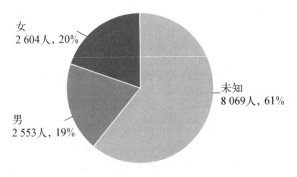

图 3-4 用户性别分布

3.3.2 用户互动情况分布

百度贴吧中的主帖通常由标题和正文内容构成,用户可以在帖文下发布回复帖与楼主互动,也可以通过回复其他用户的回复帖与层主互动,即楼中楼帖。2017 年 1 月—2019 年 5 月,吧内已发布有效帖 146 162 篇、主帖 7 836 篇、回复帖 65 518 篇、楼中楼帖 72 808 篇。

统计每个用户发帖数,如表 3 - 5 所示,有 72.88% 的用户没有在吧内发 表过主帖,发布 10 篇以上主帖的用户仅占 0.59%,发布最频繁的用户 "3d69 ***" 共发布了 118 篇主帖。大多用户虽然不常主动发起主题讨论, 但一般都乐意参与某一主题的讨论,有 74.94% 的用户都发布过回复帖回复 楼主 1—10 次,没有参与主帖讨论的用户占 16.60%。用户在楼中楼回复层 主的行为相比直接发布回复帖要少,有 45.14% 的用户没有发过楼中楼帖,远 高于没有发过回复帖的用户群体。此外,用户群体中回复帖的最大值为 2 491 篇、楼中楼帖的最大值为 1 967 篇,要远高于主帖最大值,即 118 篇,整体标准 差较大,可能存在一批活跃于回复其他用户而不发表主题的特殊用户群体。

表 3 - 5　用户发帖情况分布

	平均	标准差	最大值	0 篇	1—10 篇	10 篇以上
主帖发帖数	0.59	2.588	118	72.88%	26.53%	0.59%
回复帖发帖数	4.95	30.040	2 491	16.60%	74.94%	8.46%
楼中楼发帖数	5.50	32.918	1 967	45.14%	45.72%	9.14%

表 3 - 6 反映了用户收到的回帖情况,其中回复帖的回复情况比主帖 好,有 47.03% 的用户的回复帖得到其他用户的回复,平均每个用户收到 5.03 篇楼中楼回复,用户"bafa ***"收到的回复帖回复总数最高,为 1 353 篇。而有 78.03% 的用户在发表主帖后没有收到过回复,平均每个用户收到 的其他用户回复帖为 2.93 篇,用户"b856 ***"收到的回复帖最多,为 923 篇,该用户在贴吧内发布自己作为康复师的教育案例,因此得到了较多用户 的咨询类型回复帖。

表 3 - 6　用户回帖情况分布

	平均	标准差	最大值	0 篇	1—10 篇	10 篇以上
主帖回复数	2.93	17.05	923	78.03%	15.30%	6.67%
回复帖回复数	5.03	28.14	1 353	52.97%	38.23%	8.79%

综上发帖、回帖情况,虽然大多数用户都选择了发布回复帖,但只有少 数用户的主帖得到了回复,因此自闭症贴吧中用户与楼主的互动可能都集

中在一部分特殊用户群体的主帖里,而用户与层主之间的互动情况较为
分散。

3.3.3　用户活跃时间分布

视每个用户在自闭症吧内发布一篇帖子为活动一次,用户最早发布帖
子与最新发布帖子的时间间隔为用户的活跃时长,反映用户在贴吧的留存、
坚持发帖的情况。统计用户发布帖子的天数,即活跃天数,用来反映用户的
参与发帖的积极性,活跃天数越高,说明用户越关注贴吧消息、积极发帖。
如表 3-7 所示,自闭症吧用户平均活跃时长为 111 天,活跃天数为 4 天,他
们虽然关注贴吧的时间较长,但在贴吧内的发帖活动普遍不频繁,参与发帖
的积极性低。大部分用户在自闭症吧内的活跃时间不超过一个月,并且有
57.33%的用户在贴吧内只活跃了一天。

表 3-7　用户活跃时间分布

	平均值	标准差	最大值	1 天	超过 1 周	超过 1 月	超过 6 个月
活跃时长	44.04	111.05	858	57.33%	31.39%	22.07%	8.47%
活跃天数	4.07	11.18	343	57.33%	10.46%	2.11%	0.07%

图 3-5 为用户活跃时长分布图,大部分用户的活跃时长都很短,活跃
时长天数越长,用户数量越少。进一步分析用户的最近活跃时间,可以发现
大部分用户在最近一年里都在吧内发过帖,其中最近活跃时间 2019 年 3—5

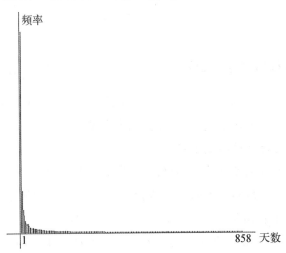

图 3-5　用户活跃时长分布图

月的用户最多。4月2日系联合国设立的"世界自闭症关注日",该月可能吸引了更多的用户关注自闭症,4月之后在吧内活动的用户明显减少。整体上,如图 3 - 6 所示,有 26.73% 的用户在最近 3 个月内有过发帖行为,68.19% 的用户在最近一年都有过发帖行为。并且2017—2019 年,每月更新发帖的用户越来越多,这说明贴吧整体活跃度有所上升。

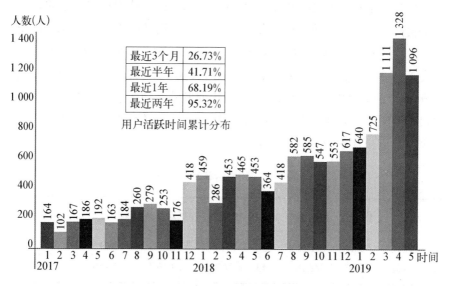

图 3 - 6　用户最近活动时间分布图

3.4　用户角色识别

3.4.1　在线用户类型及特征

自闭症吧集中了所有关注自闭症治疗发展的人士,简单分析一下在自闭症贴吧活动的用户的身份,主要包括以下类型:

3.4.1.1　自闭症患者及亲友

这类用户是受自闭症影响最直接、最大的一类用户,因为自闭症多发群体为婴幼儿,且迄今不可治愈,只能通过早期训练进行干预,所以他们将自闭症贴吧作为了解相关知识、寻求心理慰藉的一种途径。家长、亲友、患者都属于该类型用户,他们在贴吧内主要进行经历分享、提供或寻求帮助。

这类用户可以通过用户对自闭症患儿的称呼辨认,如"我家""我儿子"

"宝宝"等词说明用户的家长身份,"我朋友""我外甥""我侄女"等说明用户的亲友身份,同时其叙述的内容往往体现生活细节且口语化,而患者身份的用户在贴吧内通常直接会表明身份。此外,没有明确称呼词来表示身份的用户内容,可根据内容主题和语气情绪来判断,如表3-8所示:由于自闭症目前还以行为为主要诊断依据,有患儿的家属在吧内分享生活细节对自闭症诊治发展很有帮助,于是有部分家长或者亲友愿意在贴吧内分享自己孩子确诊、训练的经历,或者从自身角度出发给予其他用户建议。如果用户发帖内容主要是个人经历分享、提供帮助、求助,并且用词情绪化、口语化,可以认为是自闭症患者及亲友类型的用户。

表 3-8 "自闭症患者及亲友"用户类型细分

用户身份	用户 id	发　帖　内　容	文本提炼	关键信息
家长	3faa ***	我儿子6个月就癫痫发作,从此我们没消停过,看不到人生的希望,一直没有放弃治疗,各种折腾,我们都很痛苦……	经历分享	我儿子、6个月、放弃治疗、痛苦
家长	3214 ***	正常我孩子都是两岁后才会说话了没事的,有的小孩说得晚,我儿子2岁才喊爸爸妈妈,慢慢的就都会说了没事的……	提供帮助	我孩子、两岁、我儿子、2岁
亲友	5d1b ***	今天带宝宝去我姐家玩,姐姐家的孩子6岁了,很聪明,她带着宝宝玩了一会儿,我喊我姐家孩子的名字,他说在……	经历分享	宝宝、我姐、6岁
亲友	6b67 ***	天津启航自闭症训练也不错,在三条石大街金领花园那,之前我外甥在那训练了1年多,今年顺利上了小学……	提供帮助	我外甥
患者	0963 ***	我也是有点自闭的,我是小时候家庭暴力造成的,你想你孩子说话,你就要想办法让他觉得有说话的必要,教是教不了的,我们这些有自闭的是听不懂的……	经历分享	我、小时候、我们
患者	e792 ***	各位我25岁了从小就有自闭症,现在结婚了严重了,怕我老公感觉说不出话来跟他一跟他说话就害怕……	求助	我25岁了从小就有自闭症
家长/亲友	2e3a ***	你得看情况啊,孩子正在做别的事情肯定不理你啊,孩子心情好的时候你让他帮忙拿东西能做吗……	提供帮助	

（续表）

用户身份	用户id	发　帖　内　容	文本提炼	关键信息
家长/亲友	5f72 ***	有朋友能介绍一下吗？上课课时情况及收费标准.好有个心理准备及预算！北京的几个培训机构收费标准……	求助	

3.4.1.2　专业人士

自闭症一直受特殊教育从业者（特教）、医生的关注，这类用户通常掌握自闭症干预、诊断的前沿专业知识，发布的内容具有较高的科学性、客观性、专业性，因此将该类用户群体定义为"专业人士"。

表3-9给出了判断"专业人士"类型用户的文本提炼和关键词示例，特殊教育从业者会在贴吧内对"自闭症患者及亲友"类型的用户进行指导，分享教育经验，帮助家长更好地引导孩子，同时会根据个人的经验为对孩子行动特征有自闭倾向怀疑的家长提供判断建议。另外，也有不少从事特殊教育的用户会主动在贴吧内发布求职帖，希望建立与自闭症患者及亲友的联系。部分特殊教育从业者也会在发布的内容中首先表明身份，较容易辨认。相比特教，医生在贴吧内的发言更加权威，可以体现其专业知识水平，id为"63b6 ***"和"8a89 ***"的用户在贴吧内做前沿知识的科普，常用到"SCD""饮食疗法""临床"等医生常用词汇，因此是医生角色，属于"专业人士"类型用户。在贴吧内给出自己的判断或建议、情绪较为冷静客观的用户角色可以认为是特教或医生，如id为"99e7 ***"和"187c ***"的用户。

表3-9　"专业人士"用户类型细分

用户身份	用户id	发　帖　内　容	文本提炼	关键信息
特教	a9ba ***	粘人只能说明孩子的情感意识比较好，但不能排除自闭症，自闭症的主要核心障碍是社交，其实看眼神、手指物、语言等，我是广州星启源的特教老师，如果有需要，可以加入我们的QQ网络学习群学习：631105978……	行为判断	我是广州星启源的特教老师
特教	c09a ***	我是一个特殊教育老师，为了孩子着想建议你还是给孩子做一个语言康复吧！……	提供建议	我是一个特殊教育老师

（续表）

用户身份	用户 id	发　帖　内　容	文本提炼	关键信息
特教	2345 ***	本人有 4 年自闭症康复机构任教的经验，擅长语言与智训，精细，有半年自闭症家教老师的从教经历，上门或者送到我这边都可以	求职	四年自闭症康复机构任教的经验
医生	63b6 ***	SCD 是 Specific Carbohydrate Diet（特定碳水化合物饮食）缩写，是医生 Dr. Sidney Valentine Haas 发明的一种用于治疗肠道疾病的饮食疗法	知识科普	SCD、饮食疗法
医生	8a89 ***	自闭症临床表现为行为障碍，免疫异常、氧化应激改变甚至基因异常。并且患者普遍存在着维生素 D 缺乏……	知识科普	临床、异常、患者
特教/医生	99e7 ***	孩子不睡觉应该注意是否是白天的运动量不够，其次才是考虑还是是否存在精神亢奋的问题……	提供建议	
特教/医生	187c ***	孩子这种情况不是自闭症，不要紧张，很多孩子有这种反应	行为判断	

3.4.1.3　第三方

自闭症贴吧中的"第三方"类型用户主要是以经营为目的在贴吧内进行活动的，包括专门提供干预服务的教育机构、以自闭症患者及亲友为市场或提供社会关怀的商业组织、从中谋取个人利益的个体。

"第三方"类型用户的发帖行为示例如表 3－10，教育机构在自闭症吧虽然也是发表知识普及类帖子的群体之一，但是主要是为了提高自己的圈内知名度，并且在吧内时常发布招聘广告，因此发布的内容通常都包含联系方式、地址或者广告宣传语；吧内也有不少用户既不是自闭症领域相关人士，身边也没有自闭症患者，他们是来自其他行业的商业组织，其中自闭症相关行业，如互联网平台、治疗仪器、药剂等商业组织会在贴吧内宣传自己的产品，而随着自闭症逐渐受到社会各界的关注，有一定影响力的品牌在举办相关公益活动时，也会将自闭症贴吧作为活动宣传途径之一。还有一部分用户是主要从事资料倒卖、代挂号等灰色活动的利益个体，这部分用户在贴吧内的意图明显，通常频繁发布单一内容。

表 3 - 10 "第三方"用户类型细分

用户身份	序 号	发 帖 内 容	文本提炼	关键信息
教育机构	021e ***	北京市通州区启星孤独症康复中心注册成立于 2012 年,迄今为止从事专业孤独症儿童康复研究 10 年,服务个案 856 例……	机构介绍	北京市通州区启星孤独症康复中心
教育机构	40dc ***	招聘内容天津校区幼教老师:5 名 特教老师:5 名感统老师:3 名	招聘	招聘、老师
商业组织	12ab ***	可以下载恩启社区 APP,里面有很多资源可以下载;恩启社区 APP,看下是不是;自闭症朱永琪老师在恩启社区 APP 开讲公益课了,大家有想去听的赶紧去……	APP 广告	恩启社区 APP
商业组织	00ed ***	中保送温暖·起亚助你行——关爱自闭症儿童点亮星星的灯 献爱心活动于 11 月 18 日正式启动;为了回馈近几年社会、人民对于起亚品牌的认同与喜爱……	公益活动	起亚、回馈、品牌
利益个体	695a ***	北医六院靠谱代挂,黄牛,郭延庆,刘靖,贾美香,北医六院郭延庆,预约,185×××××××……	代挂广告	代挂、黄牛
利益个体	b06d ***	上面适合家庭自学自教,视频超多,录音,课本都有几千节视频课程,电子书课本 也很多以琳、星星雨等多家课程,谁需要?……	资料售卖广告	视频、录音、课程

3.4.1.4 其他无关人员

这类用户是指发布内容过短、信息不明确的用户。如表 3 - 11 所示,主要是由于发布内容少而无法识别身份,如 id 为"0bad ***"的用户只在某一主帖下回复过单字"马",该词是贴吧文化中"Mark"("留下标记")的简略词。以及只回复表情或者英文字母的用户"caa2 ***",都属于信息不明的情况。最后还有少数用户(如用户"c6c7 ***")在吧内发表与白闭症无关的帖子,属于"信息无关"。

表 3 - 11 "其他无关人员"用户类型细分

信息不明类型	序 号	发 帖 内 容
信息缺少	0bad ***	马
信息不明	caa2 ***	[来] yjlfbcnnutihel [求签名] bctwztr-ouoibr [哭] cwnywncuitjphiwxkcvo
信息无关	c6c7 ***	来跟我学剪头发

3.4.2　训练集标记结果

本研究先对所爬取内容进行文本预处理,包括删除信息缺失的帖子,去除文本中不需要的图片信息、附件、链接等。整合所有用户已发布的内容,随机选出 3 000 名用户来进行人工标记,标记结果如表 3－12 所示。再根据上述定义,对 3 000 名用户进行人工标记。训练集中各类型用户分布如表 3－13 所示,"自闭症患者及亲友"类型用户所占比例要远高于其他类型用户,有 84.53%的用户家庭或者身边有自闭症患者,而"专业人士""第三方""其他无关人员"分布较均匀。

表 3－12　训练集标记情况

用户 id	发　帖　内　容	标　记　类　型
0006 ***	元元	其他无关人员
0062 ***	请问一下,这两个医生我该听那个的,一个医生看来直接说眼神没对视,基本肯定是自闭症,一个做了打分,说发育迟缓,多动症……	自闭症患者及亲友
3924 ***	从教自闭症康复 11 年,开一个答疑帖要自己有信心,坚持下去,心里先放弃了,那……孩子咋样了你要这么问的话……	专业人士
00b2 ***	麻烦给我个英国地址,我也想检测下。就把孩子的头发给你寄过去就行吗?……	自闭症患者及亲友
00ce ***	楼主宝宝现在怎么样了? 跟我宝宝好像,宝宝现在快 1 岁半了,一岁 4 个月的时候发现有自闭倾向,爱看灯,玩车轮和旋转的东西……	自闭症患者及亲友
00de ***	我家宝宝已经两岁了,在重庆儿童医院看的	自闭症患者及亲友
0174 ***	［到碗里来］mylsuhejjxafomui	其他无关人员
1f6e ***	2017 年静语者小院正式成立,为静语者融合教育咨询公司主要项目之一。小院主要服务对象为 14 岁以上成年自闭症人士及其家庭……	第三方
0367 ***	这是孩子的专注力吧? 家长应该是多虑了。	其他无关人员
03e5 ***	1172096539V18721127091 我 186×××××××	第三方
2205 ***	对于儿童孤独症的治疗,目前多用的还是教育训练和行为治疗,以此来纠正患儿异常行为,消除睡眠障碍多动等……	专业人士

表 3 - 13　训练集用户角色分布情况

用　户　类　型	人　数	百分比（约数）
自闭症患者及亲友	2 536	84.53%
专业人士	136	4.53%
第三方	134	4.47%
其他无关人员	194	6.47%

3.5　用户角色识别及行为模式分析

3.5.1　用户角色识别结果及描述性统计

按照本章的方法,可识别出的用户共有"自闭症患者及亲友""专业人士""第三方"及"其他无关人员"4 大类,角色分布情况如表 3 - 14 所示,贴吧内"自闭症患者及亲友"类型用户分布最多,占整体 86.77%,另外三种类型的用户分布较为均匀,分别占整体的 4.07%、4.08%、5.09%。不同角色用户群体之间分布的数量关系同训练集标注结果分布相似,识别效果较好。

表 3 - 14　用户角色识别结果

用　户　角　色	人　数	百分比（约数）
自闭症患者及亲友	11 476	86.77%
专业人士	538	4.07%
第三方	539	4.08%
其他无关人员	673	5.09%

3.5.2　用户角色发帖行为模式分析

根据之前的研究,自闭症贴吧内的用户在整体上倾向于回复他人而并非主动发布主帖,但不同类型的用户在不同类型发帖情况上不同。"自闭症患者及亲友"类型用户很少发布主帖,大多选择发布回复帖或楼中楼帖,同时这两种类型帖子的回复情况也较好。"自闭症患者及亲友"类型用户的发帖数普遍不高,"专业人士"类型用户平均发布主帖、回复帖最多,并且平均得到的回复数最多。"第三方"类型用户是发布主帖最多的用户类型,回复帖的发布频率也较高,但回复情况要差于"专业人士"类型用户。"其他无关人员"类型用户最不常发帖,大多都是回复其他人的主帖,得到的回复情况也最差。总的来说,"自闭症患者及亲友"类型用户是自闭症吧内参与回复与讨论的主要用户,"专业人士"和"第三方"是发起话题的主要用户,"自闭症患者及亲友""专业人士"类型用户收到的回复情况最好。

3.5.2.1　"自闭症患者及亲友"类型用户发帖情况

　　"自闭症患者及亲友"类型的用户总体呈现出回复帖发布、回复情况明显好于主帖的特点。如图 3 - 7(a)所示,他们发布回复帖、楼中楼帖篇数要远高于主帖,平均数量为回复帖 4.52 篇、楼中楼帖 5.53 篇。图 3 - 7(d)反

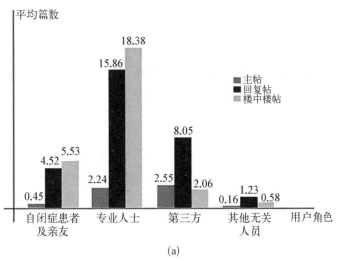

(a)

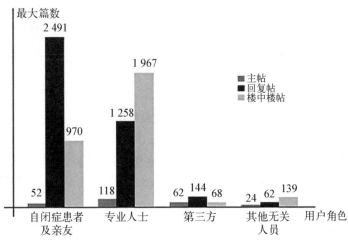

(b)

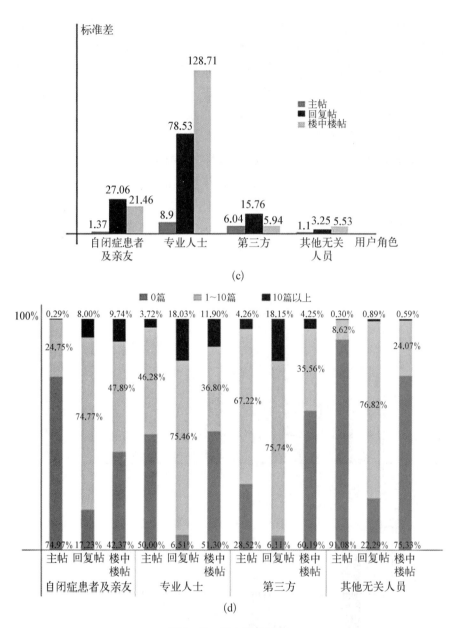

图 3-7　用户发帖情况

映了各类角色用户不同类型发帖数的分布情况，"自闭症患者及亲友"类型用户的零主帖发布人数要远高于"专业人士"和"第三方"，有 74.97% 用户没有发表过主帖，而没有发布回复帖的用户只占 17.23%。"自闭症患者及亲友"类型的用户在贴吧内主要是进行经历分享、提供或寻求帮助，但由于一方面，自闭症患者本身对家属的生活造成了较大的影响，家属照顾患者都自顾不暇,另一方面,这类用户在贴吧内主要是作为专业知识的输入对象,只要少数用户有能力为其他用户提供正确指导,因此总体上发表主帖压力大、主动表达欲望低,主帖发布数标准差为1.37,如图3-7(c)。图3-7(b)中,发布主帖最多的是用户"287e***",同时其回复帖和楼中楼帖的发布数量也较高,是吧内较为活跃、等级较高的用户,发布的主帖主要都是询问问诊、挂号以及如何训练患儿的问题,并且也积极分享自己的经历,其中约有32篇主帖描述了陪伴孩子的心理路程。

在回复情况上,如图3-8(a)所示,这类用户收到的回复情况比"第三

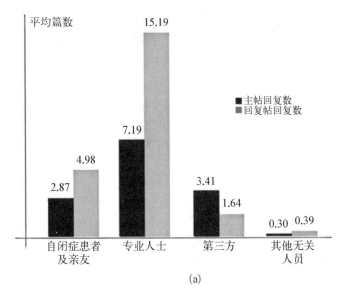

(a)

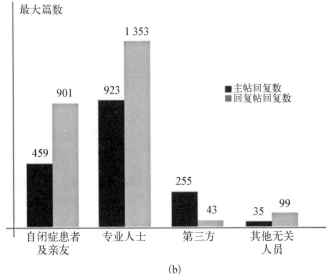

(b)

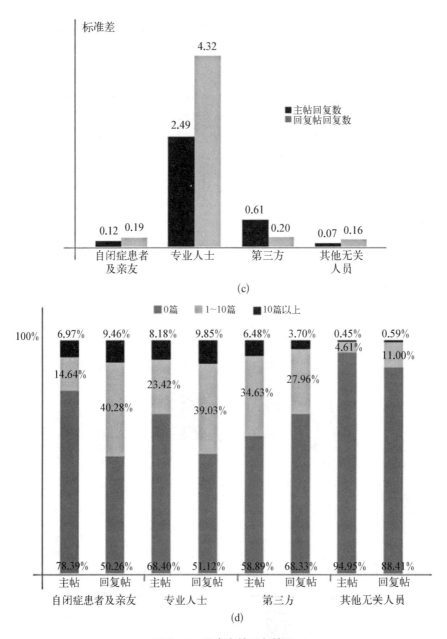

图 3-8　用户发帖回复情况

方""其他无关人员"要好,主题帖回复数平均为2.87篇、回复帖为4.98篇,这说明"自闭症患者及亲友"类型用户发布的内容质量较好,能够引起其他用户的讨论兴趣。但如图3-8(d)所示,主帖没收到过回复的用户为78.39%,回复帖没收到回复的用户为50.26%。可见这类用户的回复帖回复情况最好,分析"自闭症患者及亲友"类型用户的回复帖内容可知,他们一般在某一主帖下提出的询问都会得到楼主或者其他层主的回复,因此这类用户的回复帖回复率普遍较高。在图 3 - 8(b)中,收到回复数最多的用户"31e2 *** ",在 2017—2019 年总共发布 311 篇回复帖,回复帖收到回复数共 901 篇,这位用户是自闭症患儿家长,除了在贴吧内进行经验分享之外也会积极回答其他"自闭症患者及亲友"类型的询问帖,因此收到的回复较多。

3.5.2.2　"专业人士"类型用户发帖情况

"专业人士"类型用户发帖率和回复率最高。如图 3 - 7(a),平均每个用户发主帖 2.24 篇、回复帖 15.86 篇、楼中楼帖 18.38 篇。他们通过在贴吧内的频繁发帖以提高自己在圈内的知名度,他们也会专门开帖为"自闭症患者及亲友"类型用户提供在线咨询。同时,在图 3 - 7(a)中,"专业人士"类型用户发布楼中楼帖、回复帖明显高于主帖,其中楼中楼帖平均发布最多。"专业人士"用户由于身份更容易受到其他用户的关注,他们在贴吧内发布科普长文章类型的主帖之后,通常会引发其他用户跟帖讨论。而这类用户也会对回复自己的用户进行再次回复,因此楼中楼帖发布数很高。图 3 - 7(c)中发布楼中楼帖最高的用户"bafae *** "的主帖回复数有 961 篇、回复帖回复数为 1 427 篇,而总共发布的主帖仅 6 篇,主要包括"饮食""疫苗""转基因食品"等与自闭症有联系的科普内容,得到不少"自闭症患者及亲友"类型用户跟帖询问,并且该用户对于其他用户提出的问题都进行了一一回复解答,"专业人士"类型用户群体中大多都与该用户相似。

"专业人士"类型用户是平均收到回复篇数的用户群体,如图 3 - 8(a)平均收到主帖回复数为 7.19 篇、回复帖回复数为 15.19 篇。这类群体是"自闭症患者及亲友"角色用户的询问对象,而"自闭症患者及亲友"角色用户是贴吧内的主要人群,因此"专业人士"类型用户收到的回复数较多。此外,"专业人士"类型用户会主动积极回复其他用户,并且通常会延伸话题,因此回复帖回复数要高于主帖回复数。在图 3 - 8(c)中,这类用户的标准差明显高于其他三类用户角色,说明"专业人士"类型用户中不同用户收到回复的情况不同,统计用户的回复篇数的分布情况如图 3 - 8(d),有 68.40%的用户主帖没有收到过其他用户的回复,有 51.12%的用户回复帖没有收到回复。在这类用户中,收到回复最高的也为发帖最多的"专业人士"类型用户代表"bafa *** ",如图 3 - 8(b),数量为 1 353 篇。

3.5.2.3　"第三方"类型用户发帖情况

"第三方"类型用户是平均发布主帖最多的用户群体,但回复率较差。为了提高自己或者产品的知名度,这类用户经常主动发布自我介绍、活动宣传、机构广告等内容,如图 3-7(a),平均发主帖数为 2.55 篇。同时,为了吸引"自闭症患者及亲友"类型用户,他们也会经常留言其他用户的主帖,进行针对性宣传,因此回复帖也是这类用户最常发布的帖子类型,平均发布篇数为 8.05 篇。这类用户在贴吧内的动作宣传意图明显,由图 3-7(b)可知,有 60.19% 的用户没有发布过楼中楼帖,与其他用户进行沟通的积极性较低。从图 3-7(c)中可以看出,"第三方"类型用户发布三种类型帖子的最大篇数要远远低于"自闭症患者及亲友"和"专业人士"类型用户,发布了主帖 62 篇的用户"950f***"来自广东省广州市某一自闭症儿童干预机构,其除了会发布机构介绍之外,还会经常发布举办的讲座、公益活动等报道,并且主帖标题都以机构名称开头,身份特征明显。

在回复情况上,如图 3-8(a)所示,"第三方"类型用户是唯一的主帖回复情况好于回复帖数的用户。这类用户的主帖当中不少为知识科普内容,信息量要高于以简单宣传为主的回复帖,因此主帖收到"自闭症患者及亲友"的关注度更高。作为贴吧内咨询对象的另一群体,他们回复帖的回复数平均为 1.64 篇,远低于"专业人士"用户群体。一方面,这类用户的发言积极引导用户转移到其他社交平台进行非公开交流,另一方面,在这类用户发布的内容中,商业信息占比较高,难以引起其他用户,如"自闭症患者及亲友"类型用户参与讨论的兴趣。另外,这类用户的回复帖存在利用重复内容进行刷帖的现象,因此,有 68.33% 的这类用户回复帖没有收到回复。在图 3-8(b)当中,收到用户回复最多的"第三方"类型用户为"da0a***",其发布的 6 篇主帖收到了 255 篇其他用户的回复,该用户来自上海某机构,虽然以宣传机构为目的,但发布内容大部分为干预方法的指导,因此收到的回复情况较好。

3.5.2.4 "其他无关人员"类型用户发帖情况

"其他无关人员"类型的用户很少发布帖子,活跃时长、活跃天数也极低。如图 3-7(a)所示,平均每个用户发布主帖 0.16 篇、回复帖 1.23 篇、楼中楼帖 0.58 篇。虽然图 3-7(b)中有该类型用户发布过 139 篇楼中楼帖,但是如图 3-7(d)所示,有 77.7% 的用户发布过回复帖,而 91.09% 的用户没有发布过主帖,75.33% 的用户没有发布过楼中楼帖。因此大部分用户都仅发布过 1 到 2 篇帖子,并且其中大部分为回复其他用户的帖子。在回复情况上,这类用户收到的回复很少,如图 3-8(a)所示,平均主题帖回复数为 0.30 篇,回复帖为 0.39 篇,大部分这类用户发布的内容都不会得到其他用户的回复,如图 3-8(d)所示,有 94.95% 的用户主题帖没有回复,88.41% 的用户回复帖没有回复。

3.5.3　用户角色行为活跃度分析

统计的用户发帖数如图 3 - 9 所示,结果显示,发帖数总体上明显上升。本研究所收集的数据从 2017 年 1 月开始,当月用户总共发帖为 619 篇,至数据收集的最近一个月,即 2019 年 4 月,贴吧内用户发帖 10 062 篇,智能手机以及互联网发展促进了在线健康社区的普及,通过网络寻求医疗帮助的用户越来越多。并且在 2018 年 4 月、8 月,2019 年 4 月前出现了用户发帖数量峰值,之后用户的发帖数量又出现了一定范围的下降,其中 4 月份的峰值可能与 4 月 2 日的"世界自闭症日"有关。由于"自闭症患者及亲友"类型用户是贴吧内数量最多的群体,因此吧内的主要发帖都来自他们。此外,在贴吧用户发帖数不断增长的前提下,"第三方"类型用户在前期发帖占比要高于"专业人士"类型用户,但是后续占比持续低于他们,从最初的第二大主要发帖用户群体下降为第三,"专业人士"类型用户成为目前贴吧内第二大主要发帖用户群体,"其他无关人员"类型用户在贴吧内的占比也持续降低。

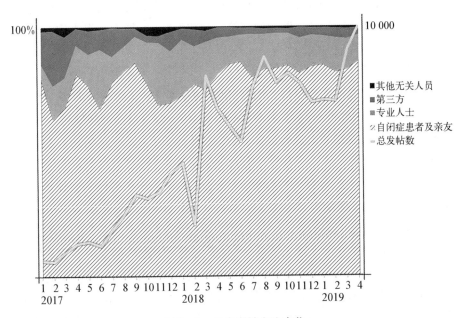

图 3 - 9　用户发帖占比变化

同时,从 4 类用户角色的活跃时长和活跃天数来看(图 3 - 10),"专业人士"以及"第三方"角色用户平均活跃时长较长,说明这两类用户在贴吧留存的时间普遍比较长,并且他们的活跃天数也明显高于其他两类用户,是吧内积极发帖的两类用户群体。

在图 3 - 10(a)中,"自闭症患者及亲友"类型用户平均活跃天数在 4 天左右,平均活跃时长为 43.44 天,但是统计不同活跃时长和活跃天数的用户人数如图 3 - 10(d),有 56.41%的"自闭症患者及亲友"类型用户在贴吧内只活跃过一天,活跃天数超过 1 周的用户仅 10.49%。由于这类用户中以询问、求助为目的的用户是按照其需求发帖,以分享为目的的用户通常一次性发布内容,所以他们在发布内容并且需求得到满足之后,暂时没有再次发帖的需求。"自闭症患者及亲友"类型用户中活跃天数最高的为用户"9314 *** ",最近一次发帖时间在 2019 年 5 月 19 日,已经在贴吧内活跃时长超过 430 天,该用户分享自己与孩子的生活和干预经历,是自闭症吧内较有知名度的"××妈"。

"专业人士"类型用户在贴吧内的活跃时长较长,平均为 73.79 天,活跃天数最多,活跃天数平均为 8.5 天。为了积累自己的权威性和知名度,这类用户注重积累经验、等级提升,有 14.13%的用户在贴吧内活动时长超过 6个月,40.15%的用户超过一周,属于贴吧内吧龄长、活跃度高的稳定群体。在图 3 - 10(b)中,活跃天数最高的用户"bafa *** "等级名称为"人气楷模",属于在吧内坚持签到、经常发帖的高等级用户群体,也是上文发表回复帖最高的"专业人士"类型用户代表。

"第三方"类型用户的平均活跃时长为 75.55 天,为 4 类用户中在贴吧内平均坚持发帖最久的用户群体。同时,他们的平均活跃天数为 4.97 天,比"专业人士"类型用户要低。这类用户在贴吧内宣传一般有自己的规划与方案,主要在特定的时间在贴吧内进行活动,因此在图 3 - 10(b)中,这类用户的最高活跃时长与"专业人士"类型用户相近,但是最高活跃天数要远低于他们,同时,在图 3 - 10(c)中,活跃天数标准差较低,说明这类用户群体的整体活跃天数都要远低于"专业人数"类型用户。在图 3 - 10(d)中,"第三方"类型用户是唯一"贴吧内活跃时长超过 1 个月"的用户占比高于"一天活跃"用户的群体,说明这类用户虽然实际活跃天数没有"专业人士"类型高,但是一直在贴吧内活动,是自闭症贴吧里最稳定的一批用户。在贴吧内活跃时间最长的用户"76e5 *** "是自闭症贴吧的"正式会员",他最早在贴吧内发帖的时间为 2017年 1 月 19 日,最近的发帖时间为 2019 年 5 月 16 日,最新发帖主要是对 ABA训练方法进行科普,由于多数帖子内容都系转载,因此得到的回复较少。

最后,"其他无关人员"类型用户的活跃时长和活跃天数远低于其他三类角色用户,分别平均为 5.38 天、1.27 天。在图 3 - 10(d)中,有高达91.38%的用户在贴吧内只活跃了一天,说明这类用户是贴吧内最不稳定的用户,在发布几条内容之后就离开了自闭症贴吧。

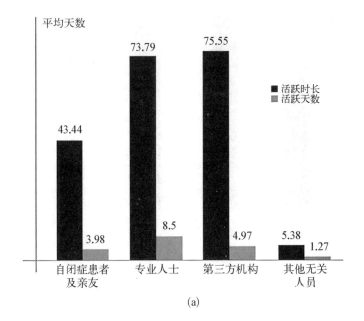

(a)

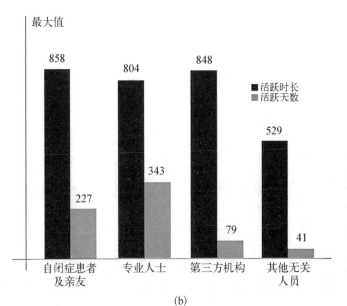

(b)

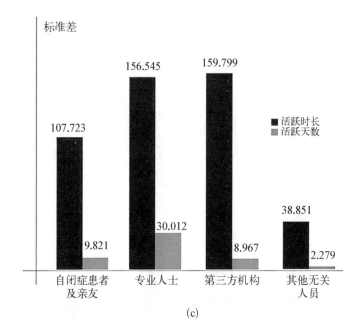

(c)

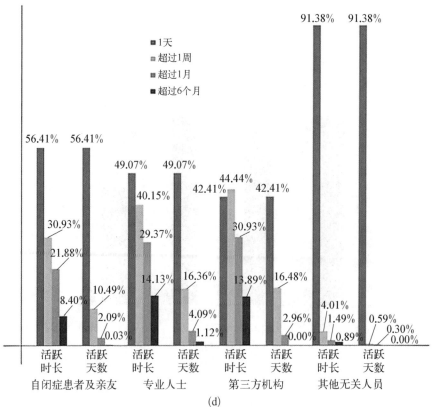

(d)

图 3-10 用户活跃情况

3.6　本章总结

为了更好地了解自闭症在线健康社区的建设情况,本章选择"百度贴吧"自闭症吧中的用户作为研究对象,根据用户与自闭症的关系和目的,构建起"自闭症患者及亲友""专业人士""第三方"以及"其他无关人员"4 类主要用户角色。在对训练集进行人工标注之后,以每个用户发布内容的关键词 TF‑IDF 值作为模型输入,通过逻辑回归、支持向量机、随机森林、K 近邻以及极端梯度增强等 5 种算法对训练集进行训练,选择逻辑回归和支持向量机模型识别下的最优结果,成功建立用户角色识别模型。最后,在对整体用户的等级、性别等人口特征信息分析的基础之上,继续分析不同角色用户的发帖行为和活跃时间,我们发现以下特征:

第一,大部分为发帖、回帖不频繁的低级用户,少部分用户发帖数、回复数高;回复帖是用户最常选择、回复情况最好的帖子类型,大部分用户的回复帖都集中回复部分主帖,这与自闭症贴吧存在较多的问答式主帖有关。

第二,贴吧中参与发帖的用户数明显上升,但大部分用户在自闭症吧内活跃天数不超过一天,都为发帖需求满足之后就转为潜水的短期参与者。

第三,"自闭症患者及亲友"是自闭症贴吧中占比最高的用户角色,"专业人士""第三方""其他无关人员"3 种用户角色占比相近,但都较低。"专业人士"和"第三方"角色用户最常发布主帖,是自闭症吧中发起话题的主要用户群体;在"自闭症患者及亲友"的发帖数据中,以回复帖为主;"其他无关人员"角色用户的发帖数最少,也以回复帖为主。

第四,"专业人士"角色用户的回复情况最好,并且回复帖的回复情况远优于其他三类用户;"第三方"角色用户的主帖回复情况比回复帖好,而"自闭症患者及亲友"角色用户的回复情况则相反;"其他无关人员"角色用户的发帖回复数最低。

第五,"第三方"角色用户的发帖占比逐渐下降,直至低于"专业人士"角色用户,同时"其他无关人员"类型用户在贴吧内的占比也持续降低;"专业人士"以及"第三方"角色用户是贴吧内发帖最活跃、活动时间最长的用户群体,"自闭症患者及亲友"角色患者次之,"其他无关人员"角色最低。

第4章 基于信息交互的意见领袖识别及群组探测

本章从在线健康社区的整体交互网络、意见领袖和凝聚子群 3 个角度出发,以百度自闭症吧为例,利用社会网络分析,结合数理统计与可视化等多种分析方法,对吧内用户交互行为、交流内容等进行分析。基于实证分析,本章探讨了自闭症吧交流演化的几个阶段,并分析了每个阶段用户交流讨论的特征。

4.1 在线健康社区信息交互行为分析及群组探测

4.1.1 在线健康社区用户交互行为分析

国内在线健康社区用户交互行为的研究多采用社会网络分析方法,从网络基本属性、中心性和凝聚子群等多个角度出发,发现成员之间的交互关系等。用户关系网络即通过在线健康社区用户的发帖、回帖、关注、添加好友等行为,构建起用户之间的连接和联系,最终形成用户关系网络。通过构建用户关系网络,兰雪等发现微博中健康信息用户之间的相互交流程度较低,并且存在抱团现象,不利于良好的信息交流;[1]蔡志斌通过对问答互动关系进行分析,发现知乎社区成员间的关系以单向联结为主,绝大多数用户是单纯的提问者或回答者,极少数用户又提问又回答,用户扮演的角色鲜明;[2]此外,马骋宇也以"好大夫在线"为例,从医生活跃度、患者访问量、患

---

① 兰雪,曹锦丹,杨程远.基于新浪微博健康信息用户的社会网络分析[J].中华医学图书情报杂志,2015,24(10):54—59.

② 蔡志斌.知乎社区成员互动关系研究——以"小米手机"话题为例[J].图书情报工作,2016,60(17):88—93.

者满意度等方面对医生和患者的交互行为进行研究;①吴江等分析了"医享网"平台乳腺癌社区中的知识互动情况,发现用户能实现有效的信息传播②,但百度肿瘤吧的用户信息交换却不平衡③;刘璇等基于"甜蜜家园"的发帖和回帖数据以及用户的个人信息构建有向网络,探讨用户回帖行为的影响机理;④王忠义等通过分析网络问答社区的社会网络结构和知识传播机制,研究节点在网络问答社区的知识传播与学习的效用,描绘意见领袖的知识能力和传播影响力,指导用户在网络问答社区中更高效地学习;⑤石静等选取"慢友帮"糖尿病互助圈用户数据,构建用户知识共享网络,研究健康问答社区中用户知识共享网络动态演化的特征及规律,发现了社区内部各个子群形态分化的特征。⑥

4.1.2　社会网络群组探测

4.1.2.1　群组聚类发现算法

群组聚类发现算法就是根据某种规则在社会网络中发现关联较紧密的簇或社团的方法。通过社会网络挖掘的方式来发现网络中的社团结构,一方面可以进一步了解社会网络分析和挖掘方法,另一方面可以对社会网络以及社团的拓扑结构及性质进行更深入分析,在此基础上理解社团的本质和功能,并且对于探究社会网络中的隐藏规律及预测未来个体或社团在社会网络中的行为有着极大的指导意义。由于在社会网络挖掘中,对社团结构领域的挖掘逐渐热门化,研究者们越来越重视群组聚类发现算法,如何设计出省时高效的社团发现算法成为研究的重点和趋势。近年来,研究人员们提出了许多不同类型的社团发现算法,主要有两类:基于优化的算法和基于启发式的算法。

（1）基于优化的算法

基于优化的算法是指通过最优化预定义的目标函数来计算复杂网络的

①　马骋宇.在线医疗社区医患互动行为的实证研究——以好大夫在线为例[J].中国卫生政策研究,2016,9(11):65—69.

②　吴江,周露莎.在线医疗社区中知识共享网络及知识互动行为研究[J].情报科学,2017,35(3):144—151.

③　吴江,施立.基于社会网络分析的在线医疗社区用户交互行为研究[J].情报科学,2017,35(7):120—125.

④　刘璇,汪林威,李嘉,等.在线健康社区中用户回帖行为影响机理研究[J].管理科学,2017,30(1):62—72.

⑤　王忠义,张鹤铭,黄京,等.基于社会网络分析的网络问答社区知识传播研究[J].数据分析与知识发现,2018,2(11):80—94.

⑥　石静,张斌,周利琴.健康问答社区用户知识共享网络动态演化研究[J].情报科学,2019,37(2):77—82.

社团结构,基于优化 Q 函数的复杂网络总是倾向于找到粗糙的而不是精细的网络社团结构。主要代表算法有谱平分法①和科尼汉－林算法(Kernighan-Lin)②等。基于拉普拉斯矩阵(Laplace)的谱平分法使用了图的拉普拉斯矩阵,该算法计算得出特征向量,判定网络中对应节点的结构关系,对网络进行划分。在每一次迭代中,谱平分算法都将其分割成两个大致相等的社团。如果需要的社团个数不止两个,那么就必须对已经划分出来的社团再次进行二分。科尼汉-林算法引入了增益函数 Q,并基于贪婪算法的思想对网络进行划分,该算法先对网络进行随机划分,将其中的节点分派到两个社团中,该算法需要知道节点数目以及社团大小,才能产生较好的聚类效果,缺少这样的先验知识,就会导致较差的划分结果。

(2)基于启发式的算法

启发式算法是将复杂网络社团划分问题转化为预定义的启发式规则的设计问题。其特点是基于某些直观的假设来设计启发式算法,对于大部分的社会网络,能快速地找到最优解或者近似最优解。主要算法有 GN 算法③和 FN 算法④等。GN 算法由吉尔万(Gievan)和纽曼(Newman)提出,它引入了边介数的概念,两个社团中的节点要想进行通信,必须经过社团之间的边,所以这些边的边介数就比较大,但是社团内的边介数就比较小。根据这个规则,GN 算法计算网络中剩余边的边介数,并不停地移除最大边介数的边,迭代以上步骤,直到网络中只有孤立节点为止。它最大的缺点是时间复杂度较高,不适合大规模网络。高庆一等基于 GN 算法设计了重叠社区的串行识别算法,基于映射-归约模型(MapReduce)设计了并行识别算法,以提高识别效率,对模块度与重叠度进行分析,其结果表明,所提出的算法在计算机科学文献网络中能有效识别重叠社区。⑤ 2004 年,Newman 等人提出了 FN 算法,该算法利用了模块度函数 Q,首先所有节点都各自成为一个社

① Newman M E J. Communities, Modules and Large-scale Structure in Networks [I]. *Nature Physics*, 2012, 8(8): 25 – 31.

② Bassett D S, Wymbs N F, Porter M A, et al. Dynamic Reconfiguration of Human Brain Networks during Learning.[J]. *Proceedings of the National Academy of Sciences*, 2011, 108(18): 7641 – 7646.

③ Yang J, Leskovec J. Defining and Evaluating Network Communities Based on Ground-truth[C]. International Conference on Data Mining, 2012: 745 – 754.

④ Coscia M, Giannotti F, Pedreschi D. A Classification for Community Discovery Methods in Complex Networks [J]. *Statistical Analysis & Data Mining the Asa Data Science Journal*, 2012, 4(5): 512 – 546.

⑤ 高庆一,李牧.基于 GN 算法的重叠社区识别方法[J].华中科技大学学报(自然科学版),2015,43(09): 13—18.

团,然后合并社团,原则是将那些使模块度函数 Q 值增加最大或者减小最少的社团进行合并,直至成为一个社团为止。① 最后得到一棵层次聚类树,在 Q 值最大处进行划分,得到最终结果。

除了上述两类算法外,还有多种聚类算法被应用到社区群组识别当中。赵宇海等通过基于图压缩的社区结构表示模型,对网络进行无损压缩,然后,在压缩社区图上基于种子迭代的思想,通过不断优化社区适应度函数将种子扩展成社区后,将相似度高的社区进行合并,得到最终的重叠社区结果。② 王伟等从节点的重要度出发,利用节点之间的相似性,提出了一种基于聚类的社团划分算法——CCDA。③ 张佳玉综合考虑图的拓扑结构和节点属性信息,提出了一种基于节点相似度的社团发现算法——NSCDA,采用符合现实意义的规则获取节点的相似度,类似于数据挖掘中的节点间的距离度量,然后根据空间点聚类算法对图节点进行聚类。④ 孙奕菲等提出了一种模因关联学习算法(MRLA),研究了新算法的基本原理和各个算子,实现了社会属性信息的有效利用,证明了 MRLA 算法能够有效实现社会网络的聚类分析。⑤ 林泽斐等通过高效的社区发现算法之一——标签传播算法对跨时空和时空耦合人物网络进行社区探测,分别从这两个网络探测社区看出百科人物网络中的社区划分与常识较为一致,这可从一个侧面反映出两个网络社区结构的有效性。⑥ 徐进等在利用铁路旅客出行大数据构建旅客社会网络的基础上,选择以鲁汶算法(Louvain)对铁路旅客社会网络进行社区划分。⑦ 由于铁路旅客社会网络规模庞大,常规的社区划分算法处理速度非常慢,甚至无法处理,而鲁汶算法能够对铁路旅客社会网络进行快速有效的社区划分,划分的社区中节点紧密程度较高。这是基于协作组对称社群矩阵层次聚类分析的结果。

① Coscia M, Giannotti F, Pedreschi D. A Classification for Community Discovery Methods in Complex Networks[J]. *Statistical Analysis & Data Mining the Asa Data Science Journal*, 2012, 4 (5): 512-546.

② 赵宇海,印莹,王雪.一种基于图压缩的重叠社区发现算法[J].东北大学学报(自然科学版),2015,36(11):1543—1547.

③ 王伟,李玲娟.一种基于聚类的社团划分算法[J].计算机技术与发展,2015,25(10):119—122.

④ 张佳玉.基于节点相似度的社团发现算法研究[D].马鞍山:安徽工业大学,2014.

⑤ 孙奕菲,姚若侠,焦李成.基于 Memetic 算法和关联学习的社会网络聚类分析[J].复杂系统与复杂性科学,2017,14(02):89—96.

⑥ 林泽斐,欧石燕.基于在线百科的大规模人物社会网络抽取与分析[J].中国图书馆学报,2019,45(06):100—118.

⑦ 徐进,邓乐龄.基于 Louvain 算法的铁路旅客社会网络社区划分研究[J].山东农业大学学报(自然科学版),2018,49(04):722—725.

4.1.2.2 社会网络凝聚子群分析

由于在某一群组中,联系越紧密的个体越会受到该群组各种规范的影响,群组内部联系越紧密则群组内部成员间越会具有更强的同质性。在研究中,可以从可达性和直径、点度数、子群内外关系等角度对凝聚子群进行分析。其中,派系是研究凝聚子群的基本原理。派系是一个非常严格的凝聚子群定义,在无向图中,包含 3 个以上节点的最大完整子图即为一个派系。在这个子图中,所有的节点均与图中其他节点相互直接邻接。派系从一个更严格的角度说明了具有更强同质性的聚类存在于群体内部。通过将相似矩阵导入 UCINET 进行派系分析,就可得到形成的凝聚子群。

李琳、孙卫华以"好看簿"平台中淄博信息技术学科教研组为例,采用社会网络分析方法中的凝聚子群分析,结果得到 29 个派系,其成员交流范围较大,因而较为分散。[①] 张海等通过对凝聚子群和结构等价性等的测量,帮助发现了恐怖组织中的内部帮派,进而分析了恐怖组织隐蔽网络的特征,为了解恐怖组织当前所处发展阶段及运作模式提供了思考,从中还可观察恐怖组织的发展、演变过程。[②] 胡勇等以首都师范大学教育技术系教师专业发展支持平台中开设的一门网络课程为例,对学习者群体进行了凝聚子群分析,结果一共分析出 20 个派系,发现了学习者之间较为密切的联系。[③]

在此基础上,也有学者进行了创新。在聚类分析中,参照簇系数的值及其变化,研究者可以做如下判断:根据簇系数值,判断哪些协作组成员处于某一特定互动水平;通过值的变化,判断协作组成员之间的互动强度及差异大小。通过分析协作组成员在特定值水平上的分簇和走势,从而探究协作组内部是否存在凝聚子群。根据聚类分析生成的柱状图,也可以判断协作组内部是否出现分簇,判断协作组内部是否产生凝聚子群,从而判断协作组的内聚力高低。王永固从学习资源共享的学习活动中构建的互动网络结构中选取了两个协作组,对其互动关系数据进行层次聚类分析,得出的结论是两个组的互动强度的变化速度比较均匀,同时协作组内部没有出现分簇现象,可见协作组具有较高的内聚力。[④]

综上,目前在社会网络的群组探测中较为常用的方法有专业的聚类算

① 李琳,孙卫华.网络教研活动的社会网络分析[J].开放教育研究,2010,16(06):107—112.

② 张海,孙多勇.基于社会网络理论的恐怖组织隐蔽网络分析方法[J].安全与环境学报,2011,11(03):259—264.

③ 胡勇,王陆.异步网络协作学习中知识建构的内容分析和社会网络分析[J].电化教育研究,2006(11):30—35.

④ 王永固.网络协作学习中互动网络结构分析研究[J].远程教育杂志,2011,29(01):49—61.

法,可得到较为准确的聚类结果,但不够直观,也有学者直接利用社会网络分析软件的凝聚子群分析方法进行分析或在此基础上与其他聚类方法相结合,这类方法的聚类效果更为明显直接,可读性更高。

4.2　本章研究方法

4.2.1　数据预处理

将百度贴吧的发帖和回帖数据集中的重复记录和无关记录删除以后,最终得到2017年1月—2019年5月共计8 097条主帖、67 407条一级回帖(直接回复主帖)和75 714条多级回帖(贴吧楼中楼回复)。每个帖子除了对应一个发帖人以外,还可能有多个用户进行回帖,并且这些回帖用户既发帖也回帖。将数据保存至MySql数据库,主要涉及三张表,主帖信息表、一级回帖信息表和多级回帖信息表。其中主要的字段包括用户ID、用户昵称、用户积分、帖子ID、帖子标题、发帖量、发帖时间、回帖量、回帖时间等。

4.2.2　用户交互行为统计分析

首先对用户的交互行为进行统计分析。通过发帖总量、参与发帖用户量、参与发帖用户百分比、人均发帖量、回帖总量、参与回帖用户量、参与回帖用户百分比、人均回帖量等数据来描述发帖和回帖总体情况,继而通过发帖量分布来分析关键用户,通过回帖量分布来分析活跃用户,以及通过被回帖量的分布来对热门用户进行分析。

4.2.3　交互矩阵构建

发帖和回帖是自闭症贴吧内用户最主要的行为,发帖和回帖使用户之间产生关联,形成交流和互动。从用户个体层面而言,回帖行为虽然并不一定代表同意发帖者的观点,但可以代表对该发帖者的关注和与其交流的倾向,同时用户可以通过发帖得到来自其他用户的评论。[①] 因此,本章将这种由发帖和回帖行为形成的网络称为用户发帖—回帖交互网络。通过研究该网络的特征,可以解析自闭症贴吧内的用户交流情况,把握信息流向,掌握

---

① 许鑫,施亦龙.UGC模式下的在线健康信息分析[M].上海:上海科学技术文献出版社,2019:123.

交流动态,进而促进知识的传播分享。

通过对用户间发帖和回帖频次进行统计处理,构建代表用户发帖—回帖关系的矩阵 $\mathrm{Matrix}(L)$:

$$\mathrm{Matrix}(L) = \begin{pmatrix} L_{11} & \cdots & L_{1n} \\ \vdots & L_{ij} & \vdots \\ L_{n1} & \cdots & L_{nn} \end{pmatrix}$$

矩阵中的 n 是用户个数,i 和 j 分别代表用户 i 和用户 j,L_{ij} 表示用户 i 共回复了用户 j L_{ij} 条记录(同一帖回复多次只记一次),若用户 i 从未回复过用户 j,则 $L_{ij} = 0$。 由此可见,矩阵 $\mathrm{Matrix}(L)$ 是一个 $n \times n$ 的有向带权矩阵,在发帖和回帖的表示过程中是带有方向的,用户 i 回复了用户 j 不代表用户 j 同样会回复用户 i。

通过统计,可以发现部分用户存在自行发帖并发布水帖顶自己主帖的情况,因此,本研究不计自回帖的情况,即 $L_{ij} = 0, 1 \le i \le n$。

4.2.4 用户交互网络分析

本研究主要采用社会网络分析法,对自闭症吧内网络结构进行分析。社会网络分析是为满足研究社会结构和节点关系需要而发展起来的一种跨学科的研究方法,目前已经成为一种全新的社会科学研究范式。社会网络的要素包括行为者、关系、联结。行为者指卷入社会关系的任何个人、组织、社群、事件、事物,在社会网络中用节点表示;关系指两个行为者之间的关联形态;联结指两个行为者之间的实际关系形态在社会网络中的表示。[1] 社群图和矩阵是社会网络分析最主要的两种表现形式。其特点是简洁、有系统性,且支持大规模的计算机精准运算。重要的是,研究者利用数学语言和图论语言,可以将行为者关系量化,进而发现肉眼所不能辨识的结构特征。[2] 在社群图中,点表示话题区内各互动参与者,线表示成员间互动关系,箭头表示互动方向(评论者→被评论者)。点的分布越密集,点之间的连线数量越多,说明成员间互动越频繁,话题网络越紧密。以下是本研究所涉及的社会网络分析指标:

4.2.4.1 网络密度

网络密度被用来衡量网络成员之间连接的紧密程度和信息传播的互动

① Scott J. *Social Network Analysis: A Handbook*[M]. London: Sage Publications Ltd, 2000.

② 滕沐颖,赵云泽.基于社会网络分析的虚拟社区"认知盈余"实现过程研究[J]. 新闻大学,2017,143(3):79—87、150.

程度,被定义为网络中实际存在的连接数目与最多可能存在的连接数(此节点与其他节点直接相连)的比例。网络密度的取值范围为 0—1,越接近 1,表示用户之间的关系越紧密,反之则表示其交流行为越松散。整体网络密度与个体网络密度的计算方式有所不同,有向网络与无向网络的计算方式也不同。此处我们的研究对象为有向网络,将 A 给 B 留言的情况视作 A 有向到 B 的联系。假设研究对象是一个社会行动者为 n 的有向整体网络,那么网络中包含的行动者最大关系数为 $n(n-1)$,若该网络中包含的实际关系数为 m,则整体网有向网络的最大密度可表示为:

$$网络密度 = \frac{m}{n(n-1)} \qquad (4-1)$$

4.2.4.2　网络特征路径长度

通过测量网络的特征路径长度可以分析网络是否具有小世界特性,并判断网络的整体关联度。一般认为,一个网络具有相对较小的特征路径长度,则该网络越具备小世界特性。[①] 在关联网络中,特征路径长度 L 为任意两个节点之间联系的最短路径的平均长度(步数),其值越小,表示网络中任意节点之间的距离越小、联系越便捷。其计算公式为:

$$L = \frac{2}{n(n-1)} \sum_{i>j} l_{ij} \qquad (4-2)$$

其中,L 表示平均距离,l_{ij} 表示节点 i 和节点 j 之间的距离,n 表示节点数目。一般情况下,若网络特征路径长度小于 6,则认为该网络节点之间的距离较小。

4.2.4.3　中心性(Centrality)

中心性是社会网络分析中常用的一个概念,用以表达社交网络中一个点或者一个人在整个网络中所在中心的程度,这个程度用数字来表示就被称作为中心度(也就是通过知道一个节点的中心性来了解和判断这个节点在这个网络中所占据的重要性的概念)。根据测定中心度方法的不同,可以分为节点中心度(Degree centrality)、中间中心度(Betweenness centrality)和接近中心度(Closeness centrality)等。[②]

(1)节点中心度。我们有理由相信,如果有一个行动者与很多他者有直接的关联,该行动者就居于中心地位,从而拥有较大的权力。居于中心地

---

① 刘军.整体网分析——UCINET 软件使用指南[M].第二版.上海:上海人民出版社,2014:8.
② 刘军.整体网分析——UCINET 软件使用指南[M].第二版.上海:上海人民出版社,2014:8.

位的行动者往往与他者有多种关联,居于边缘地位的行动者则并非如此。在这种思路的指导下,测量一个点的节点中心度,可以仅仅根据与该点有直接关系的点的数目,这就是节点中心度。可以认为,节点中心度是一个最简单、最具有直观性的指数。将某点 n_i 的节点中心度记作 $C_{AD}(i)$,则

$$C_{AD}(i) = d(n_i) \qquad (4-3)$$

其中,$d(n_i)$ 是指点 n_i 的邻点个数,与某点相邻的点称为该点的"邻点",邻点个数称为该点的"度数"(nodal degree)。这样一个点的度数就是对其邻点多少的测量。

(2)中间中心度。由直觉可知,如果一个行动者处于许多交往网络路径上,可以认为此人居于重要地位,因为他具有控制其他两人之间交往的能力。处于这种位置的个人可以通过控制或曲解信息的传递而影响群体。因此,另一个刻画行动者个体中心度的指标是中间中心度,它测量的是行动者对资源控制的程度。如果一个点处于许多其他点对的最短路径上,我们就说该点具有较高的中间中心度。在此意义上说,它起到沟通各个他者的桥梁作用。具体地说,假设点 j 和点 k 之间存在的测地线数目用 g_{jk} 表示,第三个点 i 能够控制此两点的交往的能力用 $b_{jk}(i)$ 表示,即 i 处于点 j 和点 k 之间测地线上的概率,点 j 与 k 之间存在经过 i 的测地线数目用 $g_{jk}(i)$ 来表示,那么 $b_{jk}(i)$ 可以用下式来表示:

$$b_{jk}(i) = \frac{g_{jk}(i)}{g_{jk}} \qquad (4-4)$$

如果计算点 i 的绝对中间中心度,记为 C_{ABi},则需要把其相应所有点对的中间中心度加在一起,即

$$C_{ABi} = \sum_{j}^{n} \sum_{k}^{n} b_{jk}(i), \ j \neq k \neq i \text{ and } j < k \qquad (4-5)$$

(3)接近中心度。有时候,我们可能会关注一个行动者与网络中所有其他行动者的接近性程度。这就是该点的接近中心度,即一种对不受他人控制的测度。与中间中心度所不同的是,中间中心度测量的是一个行动者"控制"其他行动者的能力,接近中心度测量的则是一个行动者不受其他行动者"控制"的能力。接近中心度概念的形式化表达是由萨比杜斯(Sabidussi)给出的,他给出的量化定义是一个点的接近中心度是该点与图中所有其他点的测地线距离之和,将接近中心度记为 C_{ABi}^{-1},则

$$C_{ABi}^{-1} = \sum_{j=1}^{n} d_{ij} \qquad (4-6)$$

其中，d_{ij} 是点 i 和点 j 之间的测地线距离（即测地线中包含的线数）。

为探究自闭症吧内用户交互的动态演化情况，本研究以月为单位整合每个月的交互数据，利用 NetworkX 绘制 2017 年 1 月—2019 年 5 月交互网络整体结构图，利用 UCINET 计算得到 2017 年 1 月—2019 年 5 月交互网络指标，分析网络密度、网络聚类系数以及网络距离的变化。

为探究自闭症吧内不同角色用户的交互状况，本研究基于前文的角色识别，构建了角色之间的发帖—回帖交互矩阵，并绘制整体网络结构图，分析角色与角色之间的交互状态以及角色内部的交流状况。

4.2.5　意见领袖识别及特征分析

中心性的 3 个指标有着自身不同的侧重点，具体区别前文已有阐述，而我们在研究自闭症贴吧内意见领袖的时候最为关注的是个体的影响力，而这种影响力与群体中信息的获得和传播息息相关，因此，我们将 3 种中心度分别作为研究的基准，通过中心性分析对意见领袖进行定位，分别采用节点中心度、接近中心度、中间中心度评判指标，将节点中心度前 10 位用户识别为"引导型意见领袖"，将接近中心度前 10 位用户识别为"支配型意见领袖"并将中间中心度前 10 位用户识别为"调解型意见领袖"。意见领袖识别完成后，对意见领袖进行个人特征的提取，包括性别、等级、积分等，并进行统计分析，绘制意见领袖交互网络整体结构图，观察意见领袖交互网络形态，收集意见领袖的交互网络指标，例如节点中心性、接近中心性和中间中心性等，并对其进行可视化和分析。

4.2.6　用户群组特征分析

在社会网络研究中，将行动者分到各个派系（或者子群）之中是一种重要的研究方向。另外，理解作为一个整体的社会网络是如何行事也十分重要。理解社会结构以及个体的重要工具就是关于子结构（或者子群、派系等）的思想。一个派系无非是一个行动者的子集合，子集合中的行动者之间的联系相对比较紧密。在社会网络研究中，没有比较明确的"凝聚子群"的定义，大体上说，凝聚子群是满足如下条件的一个行动者子集合，即在此集合中的行动者之间具有相对较强的、直接的、紧密的、经常的或者积极的关系。本研究采用 UCINET 软件中的 CONCOR 法进行凝聚子群分析。CONCOR 是一种迭代相关收敛法。它基于如下事实：如果对一个矩阵中的各个行（或者列）之间的相关系数进行重复计算，最终产生的将是一个仅由 1 和-1 组成的相关系数矩阵。经过多次迭代计算之后，CONCOR 利用树形图表达各个位置之间的结构对等性程度,并且标记出各个位置拥有的网络成员。[1] 得到聚类成员后分析其群组特征,为进一步探讨用户群组的演化特征,本研究将用户群组的子结构可视化,观察其形态,将用户群组演化分为 4 个阶段,分别是萌芽期: 2017 年 1 月—2017 年 6 月;发酵期: 2017 年 7 月—2018 年 2 月;爆发期: 2018 年 3 月—2018 年 11 月;平稳期: 2018 年 12 月—2019 年 5 月。

4.2.7　用户群组演化分析

为探究不同时期用户群组的演化,本研究采用 UCINET 将 2017 年 1 月—2019 年 5 月各月参与交互的用户绘制成网络图,观察其在不同的时期内用户子结构呈现出的不同结构形态,根据用户的交互状况将其划分为 4 个阶段:萌芽期: 2017 年 1 月—2017 年 6 月;发酵期: 2017 年 7 月—2018 年 2 月;爆发期: 2018 年 3 月—2018 年 11 月;平稳期: 2018 年 12 月—2019 年 5 月。

4.2.8　用户群组稳定性分析

为了探究用户群组在演变过程中的用户稳定性变化,本研究引入了用户群组稳定性指标,又称用户重合度,即该月与前一个月相比重合的用户占两个月用户总数的比值,假设 A 和 B 分别为需要计算用户重合度的两个月份所涉及的独立用户数,则用户重合度的计算公式如下:

$$用户重合度[2] = \frac{A \cap B}{A \cup B} \times 100\% \qquad (4-7)$$

本章计算了较大规模的子群(每月群组聚类人数前三位的子群)在每个月与上月相比的用户重合度,该指标意在反映当月与上月相比较而言用户群组的稳定性,如果用户重合度较高,则表示用户的群组聚类较为稳定,即多数用户会选择熟悉的用户或群组参与交流分享、讨论互动,但如果用户重合度较低,则表示自闭症吧内用户的交流互动并不固定,他们会在不同的群组之间流动。为辅助判断,本研究比较了每个月的聚类结果,通过统计 2017 年 1 月—2019 年 5 月期间每月规模前三位子群所涉及的用户和规模后三位子群所涉及的用户来计算用户重合度,从而判断用户的流动性,分析自闭症吧内用户凝聚子群的演化特征。

以上数据分析流程如图 4-1 所示。

① 刘军.社会网络分析导论[M].北京: 社会科学文献出版社,2004: 152—153.
② 薛立政.基于影响力的社交网络隐性关系推测[D].保定: 河北大学,2018.

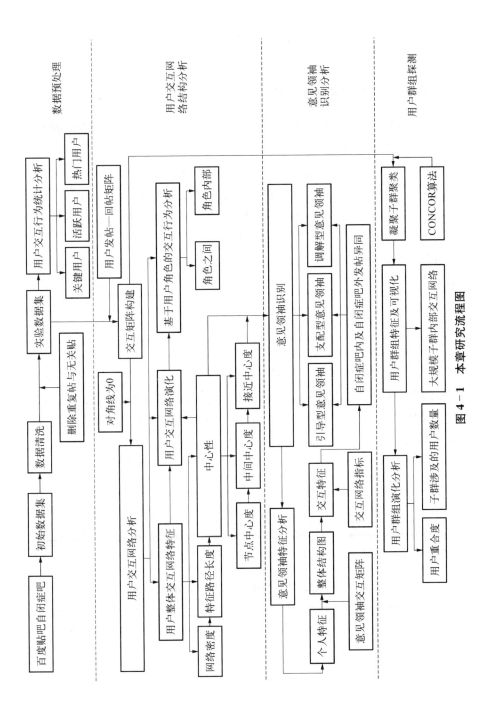

图 4-1　本章研究流程图

4.3 信息交互行为统计分析

4.3.1 发帖和回帖总体情况

本节对参与百度自闭症吧交互的 13 185 位用户进行发帖和回帖情况的研究,其中对统计的指标做如下说明:

发帖总量:所有发帖用户所发帖子数的总和;

参与发帖用户量:发生过发帖行为的用户数的总和;

参与发帖用户百分比:参与发帖用户量/总用户数;

人均发帖量:发帖总量/参与发帖用户量;

回帖总量:所有回帖用户所回复帖数的总和(包括一级回帖和多级回帖);

参与回帖用户量:发生过回帖行为的用户数总和;

参与回帖用户百分比:参与回帖用户量/总用户数;

人均回帖量:回帖总量/参与回帖用户量;

其中,一级回帖指在贴吧中回复某一主帖的帖子;多级回帖指在一级回帖的楼层中进行回复的帖子,即“楼中楼”回复帖,因为有些用户虽然在浏览主帖的时候并未进行直接回复,但会在某一回复帖下找到感兴趣的话题,从而在该楼层中与其他用户进行互动,所以本章将一级回帖和多级回帖均纳入统计范围。

由参与发帖和参与回帖的用户及其百分比可见,百度自闭症吧内的用户发帖行为和回帖行为存在较大差异,参与发帖行为的用户仅占 10.87%,而大多数用户则都参与过回帖行为,包括直接回复主帖以及在一级回复帖的楼层中进行回复等,见表 4-1。

表 4-1 参与交互的用户量及发帖和回帖数量

	总 量	参与用户量	人 均	参与的用户百分比(%)
发帖	3 585	1 433	2.5	10.87
回帖	211 529	13 154	16.1	99.76
一级回帖	135 813	11 032	12.3	83.67
多级回帖	75 716	7 256	10.4	55.03

4.3.2 关键用户分析

本研究选取了所有发表过主帖的共计 3 585 位用户,根据其发帖量降序排列,将用户及其对应的发帖量分布进行绘制,得到图 4 - 2,由此可见其分布呈现长尾现象,最高发帖达 64 篇,占据大多数的还是只发一帖的用户,有 2 390 位,约占发帖用户数量的 66.7%,由表 4 - 1 可知发帖用户仅占参与交互用户总量的 10.87%,可见绝大多数自闭症吧内的用户还是选择少发帖甚至不发帖,社区的信息分享对于这一少部分的群体依赖性较强。

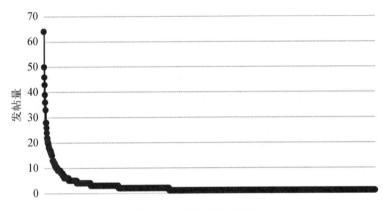

图 4 - 2　发帖量分布图

表 4 - 2 列出了发帖量前 20 名的用户,即社区中话题贡献较多的用户。其中,用户"3d69 ****"和用户"b99d ****"分别发表了 158 篇和 131 篇主帖,是发帖量最高的两位用户,发帖量前 20 名的用户的共同点在于发布的主帖多为与自闭症治疗方法、自闭症教育、自闭症亲子沟通与自闭症的危害等相关的知识帖和分享帖,因此这些关键用户对于社区内的知识分享发挥了积极的作用。

表 4 - 2　发帖量前 20 名的用户

排　名	用　户　id	发帖量	排　名	用　户　id	发帖量
1	3d69 ****	158	6	c708 ****	59
2	b99d ****	131	7	287e ****	52
3	a741 ****	80	8	1b10 ****	50
4	950f ****	64	9	520f ****	46
5	64ac ****	62	10	e680 ****	45

（续表）

排　名	用　户　id	发帖量	排　名	用　户　id	发帖量
11	10c0 ****	36	16	de73 ****	33
12	c181 ****	35	17	cfa0 ****	31
13	c5a2 ****	35	18	0452 ****	28
14	6640 ****	33	19	1f60 ****	28
15	cc07 ****	33	20	baba ****	28

4.3.3　活跃用户分析

与发帖量分布相类似,本研究选取了所有发生过回帖行为的共计13 154 位用户,根据用户的回帖量绘制得到图 4 - 3,由此可见其分布呈现出更为明显的长尾现象,最高回帖可达 1 300 篇,我们将回帖量较高的用户认定为活跃用户,因为其为自闭症吧的交互活跃程度做出了巨大贡献,但当然,这只集中在部分用户当中,且与发帖量高的用户分布明显不同,还需进一步通过统计学进行验证。

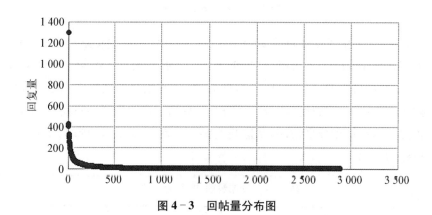

图 4 - 3　回帖量分布图

表 4 - 3 显示了回帖量最高的前 20 名用户。其中,用户"31e2 **** "回复帖子的数量最多,自从 2018 年 6 月在自闭症吧内首次回帖以来,一直到 2019 年 5 月都始终活跃在各个主帖下,与其他用户互动,除此外,其他 19 名用户也保持着较高的活跃度,对于提高社区的知识交流互动有着较大贡献。

表 4-3　回帖量前 20 名的用户

排　名	用　户　id	回帖量	排　名	用　户　id	回帖量
1	31e2 ****	1 300	11	1c59 ****	264
2	2780 ****	429	12	3465 ****	254
3	2183 ****	409	13	2c95 ****	251
4	0cbb ****	407	14	3496 ****	238
5	287e ****	329	15	3015 ****	230
6	0e80 ****	325	16	11ab ****	222
7	1e9e ****	308	17	0247 ****	201
8	1f8d ****	302	18	115c ****	196
9	2904 ****	297	19	1ac4 ****	193
10	1b31 ****	295	20	26d4 ****	192

4.3.4　热门用户分析

在自闭症吧中,受欢迎的程度往往可以用得到的回复数量来衡量,这也可以直观地表现出该帖的传播范围及其作者的影响力大小,只在小范围群体里传播的帖子很难收获大量的评论数,例如,在主帖发布后,得到零回复的帖子有 2 106 篇,占总量的 26%,其他回复数量分布如图 4-4 所示;而在多级回复帖子中未得到再次回复的有 93 055 篇,约占 68.5%,其他回复数量分布如图 4-5 所示,可见主帖下得到的回复数量比多级回复数量大,这说明发表主帖对于吧内用户更加具有吸引力和引导力,而在主帖之下再进行回复讨论则范围更小,涉及用户数量也较少,往往是成小组式的讨论。

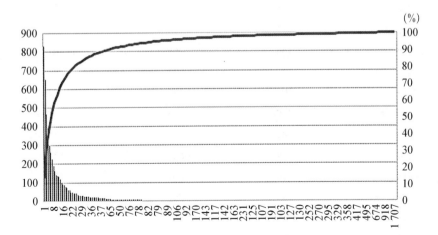

图 4-4　主帖回复数量分布

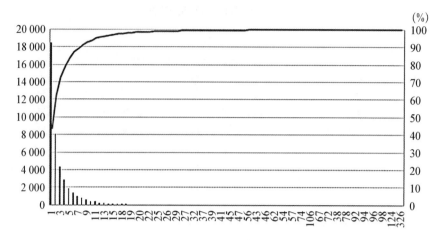

图 4 - 5　多级回复数量分布

在研究吧内的热门用户时,我们发现主要有两种情况:

第一种,收到的回复总量较高的情况,表 4 - 4 展示了被回复总量前 20 名的用户。

表 4 - 4　被回复总量前 20 名的用户

用 户 id	被回复次数	被回复总量	平均每帖被回复量
bafa ****	206	6 400	31
b856 ****	89	5 743	65
b872 ****	260	3 074	12
9314 ****	343	2 897	8
31e2 ****	338	2 563	8
71f5 ****	1	2 491	2 491
4662 ****	134	2 169	16
8503 ****	178	2 048	12
c153 ****	307	2 034	7
79cf ****	309	1 853	6
b1e8 ****	242	1 743	7
a741 ****	134	1 642	12
8143 ****	126	1 607	13
b5c4 ****	95	1 592	17
b450 ****	211	1 561	7
8367 ****	279	1 520	5

（续表）

用 户 id	被回复次数	被回复总量	平均每帖被回复量
0cbb ****	89	1 459	16
1b31 ****	111	1 394	13
c30d ****	155	1 385	9
3f86 ****	69	1 313	19

这些用户得到的回复数量较多有一部分原因在于其发表的观点和传播的话题有一定的数量，因此给予了其他用户与其讨论的机会和互动的前提，用户"bafa ****"除了发表主帖与大家讨论，也经常在评论区与其他家长互动答疑，分享经验；用户"b856 ****"和用户"b872 ****"也以系列主帖的形式分享了一系列科普自闭症的相关知识，例如《自闭症康复师手札系列》《关于孤独症，家长需要知道的》等，得到其他用户的关注和讨论。

第二种，某一帖收到回复数量较多的情况，表 4－5 展示了平均每帖被回复数量前 20 名的用户。

表 4－5　平均每帖被回复数量前 20 名的用户

排名	用 户 id	平均每帖被回复量	排名	用 户 id	平均每帖被回复量
1	71f5 ****	2 491	11	2f38 ****	113
2	6269 ****	417	12	fffa ****	107
3	8fe8 ****	233	13	c773 ****	105
4	26b2 ****	214	14	c13c ****	93
5	a970 ****	209	15	754c ****	86
6	4cfb ****	197	16	15c5 ****	85
7	753b ****	179	17	d0f3 ****	84
8	bf75 ****	168	18	623c ****	81
9	3.83 ****	141	19	1ddb ****	77
10	2347 ****	124	20	7326 ****	77

此类用户以家长和机构中心居多，他们发帖数量不多，但发表的某一主帖引起了大家的共鸣，尤其是其他自闭症儿童患者的家长的共鸣，因此在评论区展开大量讨论，例如"孤独的星星""当儿子被误诊为自闭症之后"；除此外，还有部分机构宣传自闭症儿童治疗方案以及分享自闭症康复训练资

料,因此大量社区用户会在评论区留下自己的联系方式,这种交互一般是单向的,不存在再进一步的多级回帖、讨论等,例如"自闭症,孤独症,康复资料,干预资料,家长老师必备""自闭症康复训练资料谁要,留下 QQ""自闭症 孤独症儿童 教育康复训练 ABA 教学视频 家长学习资料"等。因此,笔者将收到回复次数较多且收到回复数量较多的用户视作热门用户。

总体来看,虽然热门用户与发帖量较多的前 20 名关键用户以及回帖量较多的前 20 名活跃用户重合度较低(用户"a741 ****"是关键用户;用户"31e2 ****""0cbb ****""1b31 ****"是活跃用户),但不难发现,热门用户得到回复的数量与发帖量和回复其他用户的数量有一定的关联,因此还有待进一步检验。

4.4 信息交互网络分析

4.4.1 用户整体交互网络特征

整体网络结构图是对交互关系矩阵的可视化表示方式之一。由于自闭症吧内的用户数量庞大,因此去除联系唯一以及独立点以后,运用 UCINET 将其可视化,如图 4-6 所示,得到 1 289 个节点和 3 164 条连线,图中的每一个点都代表了一个参与自闭症贴吧互动的用户,根据每个节点间的交互情况,若用户 A 评论或者回复用户 B,则会出现由 A 指向 B 的箭头,评论的数

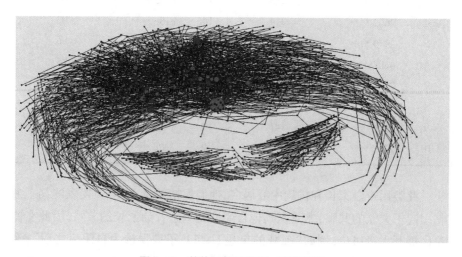

图 4-6 整体网络结构图-UCINET

量越多,箭头越粗,如果一位用户被多名用户回复,就会有多条指向该节点的箭头,如果一位用户评论了多名用户,则会有多条箭头从此节点指出,节点的活跃程度表现在图中即点的大小,由图可见自闭症吧内有部分用户集聚在社区的中央部分,他们之间存在着较为快速和便捷的信息传播和交流,然后还有相当一部分用户处在社区边缘位置或者自成一团,难以较快获得新消息,较少参与其他用户之间的讨论,对于社区的信息,以索取为主,输出较少甚至不输出。

网络密度被用来衡量网络成员之间连接的紧密程度和信息传播的互动程度,被定义为网络中实际存在的连接数目与最多可能存在的连接数(此节点与其他节点直接相连)的比例。网络密度的取值范围为 0—1,越接近于 1,则表示用户之间的关系越紧密,反之则表示其交流行为越松散。通过计算可得到自闭症贴吧内用户发帖和回帖行为的整体网络密度值为 0.001 5,接近于 0,说明自闭症吧内的用户之间关系并不紧密,反而十分疏远,也就意味着成员与成员之间的讨论互动并不积极,信息的传播扩散效率不高,可见自闭症吧内用户信息交流与人际交流程度不高,协作程度低,可能会有信息不通、信息失真、情感支持不足等问题。

网络的整体凝聚力是用网络中所有节点的平均聚类系数和传递性来衡量的。聚类系数的主要作用就是刻画用户之间关系的聚集程度,它是反映网络稀疏性的重要指标,而传递性则表示图或网络中,认识同一个节点的两个节点也可能认识双方的程度。上述两个指标均介于 0—1,值越大,网络成员间的整体凝聚性越强。由 NetworkX 计算得到的用户交互网络的聚类系数为 0.023,传递性为 0.021,两者均表明自闭症吧内的凝聚力不足,吧内用户并未充分利用可快速传播的优势,进行消息的传播扩散与交流。

网络特征路径长度指的是任意两个用户之间交流所需要经过的连线数量,也可用于衡量节点之间联系的难易程度,即可达性。所需连线数量越少,所经过的节点越少,消息传递也会更加快捷。自闭症吧内的特征路径长度为 4.742,说明在该关注网络中,一个用户到另一个用户的消息传播大约需要经过 5 个人就能完成,网络成员间在一定程度上可以较为方便快速地进行消息的传递和扩散。

4.4.2　中心度分析

节点中心度往往用于衡量受到的关注程度以及信息交流能力。一个用户的节点中心度越高,也就意味着该用户与其他许多用户有着广泛的直接联系,由此可以判断该用户在网络中的地位较高,会受到更多的关注,也就能引导更多的讨论。本部分选取了自闭症吧内用户的节点中心度前 10 名的用户,数据如表 4 - 6 所示。

表 4 - 6　节点中心度前 10 名的用户

用 户 id	节点中心度	相对节点中心度	占 　比
31e2 ****	142	11.024 845 12	0.030 816
bafa ****	58	4.503 105 64	0.012 587
b856 ****	56	4.347 826 004	0.012 153
1f8d ****	48	3.726 708 174	0.010 417
0e80 ****	44	3.416 149 139	0.009 549
2183 ****	41	3.183 229 923	0.008 898
1e9e ****	39	3.027 950 287	0.008 464
0cbb ****	35	2.717 391 253	0.007 595
2780 ****	34	2.639 751 434	0.007 378
2c95 ****	32	2.484 472 036	0.006 944

上述数据显示,用户"31e2 ****""bafa ****""b856 ****"等明显与贴吧内其他用户保持了较为密切的联系,从而具有话题吸引力和引导力,处于自闭症吧用户交互网络的中心位置,具有较大的"权力",在网络中的地位较高,重要性较大。

节点中心度的数值越接近 1,则说明该社会网络越具有中心趋势;中心度的数值越接近 0,该社会网络则越发散,不具有中心趋势。自闭症网络的节点中心度为 10.76%,较为发散。

接近中心度度量的是　个行动者不受其他行动者控制的能力。如果　个节点与其他节点的距离都很短,则该节点具有较高的接近中心性。此类节点与其他节点较为接近,较少依赖其他节点获得信息,因而较难被其他节点所控制和影响。① 因此,接近中心度越小说明该节点越不受他人控制,独立性越强。本部分选取了自闭症吧内用户的接近中心度前 10 名的用户,数据如表 4 - 7 所示。

———————

① 高庆一,李牧.基于 GN 算法的重叠社区识别方法[J].华中科技大学学报(自然科学版),2015,43(09):13—18.

表 4 - 7　接近中心度前 10 名的用户

用 户 id	入疏远度	出疏远度	入接近中心度	出接近中心度
31e2 ****	1 359 283	857 531	0.094 756	0.150 199
1e9e ****	1 359 362	857 755	0.094 75	0.150 159
2780 ****	1 359 376	857 819	0.094 749	0.150 148
2dcc ****	1 359 383	857 835	0.094 749	0.150 145
0e80 ****	1 359 356	857 885	0.094 751	0.150 137
0247 ****	1 359 431	857 869	0.094 746	0.150 139
2a0a ****	1 359 439	857 940	0.094 745	0.150 127
287e ****	1 359 611	857 886	0.094 733	0.150 137
107b ****	1 359 532	857 975	0.094 738	0.150 121
1f8d ****	1 359 465	858 023	0.094 743	0.150 113

用户"31e2 ****""1e9e ****""2780 ****""0e80 ****""1f8d ****"等 5 人除了保持较高的节点中心度和中间中心度的同时,还拥有较低的接近中心度,也就是有较高的独立性,不易为其他用户影响。用户们在社区中获取信息的频率和规模远大于提供信息的频率和规模,传播信息的难度要大于获取信息,这进一步说明自闭症吧内的用户多数仍为信息的需求者,需要培养专业的自闭症信息的供应者以平衡吧内信息的需求和供应。

中间中心度度量的是一个行动者对于其他行动者以及社群资源的控制程度。在网络中,一个行动者如果处于许多交叉网络路径上,则该行动者处于重要地位,因为其具有控制其他行动者互动的能力。处于该位置的个体可以通过控制或者曲解信息的传递而影响群体。中间中心度越高,表明越靠近网络的中心位置,从而可以更好地影响其他用户,反之则不能起到很好的桥梁作用。本部分选取了中间中心度前 10 名的用户,数据如表 4 - 8 所示。

表 4 - 8　中间中心度前 10 名的用户

用户 id	中间中心度	相对中间中心度	用户 id	中间中心度	相对中间中心度
31e2 ****	78 847.546 88	4.756 568 432	1e9e ****	15 989.344 73	0.964 575 529
0e80 ****	29 966.314 45	1.807 752 252	2780 ****	15 837.803 71	0.955 433 667
1c59 ****	19 869.382 81	1.198 643 327	2dcc ****	14 066.537 11	0.848 580 003
2c95 ****	18 318.619 14	1.105 091 691	115c ****	12 603.576 17	0.760 325 193
287e ****	16 052.051 76	0.968 358 457	2183 ****	12 460.843 75	0.751 714 706

从结果来看,中间中心度前10名的用户与节点中心度或接近中心度较高的几位用户重合度比较高,说明这几位用户确实可以在网络中利用中心位置和良好的资源充分发挥桥梁作用,在与吧内用户建立直接联系的同时,还会影响到其他用户之间的交流互动,利用其"权力"进行一定的协调甚至控制,进而影响到整个用户网络。

中间中心势表明了整个社会网络中用户之间要想进行顺利互动,对用户之间桥梁的依赖程度。自闭症吧内的网络中间中心势为4.73%,比较低,说明吧内用户要想获得信息交流往往不会过分依赖于其他用户构成的桥梁,表示自闭症吧用户对于重要用户的依赖程度要高于普通节点用户,更倾向于与重要用户直接建立联系,因此关于自闭症的信息传播速度会有所加快,但信息的真实度可靠性难以得到保证,并且这对于用户之间的交流互动也是不利的。对于大部分用户,尤其是边缘用户,需要调动他们参与互动的积极性,鼓励其靠近用户网络中心,共享自闭症信息资源,从而为其提供帮助,满足用户或者用户亲友的需求。

4.4.3　用户交互网络演化

为探究自闭症吧内用户交互的动态演化情况,我们以月为单位整合每个月的交互数据,其中用户的发帖和回帖数量以及参与交互的用户数量如图4-7和图4-8所示。

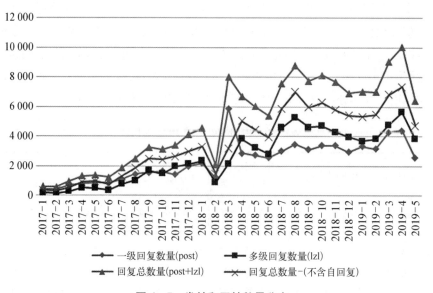

图4-7　发帖和回帖数量分布

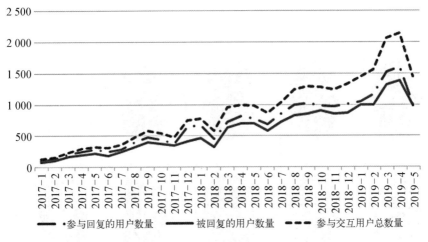

图 4-8　参与互动的用户数量分布

　　总体来看,用户在自闭症吧内发帖和回帖数量与交互数量均处于上升趋势。其中,参与回复的用户数量总是多于被回复的用户数量,这与之前得到的用户相较于主动发表观点更倾向于在回复帖内与其他用户互动的结论相一致。

　　2017 年 1—6 月,用户在吧内互动的频率较为稳定;2017 年 6 月—2018 年 1 月则在规模上有了明显的扩大趋势,无论是用户数量还是在吧内互动产生的帖子数量都有了较多提升,但总体来看互动还是较为内敛,用户的一级回复数量与多级回复数量相差不大,他们在主帖下回复或是在回复帖内进行互动的积极性都不高;在 2018 年 1—2 月出现了下降趋势后又在其后回升,呈现出了明显的上升趋势,可以看出自闭症吧已经吸引并累积了大量用户,他们积极参与吧内互动,发帖和回帖,当然还是更倾向于在回复帖下与其他用户互动。其中 2018 年 3 月的一级回帖数量的大幅回升与个别自闭症用户发帖发泄情绪后自建楼层"顶楼"有较大关联。

　　从用户数量及发帖和回帖数量的分布可以看出用户在每年的 3—4月参与互动的意愿更加强烈,这可能与每年的 4 月 2 日为"自闭症日"相关。除此之外,每年冬季,尤其是 11 月—次年 1 月期间,参与互动的用户数量以及发帖和回帖数量往往也会有所上升,是否因为冬季气候影响到自闭症患者的情绪,从而引发其家属亲友的广泛讨论,我们还需进一步验证。

　　图 4-9 即采用 NetworkX 绘制得到的自闭症社区从 2017 年 1 月—2019年 5 月每月的交互网络整体结构图。

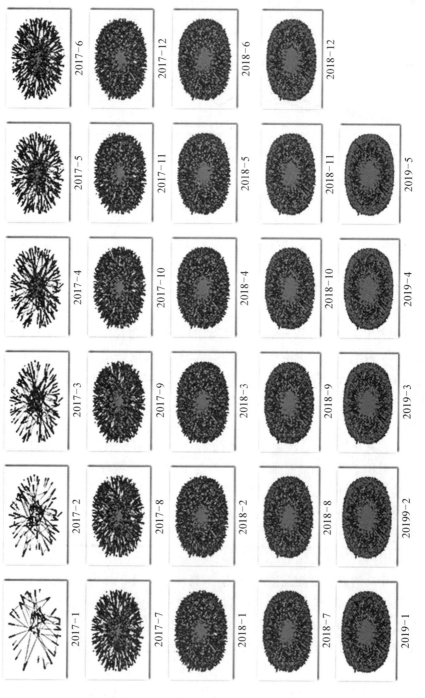

图 4 - 9　交互网络整体结构图

由图4-9可见,初期的自闭症吧内用户交互网络比较稀疏,但随着时间的变化,用户数量的增加,图中节点越来越多,联系也越来越密集,但在2018年2月以后,用户交互网络一直处于较为密集的状态,变化不甚明显,因此,我们将每个月的交互数据整理后运用 UCINET 计算得到了相应月份的网络指标,结果如表4-9所示。

表4-9 交互网络指标

日 期	网 络 密 度	聚 类 系 数	网 络 距 离
2017-1	0.019 8	0.33	3.56
2017-2	0.012 6	0.126	5.335
2017-3	0.009 5	0.069	4.65
2017-4	0.010 2	0.424	4.308
2017-5	0.008 8	0.155	4.699
2017-6	0.007 9	0.124	4.772
2017-7	0.009 8	0.337	4.009
2017-8	0.008	0.305	3.945
2017-9	0.007 5	0.362	3.668
2017-10	0.008 2	0.179	3.821
2017-11	0.011 5	0.463	3.682
2017-12	0.005 3	0.418	3.916
2018-1	0.005 4	0.34	3.867
2018-2	0.004 5	0.181	4.609
2018-3	0.003 5	0.23	4.24
2018-4	0.005	0.459	3.853
2018-5	0.004 6	0.203	4.047
2018-6	0.005 2	0.208	3.925
2018-7	0.005 5	0.419	3.95
2018-8	0.004 6	0.399	3.77
2018-9	0.003 6	0.321	3.96
2018-10	0.003 9	0.288	3.982
2018-11	0.003 8	0.213	4.093
2018-12	0.003 1	0.265	4.066
2019-1	0.002 6	0.188	4.078
2019-2	0.002 3	0.132	4.246
2019-3	0.001 6	0.165	4.439
2019-4	0.001 6	0.162	4.424
2019-5	0.002 3	0.187	4.497

图4-10显示了自闭症吧在2017年1月—2019年5月每月的用户交互网络密度皆位于0.02以下,且总体处于下降的趋势。由前文可知,自闭症吧内随着时间越来越长,用户总量也越来越大,每个月参与互动的用户数量越来越多,虽然用户数量在上升,但其讨论的主题却是分散的,因此未能实现高度的集聚性,网络密度反而是处于下降的趋势。

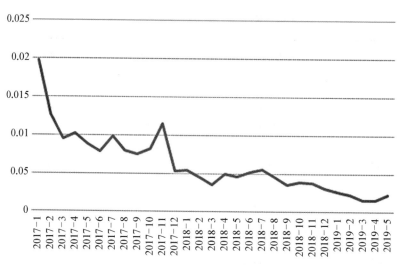

图4-10　网络密度变化

与网络密度的演变不同,随着用户数量的增多,每个月的用户交互网络聚类系数没有明显下降,但是也没有明显上升,而是随着时间的变化在0.1—0.5区间内上下波动,见图4-11。具体来看,每年的3—4月、7—9月、

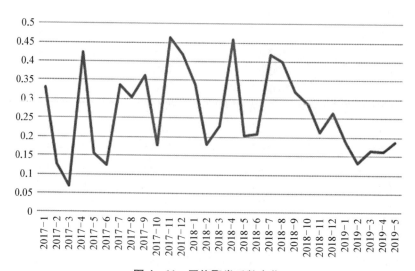

图4-11　网络聚类系数变化

11 月—次年 1 月是聚类系数明显上升的时期,可见在这些时间里出现了用户关注的话题并展开了小组式的讨论和互动,因而聚类系数有明显上升。

与前两个网络指数的变化都不同,自闭症吧内的网络平均距离处于一个非常稳定的状态,从 2017 年 1 月至 2019 年 5 月,每个月用户交互网络的平均距离均小于 6,且大多在 4 上下小幅波动,见图 4 – 12,即通过 4 个人就可以将吧内任何两个人联系起来。可见自闭症吧用户网络的小世界特点比较明显,网络中新的消息和内容可以较快地流通起来,便于信息的传递。

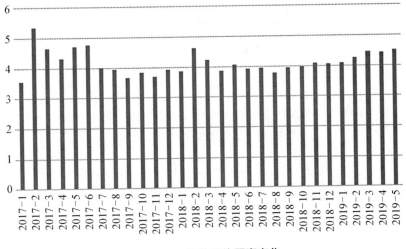

图 4 – 12　网络平均距离变化

4.4.4　基于用户角色的信息交互行为分析

由前文识别得到身份后再次绘制整体交互网络并用 Netdraw 进行可视化,如图 4 – 13 所示,其中,○为“1. 自闭症患者及亲友”,■为“2. 专业人士”,△为“3. 第三方”,✚为“4. 其他无关人员”。可见处于整体网络中心的大部分为一类用户“自闭症患者及亲友”和二类用户“专业人士”,这些用户往往是知识提供者和知识分享者,他们或根据他人实际需求提供相应知识,或在知识需求的基础之上分享了解到的信息,也能起到传播信息的桥梁作用,这些用户能够为社区的持续发展做出贡献,而处于边缘的用户除了部分寻求知识分享的家长、亲友、患者以外,还有第三类用户,即一些机构、广告用户,他们的分布则较为分散,并未为用户提供相对有价值的信息,主要为发布治疗、药品仪器等广告信息,由于部分广告内容较为隐晦,虽然会通过帖子标题吸引用户点击阅读,但并未能让用户与其互动,第四类用户多分享无关信息或不明内容,在交互网络中的分布极其分散稀疏,他们往往自行发帖和顶帖,不参与和其他各类用户的互动。

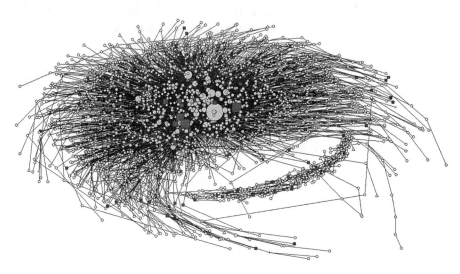

○ 1. 自闭症患者及亲友　■ 2. 专业人士　▲ 3. 第三方　✚ 4. 其他无关人员

图 4 - 13　基于角色的整体交互网络

为探究整体网络中心部位用户的交互状况,本部分选取了节点度数大于等于 5 的 422 位中心部位用户,连线的粗细代表其之间关联的强度,即互动的频率,见图 4 - 14,可见家长群体和特教医生群体两类用户进行了广泛而密切的互动。

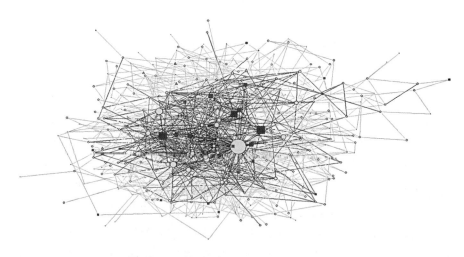

图 4 - 14　基于角色的整体中心交互网络

为探究不同类别用户内部的交互状况,我们分别对不同种类用户的交互网络进行绘制,(部分)可视化结果如图 4 - 15 所示。可见家长、亲友、患者之间的交互网络结构与整体网络结构最为相似,这与第一类用户的数量占比最大有关,由此可见,家长、亲友、患者是构成自闭症网络社区的主体,也为社区内的知识提供、知识分享做出了巨大贡献,相较之下,特教老师、医生之间的交互则没有那么密切,但也能够形成交互,彼此之间分享沟通,但机构、广告之间的交互明显稀疏许多,因为其共同目的是吸引用户关注其治疗、购买药品仪器等,因此更倾向于与第一类用户进行互动,内部并没有过多互动的必要,而第四类用户除了不与其他种类的用户互动之外,彼此之间也没有交流分享,对于社区的建设并无贡献。

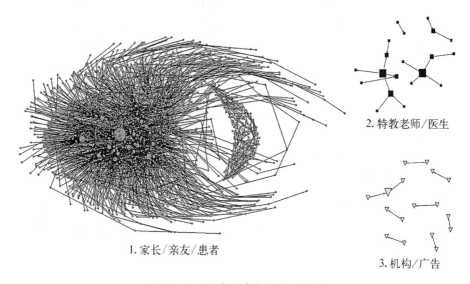

1. 家长/亲友/患者

2. 特教老师/医生

3. 机构/广告

图 4-15　各类用户内部交互网络

4.5　意见领袖识别及特征分析

4.5.1　意见领袖识别

4.5.1.1　引导型意见领袖

意见领袖对自己先期接收到的信息进行加工与阐释、扩散与传播,正是为了释放其对追随者或被影响者的态度和行为而起引导的功能。[①] 我们将

---

① Wu J, Liu Y. Deception Detection Methods Incorporating Discourse Network Metrics in Synchronous Computer-mediated Communication[J]. *Journal of Information Science*, 2019.

自闭症吧内节点中心度前 10 名用户识别为引导型意见领袖,数据如表 4 - 10 所示。

表 4 - 10　节点中心度前 10 名的用户

排　名	用 户 id	相对出节点中心度	相对入节点中心度
1	31e2 ****	10.481	2.873
2	1f8d ****	3.339	0.932
3	0e80 ****	3.183	0.776
4	2183 ****	2.95	0.854
5	1e9e ****	2.873	0.621
6	0cbb ****	2.562	1.009
7	2780 ****	2.484	0.932
8	2c95 ****	2.329	0.466
9	3465 ****	2.096	0.233
10	115c ****	2.019	0.466

将排名 1—10 的用户分别命名为"引导用户 1、引导用户 2……引导用户 10",其特征及其在自闭症吧内外所发的帖子,如表 4 - 11、表 4 - 12、表 4 - 13 所示。

表 4 - 11　节点中心度前 10 名的用户特征

用　　户	性别	用户积分	用户等级	发帖数量	收到一级回帖数量
引导用户 1	男	1 977	9	12	1 081
引导用户 2	男	0	1	20	335
引导用户 3	女	773	8	1	185
引导用户 4	女	443	7	14	799
引导用户 5	未知	876	8	4	201
引导用户 6	女	0	1	1	1 025
引导用户 7	未知	0	1	0	0
引导用户 8	未知	2 709	10	0	0
引导用户 9	男	801	8	1	5
引导用户 10	未知	567	8	6	178

表 4 - 12　节点中心度前 10 名的用户在自闭症吧内发帖

用　户	自　闭　症　吧　主　帖
引导用户 1	"规则感"其实是特殊孩子能否在幼儿园待下去的关键,十分赞同 大家对于理解能力需要一个直观的体会。 高功能自闭症的一些判断标准(自己归纳与网友交流) 来吧,你们就尽情地发挥吧! 南脑 2.5~3.5 岁自闭症筛查流程,大家可以自测一下 普通的语言障碍与自闭症有着本质的区别 请教提高孩子幼儿园注意力的办法。 申请 0—6 岁儿童免费康复所需材料。 在自闭吧能得到中医粉和针灸粉们的抬爱,真是辛苦你们了。 珍珠季,请对你的孩子负责。 只靠眼神和分享的判断是不是闭,并不靠谱。发现孩子有问题请到专业机构 准备带孩子去机构了,祝宝宝早点康复
引导用户 2	吧里是不是大多数孩子都有以下行为? 不是说不到 3 岁不能确诊吗? 堆积木在自闭症测试里是测试什么行为的? 这是我儿子今天堆的 国外通过眼神捕捉技术检查婴儿是否有可能患上自闭症 孩子在开始游戏前会有意识说 123 开始 孩子怎样的行为才算是分享情绪呢? 孩子这两天学会了刷牙很欣喜,希望越来越好 孩子指图让我读,我不读他会抬头看我这是不是好现象? 家长们你们的小孩 2 岁体检是智力是多少岁? 我看到有一本叫《语迟的孩子》这本书的我觉得很有用 学前教育吧看到的一篇文章转过来挺有用 有的家长能为我解答下感统失调会出现什么行为和状况吗? 这个是第二段视频,因为不能一次发,螺丝可以一次都夹完 这是北京一家机构写的关于自闭症误诊的文章 这样的精细动作算是合格吗? 正常孩子和自闭症孩子都会有的行为习惯和特点是什么? 自闭症孩子大多数都有睡眠问题? 自闭症里真的很多都是左撇子吗? 自闭症容易被逗笑吗? 自闭症小孩会喜欢看动画片吗?

（续表）

用 户	自 闭 症 吧 主 帖
引导用户 3	重症自闭症患儿,我该如何面对明天
引导用户 4	520 晒情人啦 还记得 3 个月前绝望的我吗? 孩子情绪激动,不能等待,有自伤行为怎么改善? 绝望每天有 两个月的我是那么的悲观,其实很多家长也会有这经历。 两岁典型自闭症真的没救了吗? 行为越来越刻板 每天都在绝望与希望之间徘徊。 每天都在希望与绝望中徘徊 你们听说过尤欣的免疫治疗法吗? 了解过吗? 我在吧贴里看到过有人 睡了两分钟惊醒。眼泪都流干了。不愿意相信但事实就在这 新年快乐。 有广西的吗? 你们都去哪里干预? 在这冬天的路上行走,感觉大家都穿棉袄,自己出短袖一样的格格不 这人间太苦,多想离开。
引导用户 5	1 岁 8 个月孩子,下周一去儿童医院做测评! 坐标青岛 不相信我的孩子是那个病! 2.2 岁每天都在进步着、 有懂不耐受的亲吗? ……请指教分析一下嘛?
引导用户 6	分享我儿子 0—10 岁的自闭症之路,持续更新
引导用户 9	开帖服务
引导用户 10	真是要神经病了的节奏 请大神帮分析 哎 求有经验家长帮忙给分析分析 可怕 有谁的孩子跟大人不亲

表 4-13　节点中心度前 10 名的用户在自闭症吧外发帖

用 户	贴吧名称	主 帖
引导用户 1	少年三国志	暗金宠物玄阵问题,请教大佬? 还有好多将,没有被好好挖掘啊 请教大佬,快出鸿蒙符了,金符用哪个护佑好? 请问各位大佬,瑞神,月神,风神,哪个比较好一点啊

（续表）

用　户	贴吧名称	主　　帖
引导用户 2	oppo	OPPO R1 怎么强制解锁呢？
	北海	北部湾一号的沙滩怎么样？
	创造 101	【创造 101】第四期顺位淘汰预告 6.11　活动主题曲杨超越超清直拍面部表情动作进步很大 OPPO 版主题曲 MV 发布村花无镜头 超越已排百度女明星人气榜十三粉丝榜第四 程潇来参加能拿几名？ 创造 101 正片未播 MV【告别舞台选手：谢谢你们带来的美好回忆】 村花在选气氛担当的时候有句话笑死我了 当周洁琼的 IOI 遇到 AKB48 会是怎样？进来看看高清版 葛佳慧排在 14 名太意外了 你们还没见过的杨超越御姐风走一个 陪伴王菊最多的这个大佬貌似已弃菊来看图 求真相帝,她们为什么说走了不用回来？左下角是宠物笼吗？ 山支大哥来电了 未修音加消音。请无耻腾讯不要拿我们村民感情来消费 无耻 TX 杨超越第二次公演直拍和公演居然不一样!!! 杨超越陈意涵最新下班超清饭拍村民超多 已经过了两个月了来看看有多少人事因为这个视频转粉的？ 这个小姐姐怎么样？ 重发一套村花清晰版的 主题曲 MV 村花没镜头？ 最新 OPPO 版 MV 村花依然没镜头
	世界杯	终于知道德国为什么会输了,来听听克罗斯怎么说!
	杨超越	超越【180521 图片】村花刚才 19 点的直播谁有录播吗？ 超越【180522 图片】我们主投哪首歌？ 超越【180613 图片】超越在最近一期百度女明星人气榜和粉丝
	雨燕	11 款 1.5 自动打不起火,有吧友碰到这样的情况吗？ 11 款 12 年 12 月的车跑了 4.4 万公里 11 款雨燕 1.5 自动的可以加装后电动车窗吗？

（续表）

用　户	贴吧名称	主　　　帖
引导用户 9	刁爱青	关于 22 年前南大碎尸案推理还原 为啥这个吧整天都要怼？都是想推理想破案子为什么不能好好讨论呢
	海贼王	重大发现,恶魔果实能力者好像都没有后代。路飞的父亲龙还不知道
	极限推理	晚上好
	焦虑症	有焦虑症吗？
	推理	失踪人口回归 新题出炉,极限推理工作室更新。欢迎喜欢推理的朋友,顺便求赞求关注 原创题目,难度很高,了解一下? 原创推理题,试试吧
	推理题	各位朋友早安,这里极限推理工作室,新题出炉求关注求赞哦。
	心理咨询	开帖服务 如果,想找个人说说你的故事,那我会是很好的听众。 需要心理咨询,或者碰到苦恼的来。
	抑郁症	其实我一开始没打算进这个吧,看到你们所描述的事情我会无比心疼
	隐居	何为归隐?

可见受到关注较多的引导型意见领袖的性别分布比较均衡,大多数是自闭症吧内有着多年吧龄或积分的用户,例如引导用户 1、3、4、5、8、9、10,他们的发帖或为吧内其他用户提供参考,或与其他用户引起共鸣,其中引导用户 9 除了关注自闭症吧外还关注了焦虑症贴吧、抑郁症吧,并在心理咨询吧发了与自闭症吧内相同的帖子"开帖服务";引导用户 2 和引导用户 6 作为新加入的用户,虽然用户等级不高,但短期内的发帖数量较多或者发表了某一贴吧用户内比较关注的主帖,也得到了较多的关注;作为意见领袖,引导用户 7 的用户等级不高,发帖数量也不多,但其活跃在评论区与其他用户积极互动,且从 2018 年 9 月初次出现在贴吧一直活跃至今。上述用户往往具有较强的话题引导能力,且与贴吧内其他用户保持了较为密切的联系,在网

络中的地位较高,重要性较大。

4.5.1.2 支配型意见领袖

意见领袖也是对信息加工后予以再传播和再扩散的这一部分人,即知识和信息的支配者。我们选取了自闭症吧内接近中心度前 10 名的用户作为支配型意见领袖,数据如表 4 - 14 所示。

表 4 - 14 接近中心度前 10 名的用户

排　名	用　户 id	入接近中心度	出接近中心度
1	b856 ****	0.1	0.078
2	bafa ****	0.099	0.078
3	b1e8 ****	0.098	0.078
4	79cf ****	0.097	0.078
5	c153 ****	0.097	0.078
6	4662 ****	0.097	0.078
7	faa9 ****	0.096	0.078
8	c30d ****	0.096	0.078
9	8503 ****	0.096	0.078
10	e019 ****	0.096	0.078

将接近中心度排名 1—10 的用户分别命名为"支配用户 1、支配用户 2、支配用户 10",其特征及其在自闭症吧内外所发的帖子,如表 4 - 15、4 - 16、4 - 17 所示。

表 4 - 15 接近中心度前 10 名的用户特征

用　户	性别	用户积分	用户等级	发帖数量	收到一级回帖数量
支配用户 1	男	4 142	11	7	4 861
支配用户 2	女	7 078	12	6	5192
支配用户 3	男	2 301	10	12	453
支配用户 4	男	4 960	11	10	549
支配用户 5	男	1 574	9	13	384
支配用户 6	男	510	8	16	1 421
支配用户 7	女	2 348	10	1	44
支配用户 8	未知	0	1	3	759
支配用户 9	男	1 634	9	0	0
支配用户 10	女	1 081	9	10	760

表 4 - 16 接近中心度前 10 名的用户在自闭症吧内发帖

用 户	自 闭 症 吧 主 帖
支配用户 1	回复：今晚睡不着给大家聊聊自闭症 今晚睡不着给大家聊聊自闭症（2） 今晚睡不着给大家聊聊自闭症（3） 自闭症康复师手札　三 自闭症康复师手札　二 自闭症康复师手札　四 自闭症康复师手札　一
支配用户 2	基因变异导致的自闭症。 疑似自闭症表现归纳总结；饮食干预；外加 ABA 目标。 饮食，疫苗，转基因食品与自闭症的联系。 再发一次，饮食调整减轻自闭症状帮助孩子恢复。 再发一个辅助调整自闭现象的偏方，低碳生酮饮食，以及椰子油。 再贴：再谈自闭症的成因和治疗：每一位家长都不要放弃希望。
支配用户 3	第三版自测方法（第二章） 第三版自测方法（第三章，上） 第三版自测方法（第三章，下） 第三版自测方法（第四章） 第三版自测方法（第五章） 第三版自测方法（第一章，上） 第三版自测方法（第一章，下） 第三版自测方法（序章） 愤怒的少年的名字，转战知乎更新的自闭症自测手段 推荐一部自闭症美剧，从第一视角了解自闭症在想什么
支配用户 4	从今天开始做为期十天的公益咨询 代挂北京六院郭延庆 丹佛模式解析 孤独症（自闭症）谱系障碍 Autism Spectrum Disorder 既然都这么关心 aba，我也点一把火吧 继续做为期一周的公益咨询，有问题的家长留一下联系方式 今天开始陆续对家长关心的问题，做出解释和干预思路 贴吧里真乱 这样就可以弄成签名档了吗？ 自闭症家长交流

（续表）

用　户	自 闭 症 吧 主 帖
支配用户 5	［请教］真正的语迟的孩子是否需要干预？ ［世界四大顶级医学期刊］疫苗不会增加自闭症风险 忽悠，接着忽悠，继续忽悠，组团忽悠 最近骗子好像基本消失了
支配用户 6	ABA 的成功无法复制，但是失败却很容易复制【公开信 1】 被沉帖最后一次重发：诺诺爸爸的家庭干预日记 孩子不是没有感情或者读不懂感情，而是超敏。超级敏感，一是观察 静进教授：自闭症治疗应遵循其精神病理学基础静进教授，医学博士 诺诺爸爸康复日记——社交篇 诺诺爸爸康复日记音频－2：诺诺是如何获得语言的 诺诺爸爸康复日记音频－4：如何和家人相处-孩子开心成长的基础 诺诺爸爸聊 asd 系列 5：什么叫感统失调？该怎么应对？ 诺诺爸爸聊自闭：他们只是聪明而敏感的正常人，《雨人》观后感 诺诺爸爸聊自闭：音频第六期 奇迹的延续 诺诺爸爸新家长求助答疑集锦— 4 月 8 日 诺诺成长康复日记（培训师爸爸的家庭干预记录） 我是诺诺爸爸，再开第三帖，解答下吧友问题。 我是诺诺爸爸，再开一帖，解答下吧友问题。 重发：诺诺成长康复日记（培训师爸爸的家庭干预记录） 转一下诺诺爸爸给群友的劝告
支配用户 7	找孤独症家教吗？北京地区
支配用户 10	@某海带 22 个月孩子社交水平是否正常？ 1.10　2.7 岁第五次复诊 1.16　北医六院第二次复诊归来 19 个半月和陌生姐姐的互动，求教海带兄!!! 19 个半月和陌生姐姐互动第二段视频 1 岁半，曾经被判疑似，请教各位老师几个问题 2.25　被邹神排除，看诊经过分享 6.12　北医六院复诊情况记录 来，看看网络暴力可以恶毒到什么程度

表 4-17　接近中心度前 10 名的用户在自闭症吧外发帖

用　户	贴吧名称	主　　帖
支配用户 2	北京国安	趁着夜黑人静,从老崔的事聊聊人性,聊聊世界。
	神父	平静生活的十诫,教宗圣若望二十三世。
	修女	复活节临近,Notre-Dame de Paris 火灾。
支配用户 4	孤独症	交流群
	邹平	大家好,我是一名康复治疗师兼特教老师。
支配用户 5	宝马	32i 和雪铁龙 C6 有没有兄弟对比过 啥时候买车最划算?
	黑莓	我最想要的黑莓。
	太原理工大学	【WANTED】寻找英语系导游一名。
支配用户 6	孤独症	诺诺成长康复日记(培训师爸爸的家庭干预记录)。
	剑来	大型真实体验模拟 VR 游戏,南苑国江湖沉浮录游戏设定解析 剑来这本书总管在首诗里借鉴的至少五条,你能找到几条? 聊聊总管这个人,吧主加精。
支配用户 7	茶	请教,我的茶叶不能完全展开是什么原因。
	乌龙茶	每一泡之间,开还是闭盖?

　　可见相较于引导型意见领袖而言,支配型意见领袖中的男性用户更多,贴吧等级更高,已经具备了较多的自闭症知识和背景,也有属于自己获取信息的渠道,在自闭症吧内是发帖比较独立的角色,这些用户往往分享自己的自测方法以及康复日记等,情感正向积极,对于与其他用户的互动依赖性不高,有较强的独立性,不会轻易被其他用户影响。也有部分用户如支配用户 4、6 还关注了孤独症吧,也会分享自己的经验。

4.5.1.3　调解型意见领袖

　　意见领袖对传播者的传播还具有协调或干扰的作用。如果传播者传递的是符合意见领袖及其团体成员需要的或者是可以为其接受的观点和主张,那么意见领袖就会支持并辅助传播,成为大众传播中引起良好效果的动力,反之会对其造成干扰,也可能对信息只做出合意的加工和解释,或者干脆进行指责和攻击。本部分选取了在中间中心度排在前 10 名的用户,将其识别为调解型意见领袖,数据如表 4-18 所示。

表 4-18　中间中心度前 10 名的用户

排　名	用 户 id	中间中心度	相对中间中心度
1	31e2 ****	78 847.547	4.757
2	0e80 ****	29 966.314	1.808
3	1c59 ****	19 869.383	1.199
4	2c95 ****	18 318.619	1.105
5	287e ****	16 052.052	0.968
6	1e9e ****	15 989.345	0.965
7	2780 ****	15 837.804	0.955
8	2dcc ****	14 066.537	0.849
9	115c ****	12 603.576	0.76
10	2183 ****	12 460.844	0.752

将中间中心度排名 1—10 的用户分别命名为"调解用户 1、调解用户 2……调解用户 10",其特征如表 4-19 所示。

表 4-19　中间中心度前 10 名的用户特征

用　户	性别	用户积分	用户等级	发帖数量	收到一级回帖数量
调解用户 1	男	1 977	9	12	1 081
调解用户 2	女	773	8	1	185
调解用户 3	未知	67	5	20	241
调解用户 4	未知	2 709	10	0	0
调解用户 5	未知	1 069	9	52	592
调解用户 6	未知	876	8	4	201
调解用户 7	未知	0	1	0	0
调解用户 8	未知	392	7	3	144
调解用户 9	未知	567	8	6	178
调解用户 10	女	443	7	14	799

可以发现调解型意见领袖与节点中心性排名靠前的引导型意见领袖有较大的重合:调解用户 1、2、4、6、7、9、10 分别对应引导用户 1、3、8、5、7、10、4(如表 4-20 所示)这些用户的特征在前文已经介绍过了,此处不再赘述。

表 4 - 20　调解用户与引导用户关系对照

调解用户 1	—	引导用户 1
调解用户 2	—	引导用户 3
调解用户 4	—	引导用户 8
调解用户 6	—	引导用户 5
调解用户 7	—	引导用户 7
调解用户 9	—	引导用户 10
调解用户 10	—	引导用户 4

调解用户 3、5、8 作为中间意见领袖用户,在自闭症吧内发帖较少(如表 4 - 21 所示),他们往往活跃在评论区,关注也比较集中,除了自闭症吧外并未关注其他贴吧。此类用户位于整个交互网络的中心位置,处于许多交叉网络路径上,从而能更好地利用自己的位置和身份,影响到其他用户,起到很好的桥梁作用。可见许多用户在作为中心用户的同时也承担着桥梁的作用,促进着社区内的信息传播与交流。

表 4 - 21　中间中心度前 10 名的用户在自闭症吧内发帖

用　　户	自　闭　症　吧　主　帖
调解用户 8	求推荐绘本,最好有个自闭宝宝的书单 小月龄宝宝自闭判断标准 这个到底是不是自闭

4.5.2　意见领袖交互特征

该意见领袖交互网络共有 23 个节点,69 条联系,如图 4 - 16 所示即意见领袖交互网络整体结构图。运用 UCINET 计算得到该网络的网络密度达到 0.136 4,远高于整体的用户网络,聚类系数为 0.278,网络平均距离为2.276,即只需要 2 个人就可彼此联系,网络节点中心势为 30.52%,可见该意见领袖网络的联系还是比较紧密的,知识和信息可以在意见领袖网络中以较快的速度传播。通过计算该网络的中心性,可得到节点中心度、接近中心度和中间中心度的排名,如表 4 - 22 所示。

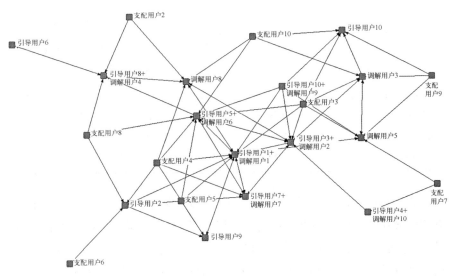

图 4-16 意见领袖交互网络整体结构图

表 4-22 意见领袖交互网络指标

	相对节点中心度	接近中心度	出接近中心度	中间中心度	相对中间中心度
引导用户 1+调解用户 1	50	37.288	8.118	76.667	16.595
引导用户 5+调解用户 6	45.455	34.375	8.088	31.833	6.89
引导用户 3+调解用户 2	36.364	34.921	8.118	66.833	14.466
调解用户 3	27.273	30.986	7.942	37.333	8.081
支配用户 3	27.273	4.348	8.835	—	—
引导用户 2	27.273	30.137	7.857	13	2.814
调解用户 5	27.273	33.333	7.666	11.667	2.525
支配用户 4	27.273	4.348	8.73	—	—
调解用户 8	27.273	34.921	8.059	43	9.307
引导用户 7+调解用户 7	22.727	32.353	8.029	3.333	0.722
引导用户 10	22.727	33.846	4.348	—	—
引导用户 10+调解用户 9	22.727	4.348	8.8	—	—
引导用户 8+调解用户 4	22.727	30.556	7.829	31.333	6.782
支配用户 5	22.727	4.348	8.696	—	—
引导用户 9	18.182	29.73	7.829	—	—
支配用户 10	18.182	4.348	8.696	—	—
支配用户 9	13.636	4.348	8.333	—	—
支配用户 8	13.636	4.348	8.627	—	—
支配用户 2	9.091	4.348	8.462	—	—

（续表）

	相对节点 中心度	接近 中心度	出接近 中心度	中间 中心度	相对中间 中心度
引导用户 4+调解用户 10	9.091	4.545	8.462	9	1.948
支配用户 7	9.091	4.348	8.98	—	—
支配用户 6	4.545	4.348	8.178	—	—
引导用户 6	4.545	23.913	7.56	—	—

通过对比,可得出结论:引导用户 1、3、5 和调解用户 8 这 4 位用户在意见领袖交互网络中承担着多重角色,既是意见领袖群体中的知识输出者,也是信息传播的桥梁,同时与其他用户往来互动,接受其他用户的信息和情感传递。自闭症吧内的信息知识传递和传播对于上述几位用户的依赖性较大。

4.6　用户群组分析

4.6.1　用户群组聚类结果

自闭症吧的用户数量多,在整体网络结构下对其子集合的分析能够了解其紧密程度与行动状态,这又称为凝聚子群分析。目前,凝聚子群还没有确切的定义,大体是指满足如下条件的行动者子集合,即在此集合中的行动者之间具有较强的、直接的、紧密的、经常的或者积极的关系。本部分选取了联系强度大于等于 4 的用户,对其进行用户聚类,得到的聚类人数及其讨论的主题如表 4-23 所示,其中四级聚类后得到 11 个子群,表中数字即子群代号,其中部分四级聚类子群继续凝结成三级聚类子群,例如,"子群 15"和"子群 16"组合成三级聚类了群"了群 13",以此类推最终可分为两个大子群:"子群 1"和"子群 2"。

表 4-23　凝聚子群聚类结果

一级 聚类	二级 聚类	三级 聚类	四级 聚类	该子群 聚类人数	讨　论　主　题
1	3	5	7	174	志愿活动、专业信息
	4	9	9	2	描述、提问
		10	10	1	提问

（续表）

一级聚类	二级聚类	三级聚类	四级聚类	该子群聚类人数	讨　论　主　题
2	11	13	15	240	治疗康复经验、情感表达
			16	87	自测方法、情感表达
		14	17	51	描述提问、情感表达
			18	53	描述提问、经验分享
	12	19	21	52	描述提问、康复记录
			22	15	围绕意见领袖展开
		20	23	9	提问、情感表达
			24	54	干预经验分享、康复记录

4.6.2　用户群组特征及可视化

图 4-17 即为自闭症吧内 2017 年 1 月—2019 年 5 月用户聚类结果。采用 Netdraw 绘制而成。结合表可知，根据用户之间的距离和紧密程度共分为 11 个子群。

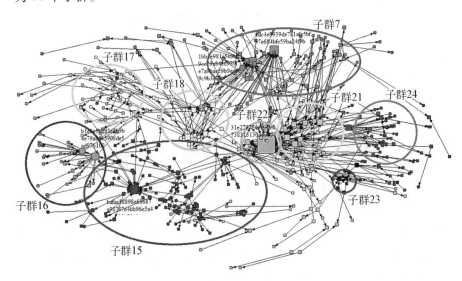

图 4-17　用户群组聚类

最大的子群（"子群 15"）有 240 位用户，主要围绕用户"bafa ****"和用户"4662 ****"等关键用户展开讨论，他们往往是信息传播者，在接收信息的同时也在向子群以外的用户传递信息。"子群15"内的用户多为一类用户,分享的内容也多为自闭症患者的患病、治疗、康复等相关经历,通过记述相关的经历或经验,为其他用户带来一定参考,多为积极情感;也有部分用户通过提问和描述的方式分享自闭症患者的症状,并进行一定的情感表达,有较为消极的情绪存在,因此也吸引了大量家长和亲友用户参与讨论,形成讨论子群。

由于节点与节点之间的联系强度是存在差异的,强度较弱的联系可能存在一定的偶然性,缺乏稳定性,因此为了进一步了解不同子群内部的核心区域,挖掘骨干网络用户的交互特征,以节点之间联系强度2为阈值,可得到子群内部的骨干网络。"子群15"内部的骨干交互网络如图4-18所示。

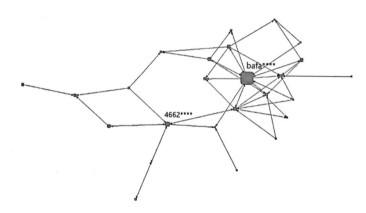

图4-18 "子群15"内部的骨干交互网络

第二大的子群("子群7")有174位用户。这一子群内的用户汇集了特教医生用户以及部分机构用户和志愿者用户,如用户"2780 ****""287e ****"及用户"1ac4 ****""1e9e ****"等。这些用户会分享专家解惑内容、自闭症相关知识和干预方法以及面向自闭症患者及其亲属的志愿活动信息等,该子群分享的内容的专业性质较强,吸引了部分第一类用户参与,并进行经验的分享与提问互动,从而形成讨论群组。"子群7"内部的骨干交互网络如图4-19所示。

第三大子群("子群16")则围绕着意见领袖用户"1c59 ****""11ab ****""22ab ****""094c ****""3496 ****"等展开讨论,其话题往往与意见领袖用户引导的方向相关,如分享自测方法、面向其他用户描述症状或提问,也有用户之间彼此的情感表达,从而形成讨论子群。"子群16"内部的骨干交互网络如图4-20所示。

规模50人左右的4个子群则汇聚了意见领袖用户的大部分,如用户"0e80 ****""2183 ****""1e9e ****""0cbb ****""2c95 ****""115c ****""79cf ****""c153 ****""faa9 ****""2dcc ****"等,可见意见领袖并不一定

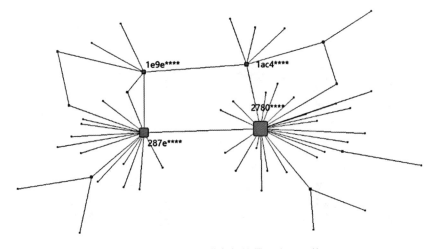

图 4-19　"子群 7"内部的骨干交互网络

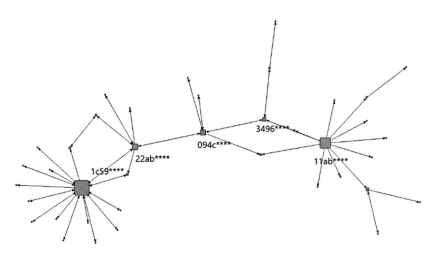

图 4-20　"子群 16"内部的骨干交互网络

会在最大的子群发挥作用,而是在有一定规模的小团体内进行话题的引导和信息的分享。

　　"子群 22"的规模不大,但却集中围绕着关键用户"31e2 **** "分享的干预过程展开,他们之间保持着时间较长且较为密切的联系,情感表达也经历了从消极到积极的转变,除了该意见领袖用户以及几位以发帖的形式分享经验和知识的用户以外,其他用户多在评论区进行互动,除了时常关注该子群关键用户分享的内容,还活跃在其他多个子群的评论区进行往来互动和交流,如"子群 15""子群 18"和"子群 21"等,因此该子群整体也作为桥梁连接了多个中等规模的群组。由于"子群 22"起到了桥梁作用,因此将"子群 22"的骨干交互网络与其周围的关键用户交互网络相联合,得到交互网络如图 4-21 所示:

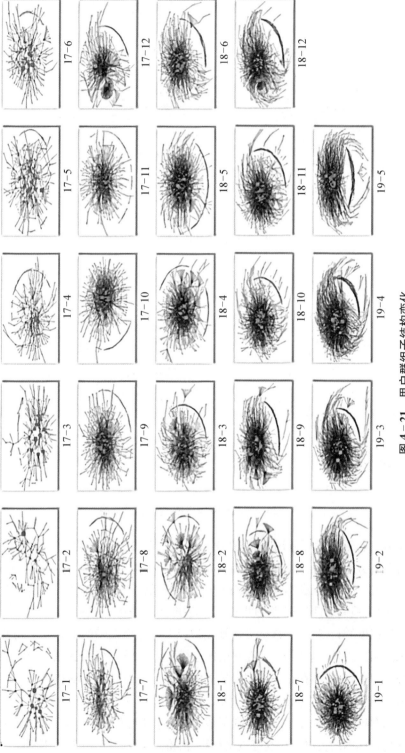

图 4 - 21 用户群组子结构变化

4.6.3 用户群组演化分析

为探究不同时期里的用户群组的演化,我们采用 UCINET 将 2017 年 1 月—2019 年 5 月间各月参与交互的用户绘制成网络图,如图 4 - 22,可见在不同的时期内用户子结构呈现出不同的结构形态,我们根据用户的交互状况将其划分为 4 个阶段:

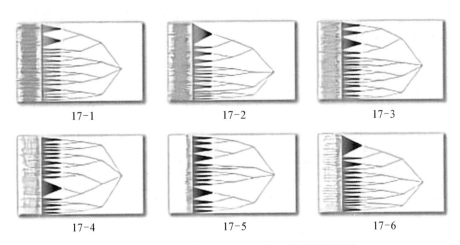

图 4 - 22　2017 年 1 月—2017 年 6 月的凝聚子群

4.6.3.1　萌芽期:2017 年 1 月—2017 年 6 月

截至 2017 年 6 月,由于吧内用户的数量较少,用户之间讨论较为充分,有较为明显的中心用户传播信息,并吸引一定量的用户形成群组,但这些群组规模不大,用户数量较少,如图 4 - 23 所示。

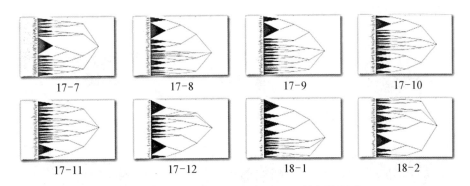

图 4 - 23　2017 年 1 月—2017 年 6 月的凝聚子群

4.6.3.2　发酵期:2017 年 7 月—2018 年 2 月

与前一阶段相比,2017 年 7 月以后用户的数量明显增多,用户子群规模增大,随之出现了多个中心子群,这些中心子群的数量和规模并不稳定,可能出现 2017 年 7 月、8 月、9 月、11 月只有一个大规模中心子群的聚类,也可能出现 2017 年 10 月、12 月还有 2018 年 1 月、2 月有多个中等规模的子群,如图 4-23,这也就意味着组成这些子群的用户也在流动,观察整体结构网络图会发现还有边缘形状狭长的群组,如图 4-24,这一狭长子群随着时间的延长而不断伸展扩大,可见自闭症吧在近年来吸引了大量新用户,但这些用户处于边缘地带,并不能深入到中心位置参与讨论,因此获取信息的速度和质量都会受到较大限制。

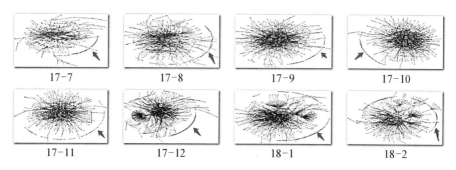

图 4-24　2017 年 7 月—2018 年 2 月的狭长子群演化

4.6.3.3　爆发期:2018 年 3 月—2018 年 11 月

2018 年 3 月、4 月以及 2018 年 6—9 月,狭长子群继续扩大,此时也已经出现了中心用户带动部分用户形成的讨论小组,如图 4-25,可见其多显示为扇形,扇形的度数反映了该子群中心用户的影响范围,而图 4-26 则显示已经逐渐形成较为稳定的大规模中心子群,用户在此期间广泛地进行讨论和互动,丰富的信息和情感在用户与用户之间流动。

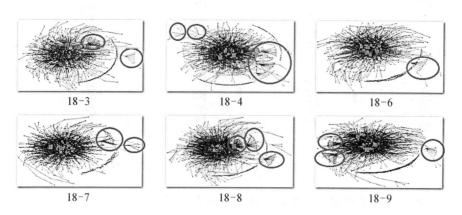

图 4-25　2018 年 3 月—2018 年 11 月的扇形讨论小组演化

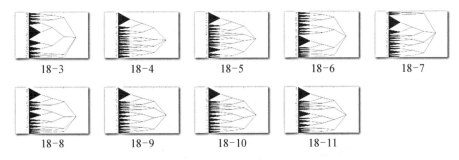

图 4－26　2018 年 3 月—2018 年 11 月的凝聚子群

4.6.3.4　平稳期：2018 年 12 月—2019 年 5 月

除了边缘群组和个别演化子群,位于中心的大群组形态渐渐趋于稳定(图 4－27),最终演变成"中间密集,两侧稀疏"的"蜘蛛"形态(图 4－28),这表明大量用户广泛地参与吧内互动,彼此联系,但还是有部分用户只参与

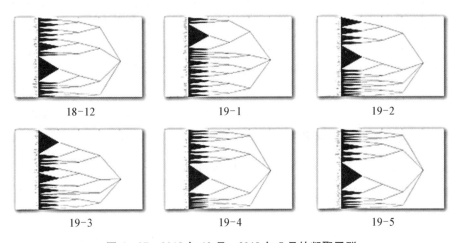

图 4－27　2018 年 12 月—2019 年 5 月的凝聚子群

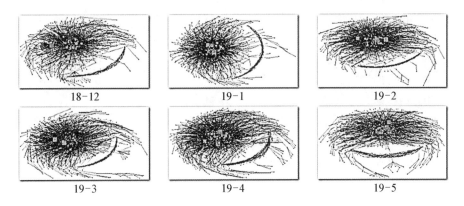

图 4－28　2018 年 12 月—2019 年 5 月的凝聚子群形态

小规模的群组讨论,对吧内的信息交流传播的贡献远不如处于中心位置的用户。

萌芽期是用户积累的阶段,这段时间内的用户虽然数量不多,但讨论较为充分,形成了明显的小群组;随后在发酵期,用户数量有了明显增加,但是交互还是较为分散,群组不稳定;在爆发期,用户数量已经积累到了一定的程度,用户之间广泛讨论,有了较为明显的意见领袖引导讨论并形成群组,但是群组之间的分化也越来越明显,有部分用户被排除在中心之外;平稳期的用户交互网络形态基本稳定,大家在各自的群组与相熟的用户讨论中互动,较为稳定。

4.6.4 用户群组稳定性分析

为了探究在用户群组演变过程中的用户稳定性变化,我们计算了每个月与上个月相比的用户重合度(用户重合度的计算公式如下: 用户重合度 = $A \cap B / A \cup B * 100\%$[①]),如图 4-29。其中,max1—max3 指每个月的用户数量规模最大的 3 个子群,min1—min3 指每个月的规模最小的 3 个子群,如表 4-24 所示,大规模群组的用户重合度远高于小规模群组,小规模子群的用户重合度在大多数情况下近乎为 0,可见吧内无关紧要的用户流动性较强。大规模子群用户的重合度波动较大(如图 4-29),可见在 29 个月当中,最大规模子群的用户重合度虽然相较于其他子群较高,但最高不超过8%,这说明只有少部分用户在每个月中都留在最大的子群里参与讨论。

表 4-24　用户重合度　　　　　　　　　　单位: %

重合度 时间	max1	max2	max3	min1	min2	min3
2017 年 1 月	2.90	0	0	0	0	0
2017 年 2 月	1.12	0	2.86	0	0	0
2017 年 3 月	2.73	0	2.33	0	0	0
2017 年 4 月	2.48	1.59	0	0	0	0
2017 年 5 月	5.22	5.80	1.96	0	0	0
2017 年 6 月	2.60	0	0	0	0	0
2017 年 7 月	2.50	2.41	2.74	0	0	0
2017 年 8 月	3.89	2.78	2.41	0	0	0
2017 年 9 月	5.06	0.76	4.21	0	0	0
2017 年 10 月	4.00	3.33	1.08	0	0	0

---

① 薛立政. 基于影响力的社交网络隐性关系推测[D].保定: 河北大学,2018.

（续表）

时间 ＼ 重合度	max1	max2	max3	min1	min2	min3
2017 年 11 月	4.73	0.41	4.04	0	0	0
2017 年 12 月	7.57	1.22	2.96	0	0	0
2018 年 1 月	3.13	4.98	0	0	0	0
2018 年 2 月	5.40	2.17	1.19	0	0	0
2018 年 3 月	4.53	1.85	1.16	0	0	0
2018 年 4 月	4.69	1.86	2.74	0	0	0
2018 年 5 月	3.81	2.64	1.49	0	0	0
2018 年 6 月	6.17	1.97	3.14	0	0	2.56
2018 年 7 月	5.67	3.17	6.33	0	0	0
2018 年 8 月	5.68	3.34	5.60	0	0	0
2018 年 9 月	6.11	3.41	2.79	0	0	2.63
2018 年 10 月	5.67	4.08	1.37	0	0	2.27
2018 年 11 月	5.32	4.05	1.46	0	0	0
2018 年 12 月	7.47	2.42	3.40	0	0	0
2019 年 1 月	4.24	4.42	4.30	0	0	0
2019 年 2 月	5.85	5.81	2.94	0	0	0
2019 年 3 月	5.93	4.64	2.47	0	0	0
2019 年 4 月	5.79	4.38	1.79	0	0	0

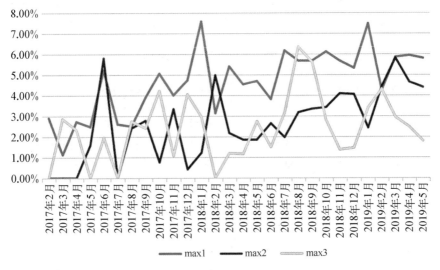

图 4－29　规模排在前 3 位的子群用户的重合度变化

由前文可知,虽然中心位置汇集了大量用户,但其内部有较多的群组分类,且有较为明显的规模较大群组与规模较小群组,而规模不同的群组的用户重合度也不同,较大规模群组中只有少部分用户能保持自己的优势地理位置,参与讨论,图4-30为2017年1月—2019年9月间每月群组规模从大到小涉及的用户人数。最大规模群组涉及的用户数量为5 300左右,说明最大群组总是在动态更新的,有旧的用户退出讨论,也有新的用户参与讨论,因此用户总是有机会到中心位置的群组中参与讨论与分享信息,但这与用户的主动性与积极性相关。

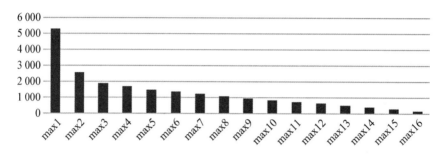

图4-30　不同规模的凝聚子群涉及用户人数

当然还是有部分用户保持着较高的关注度和持久性,如表4-25所示,max1—max3指规模排在前3位的群组,出现次数是指29个月以来,该用户在前3大群组中出现的次数,用户"a5 **** ""ab **** "和用户"bf **** "等在大多数情况下是位于中间位置大规模群组中的,他们并非主导分享的用户,也不是明显的桥梁用户,但这些用户一直保持着与中间群组的联系,无论是参与互动还是主动发帖,都为自闭症吧联系的紧密性做出了贡献。

表4-25　大规模子群涉及的用户

规模子群	出现次数	ID	规模子群	出现次数	ID
max1	13	a5 ****	max1	9	bdc8 ****
max1	12	ab ****	max1	9	cfa0 ****
max1	11	bf ****	max1	9	d810 ****
max1	10	6269 ****	max2	8	c3 ****
max1	10	29 ****	max2	7	97 ****
max1	10	6347 ****	max2	6	2d ****
max1	10	75 ****	max2	6	c2 ****
max1	9	e3 ****	max2	6	6269 ****

（续表）

规模子群	出现次数	ID	规模子群	出现次数	ID
max2	6	25 ****	max3	5	2904 ****
max2	6	faa9 ****	max3	5	b9 ****
max3	8	da ****	max3	5	a636 ****
max3	6	7357 ****	max3	5	70 ****
max3	6	e872 ****	max3	5	9314 ****

　　表 4－26 则为较小规模群组所多次涉及的用户，可见用户"bafa ****"和"faa9 ****"在成为意见领袖前是从小范围的"组长"做起的。有一部分用户先吸引了小范围的用户参与讨论，后来讨论范围逐渐扩大，影响力逐渐增强，因此成长为后来的意见领袖，但也有些用户只是短暂地参与了小规模的讨论，之后热度并没有得到保持，靠近中间群组的速度变慢，成为具有引导性的意见领袖也就越发困难。

表 4－26　小规模子群涉及的用户

规模子群	出现次数	ID	规模子群	出现次数	ID
min1	2	c2 ****	min3	2	e3 ****
min1	2	fa75 ****	min3	2	f2 ****
min2	2	e798 ****	min3	2	bafa ****
min2	2	ea ****	min3	2	69 ****
min2	2	4875 ****	min3	2	78 ****
min2	2	d732 ****	min3	2	8905 ****
min3	2	fb34 ****	min3	2	4f ****
min3	2	07 ****			

4.7　本　章　总　结

　　本章得出的结论主要体现在以下几个方面：

　　第一，用户发帖和回帖数量分布。经过统计分析后，可发现发帖量、回帖量、被评论量的分布均符合幂律分布。参与发帖行为的用户仅占少数，而大多数用户则都参与过回帖行为,也有少量用户从未参与过发帖和回帖,因此社区的信息分享对于少部分积极发帖的关键用户的依赖性较强,积极评论的活跃用户对于社区内的知识分享也发挥了促进的作用。

第二,用户发帖—回帖交互网络的网络特征。部分用户集聚在社区的中央部分,他们之间存在着较为快速和便捷的信息传播和交流,还有相当一部分用户处在社区边缘位置或者自成一团,难以较快获得新消息,他们对于社区的信息以索取为主,输出较少甚至不输出。从整体网络密度来看,自闭症吧内的用户之间的关系并不紧密,反而十分疏远,信息的传播扩散效率不高,协作程度低,但从交互网络聚类系数来看,自闭症吧内凝聚力不足,吧内用户并未充分利用可快速传播的优势进行消息的传播、扩散与交流。

第三,用户发帖—回帖交互网络的演化。从交互网络演化的角度来看,可以发现用户在每年的3—4月参与互动的意愿更加强烈,每年冬季则是另一个小高潮,可能分别与“自闭症日”和气候等因素相关;自闭症吧内的初期用户的交互网络比较稀疏,随着时间的变化和用户数量的增加,图中节点越来越多,联系也越来越密集,但其讨论的主题却是分散的,因此未能实现高度的集聚性。

第四,基于角色的用户发帖—回帖交互网络。基于前文识别得到的用户身份进行分析,可以发现位于整体网络中心的大部分为一类用户“自闭症患者及亲友”和二类用户“专业人士”,此两类用户进行了广泛而密切的互动。这些用户往往是知识提供者和知识分享者,起到传播信息的桥梁作用,为社区的持续发展做出贡献,而第三类用户,即一些机构、广告用户的分布则较为分散;第四类用户,即无关用户多分享无关信息或不明内容,在交互网络中的分布最为分散稀疏,他们往往自行发帖和顶帖,不参与任何互动。

第五,意见领袖特征。根据节点中心度、接近中心度和中间中心度排名,我们分别识别了引导型意见领袖、支配型意见领袖和调解型意见领袖,并对其在自闭症吧内以及自闭症吧外的发帖进行了比较分析,由此发现受到关注较多的引导型意见领袖的性别分布比较均衡,大多数是自闭症吧内有着多年吧龄或积分的用户,他们的发帖或为其他用户提供参考,或与其他用户引起共鸣;而引导型用户的等级虽然不一定较高,但能够发表引起用户共鸣的内容,且经常活跃在评论区与其他用户互动,不过,值得注意的是该类用户中存在部分用户散播消极情绪的情况,他们也因此得到了其他消极用户,尤其是自闭症患者父母的回应。相较于引导型意见领袖而言,支配型意见领袖中的男性用户更多,贴吧等级更高,已经具备了较多的自闭症知识和背景,也有属于自己的获取信息的渠道,在自闭症吧内是发帖比较独立的角色。从意见领袖交互网络的角度来看,可以发现无论是网络密度、网络聚类系数,还是网络距离都表明意见领袖网络联系比较紧密,且同一用户可能承担着多重角色,既是意见领袖群体中的知识输出者,也是信息传播的桥梁,同时与其他用户往来互动,接受其他用户的信息和情感传递,自闭症吧内的信息知识传递和传播对于该群体的依赖性较大。

第六,用户群组特征。在整体网络结构下对其子集合进行凝聚子群分析,利用 UCINET 的 CONCOR 算法进行迭代聚类并运用 Netdraw 可视化,可以了解其紧密程度与行动状态,并分析其演化特征以及用户稳定性状况。研究发现,经过聚类得到的大规模群组中,较大规模的群组并非主要由用户引导,而是由内容和主题引导,这些主题大多与自闭症患者的患病、治疗、康复等经验分享相关,或与专家解惑内容分享、自闭症相关知识和干预方法分享等内容相关,这当中的情感表达以积极情绪为多,也有小部分消极情绪。而由意见领袖用户引导的群组往往是中等规模的群组,且处于大规模群组之间,作为桥梁而存在,这些群组中的用户围绕着意见领袖用户展开讨论,话题常与意见领袖引导的方向相关,如分享自测方法、面向其他用户描述症状或提问等。将每个月用户群组的子结构可视化,观察其形态变化,可以发现用户群组的聚类演化分为 4 个阶段,分别是萌芽期(2017 年 1 月—2017 年 6 月)、发酵期(2017 年 7 月—2018 年 2 月)、爆发期(2018 年 3 月—2018 年 11 月)、平稳期(2018 年 12 月—2019 年 5 月)。通过计算不同规模群组当月与上个月的用户重合度,可以发现大规模群组相较于小规模群组而言,用户更加稳定,用户的流动性较弱,更愿意在一个固定的群组内与其他用户沟通,小规模群组的用户重合度在大多数情况下近乎为 0,可见吧内无关紧要的用户的流动性较强。但大规模群组的用户重合度波动较大,只有少部分用户在每个月中都留在最大的群组里参与讨论,较大规模群组中只有少部分用户能保持自己的优势地理位置,参与讨论,用户总是有机会到中心位置的群组中参与讨论并进行信息分享,但这需要用户提高自身的主动性与积极性。本研究发现保持着较高的关注度和持久性的用户在大多数情况下可以长时间位于网络中心的大规模群组中,他们并非主导分享的用户,也不是明显的桥梁用户,但这些用户一直采用发帖或回帖等方式保持着与网络中央群组的联系,为自闭症吧联系的紧密性做出了贡献。

第5章 基于信息交互内容的主题识别及演化探测

主题是文本中讨论的主要内容，随着计算机网络和信息技术的广泛应用，公众通过社交媒体参与到各种主题的产生和传播之中①，这样一来，用户评论的文本之中就会有一定的主题，分析社交媒体中关联主题在不同社会群体之间的分布有助于理解观点、信息和思想的传递。本章利用主题挖掘分析的方法去探寻自闭症吧中用户所讨论的主题，以用户交互过程中的交互信息为研究对象，以期揭示出在线健康社区的信息交互主题及其演化规律。

5.1 基于用户生成内容的主题分析

用户生成内容(User Generated Content,以下简称 UGC)随着互联网的兴起逐步受到包括信息管理领域在内的学术各界人士关注，其相关的研究也越来越多，并且在这两年得到了爆发式的发展。图 5-1 是中国知网中关于

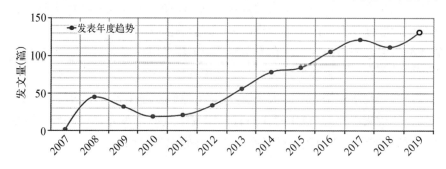

图 5-1 知网中关于"用户生成内容"主题的文献数量趋势图

① 向首兴,欧阳方昕,刘世霞.概念层次的动态文本可视分析[J].计算机辅助设计与图形学学报,2020,32(04)：531—541.

UGC 的文献数量趋势图（检索式：TS＝"用户生成内容"＋"User-generated content"＋"UGC"），我们能够从图中看出，最近 10 年，相关的文献数量一直是呈总体上升的趋势，尤其是 2012 年之后，文献数量不断增加，成了信息管理领域的一大热门研究主题。

用户生成内容泛指以任何形式在网络上发表的由用户创作的文字、图片、音频、视频等内容，是 Web2.0 环境下一种新兴的网络信息资源创作与组织模式。它的发布平台包括微博、博客、视频分享网站、维基、在线问答、SNS 等社会化媒体。① 因此，我们此次的数据来源——贴吧（在线健康社区），也是属于用户生成内容的范围。与此同时，随着我国经济快速发展和人民生活水平的提高，人们逐渐开始重视自己的健康问题，在线社区的持续发展和公民健康意识的不断增强促进了在线健康社区的兴起和蓬勃发展②，健康信息学的相关研究也开始成为热点。此外，在线社区的稳定发展离不开 Web2.0 环境下用户的网络行为与信息的交互，如何从在线社区中发掘出有效的信息，窥探用户情感、舆论走势、评论主题，以及整个社区中的用户相关信息的分布也已成为当下的研究前沿。

在自然语言处理中，主题（Topic）被看作是文本包含词项的概率分布，主题模型假设一篇文档中的单词可以交换次序而不影响模型的训练结果，这个假设，即词袋（Bag of Words）可交换可理解为词与词的顺序无关。③ 主题模型通过对文档中共现信息的抽取，获取语义相关的主题集合，将词项空间的文档变换到主题空间。主题模型的起源是隐形语义索引（Latent Semantic Indexing，以下简称 LSI）④，LSI 的基本思想是文本中的词与词之间不是孤立的，而是存在着某种潜在的语义关系，通过数据的统计分析，让机器自动挖掘这些潜在的语义关系，当两个词或一组词大量出现在同一文档时，LSI 即认为这些词之间存在一定的语义相关。LSI 强调的是词之间潜在的和隐含的关系，并不是一个概率模型，但是它的基本思想为主题模型的发展奠定了基础。1999 年，霍夫曼（Hofmann）在 LSI 的基础上提出了概率隐形语义索引（Probabilistic Latent Semantic Indexing，以下简称 PLSI），PLSI 沿用了 LSI 的基本思想，并引入概率分布的方法，它也被看成是一个真正意义

① 赵宇翔，范哲，朱庆华.用户生成内容（UGC）概念解析及研究进展[J].中国图书馆学报，2012,38(05)：68—81.

② 赵栋祥.国内在线健康社区研究现状综述[J].图书情报工作，2018,62(09)：134—142.

③ 阮光册，夏磊.高质量用户生成内容主题分布特征研究[J].图书馆杂志，2018,37(04)：95—101.

④ Deerwester S C, Dumais S T, Landauer T K, et al. Indexing by Latent Semantic Analysis[J]. *Journal of the American Society for Information Science*, 1990, 41(6)：391–407.

上的主题模型。①

2003 年,布莱(Blei)等人提出了潜在狄利克雷分配(Latent Dirichlet Allocation,以下简称 LDA),LDA 在 PLSI 的基础上增加了狄利克雷先验分布,以表示文档的主题概率分布。② 2004 年,格里菲斯(Griffiths)等人又对狄利克雷先验分布施加了 β 参数,使得 LDA 模型成为一个完整的概率生成模型。③ 目前,LDA 主题模型被越来越多地应用在自然语言处理、社会网络、社会媒体研究领域。LDA 是一个典型的三层贝叶斯概率生成模型,自上而下依次由文档、主题和词汇 3 个层次构成。

LDA 的模型结构图如图 5 - 2 所示,根据构成要素的思想,主要将流程分为两大部分:文档—主题和主题—词汇,即文档由各个主题构成,而各个主题又包含了能反映该主题的词汇构成。

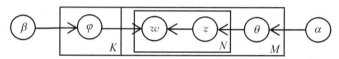

α:文档—主题分布狄利克雷先验参数
β:主题—词汇分布狄利克雷先验参数
θ:文档—主题分布
φ:主题—词汇分布
z:主题分配
w:词汇

图 5 - 2 LDA 主题模型的主题生成结构图

其生成过程如下④:

(1)确定要生成的文档数目 M,每个文档相应的词汇数目 N_d(每个文档长度)。

(2)对于每一篇文档的每一个词汇:

① 从文档—主题分布 θ_m 采样当前词汇的主题分配 $z_{m,n}$—$Mult(\theta_m)$。

② 根据主题分配选定该主题相应的主题—词汇分布 $\psi_{z_{m,n}}$。

③ 根据该主题—词汇分布采样一个词汇 $w_{m,n}$—$Mult(\psi_{z_{m,n}})$。

① Hofmann T. Probabilistic Latent Semantic Indexing [C]//Proceedings of the 2d Annual International SIGIR Conference. New York:ACM Press, 1999:50 - 57.

② Blei D M, Ng A Y, Jordan M I. Latent Dirichlet Allocation[J]. *The Journal of Machine Learning Research*, 2003, 3(3):993 - 1022.

③ Griffiths T L, Steyvers M. Finding Scientific Topics[C]//Proceedings of the National Academy of Sciences, 2004, 101:5228 - 5235.

④ 朱佳晖. 基于深度学习的主题建模方法研究[D].武汉:武汉大学,2017.

　　主题模型作为一个发展 20 余年的研究问题,一直是篇章级别文本语义理解的重要工具。它善于从一组文档中抽取出若干组关键词来表达该文档集的核心思想,因而也为文本分类、信息检索、自动摘要、文本生成、情感分析等其他文本分析任务提供了重要支撑。基于 LDA 对于文本主题挖掘的重要性,可以发现虽然 LDA 一直是主题分析的热点方法,但仍存在一些不足之处,因此,本章从 LDA 相关文献入手,对改进 LDA 的部分主题分析方法进行整理和归纳,如表 5 - 1。

表 5 - 1　主题分析方法概览

方 法 模 型	评　　介	应用场景
传统主题模型		
概率潜在语义分析①② (PLSA)	引入概率统计的思想,避免了奇异值分解 (SVD)的复杂计算	早期主题分析方法
隐含狄利克雷分布(LDA)	改进 PLSA 过拟合问题(无监督)	各类型主题分析
改进 LDA 已更正主题模型③(CTM)	用逻辑正态分布替换狄利克雷主题先验分布,通过引入主题间协方差矩阵来描述主题相关性	描述主题间的相关性;学科主题识别与文献分类
改进 LDA 改进更正主题模型④[(改进 CTM)CCTM]	利用词汇嵌入所提供的语义相关知识,通过在 CTM 的潜在主题层使用加权条件随机域来提高学习主题的一致性	短文本主题提取
改进 LDA 弹珠机分布模型⑤(PAM)	利用有向无环图来描述主题间的关系	描述主题间的相关性

①　Hofmann T. Probabilistic Latent Semantic Analysis [C]//Proceedings of the Conference on Uncertainty in Artificial Intelligence, 1999: 289 - 296.

②　Suominen A, Toivanen H. Map of Science with Topic Modeling: Comparison of Unsupervised Learning and Human-asigned Subject Classification [J]. *Journal of the Asociation for Information Science and Technology*, 2016, 67(10): 2464 - 2476.

③　Blei D, Lafferty J. Correlated Topic Models[C]//Proc.of International Conference on Machine Learning, 2006: 113 - 120.

④　Wang Gao, Min Peng, Hua Wang, Yanchun Zhang, Weiguang Han, Gang Hu, Qianqian Xie. Generation of Topic Evolution Graphs from Short Text Streams[J]. *Neurocomputing*, 2020: 383.

⑤　Li W, McCallum A. Pachinko Allocation: DAG-structured Mixture Models of Topic Correlations [C]//Proc. of International Conference on Machine Learning, 2006: 577 - 584.

（续表）

方　法　模　型		评　　　介	应用场景
改进 LDA	短文本情感主题模型①（SSTM）	考虑到短文本中的数据稀疏性	社交网络短文本数据
	ELDA②	将共现关系作为先验知识引入 LDA 中以提取更精准的特征词	对象抽取（Aspect Extraction）
	情感词典+LDA③④	LDA 模型与情感词典相结合抽取特征词	对句子与文本分类
	联合情感主题模型⑤（JST）	同时从文本中检测情绪和主题	评论情感分类
	替换隐含狄利克雷分布⑥（WLDA）	通过词嵌入空间的词向量对主题单词选择性替换，以解决语义信息提取不充分的问题	短文本评论情感分析
	隐含狄利克雷分布—概念图⑦（LDA－IG）	整合语义关系和共现关系，提出了一种用于主题检测的混合关系分析方法，将基于 ID 理论的 IdeaGraph 算法与 LDA 模型相结合，它是一个结合概率模型和图分析方法的联合框架，把多种关系融合到一个统一的情景图中	主题检测

①　姬东鸿,熊蜀峰.面向产品评论分析的短文本情感主题模型[J].自动化学报,2016,42(8):1227—1237.

②　Shams M, Baraani-Dastjerdi A. Enriched LDA（ELDA）: Combination of Latent Dirichlet Allocation with Word Co-occurrence Analysis for Aspect Extraction[J]. *Expert Systems with Applications*, 2017, 80(6): 136－146.

③　Wang Wei, Zhou Yongmei, Yang Aimin, et al. Method of Sentiment Analysis for Comment Texts based on LDA[J]. *Journal of Data Acquisition and Processing*, 2017, 32(3): 629－635.

④　延丰,杜腾飞,毛建华,等.基于情感词典与 LDA 模型的股市文本情感分析[J].理论与算法,2017,40(12):82—87.

⑤　Lin Chenghua, He Yulan. Joint Sentiment Topic Model for Sentiment Analysis[C]//Proceedings of the 1h ACM Conference on Information and Knowledge Management, 2009.

⑥　花树雯,张云华.改进主题模型的短文本评论情感分析[J].计算机系统应用,2019,28(03):255—259.

⑦　Zhang C, Wang H, Cao L L, et al. A Hybrid Term-term Relations Analysis Approach for Topic Detection[J]. *Knowledge-Based Systems*, 2015, 93: 109－120.

（续表）

方 法 模 型	评　　介	应用场景
隐含狄利克雷分布—概念图—余弦相似性①（LDA－IG－CA）	LDA 模型生成主题向量后，计算主题向量的余弦相似度得到主题之间的相关性，增加了联合框架中概率模型的主题相关度，进而提高了语义信息的精确程度	高精度语义信息和潜在共现关系同时被用于主题检测
标记—隐含狄利克雷分布②（Labeled－LDA）	在各类别上协同计算隐含主题的分配量，克服了传统 LDA 模型用于分类时强制分配隐含主题的缺陷	文本分类
语义相似度—隐含狄利克雷分布③（SS－LDA）	将基于常识的语义相似度集成到 LDA 模型的词分布计算中，动态调整超参数 β，以此来监督聚类过程，从而实现语法到语义的转变	对评论文本进行准确的主题分类
结合词/词组文本技术语境—隐含狄利克雷分布④（WI－LDA）	引入国际专利分类号 IPC 作为语料词所处语境，发现专利文本中隐含的 Topic 结构	基于 IPC 的专利主题分析
在线隐含狄利克雷分布⑤（OLDA）	实时地对动态文本流进行主题建模，OLDA 模型利用已得出的主题模型，增量式地更新当前模型，而不需要重新访问之前的所有数据，该模型能实时获取随时间变化的主题结构	主题演化、社交媒体分析动态时间主题模型

改进 LDA

---

① 马长林,程梦丽,王涛.基于图分析方法和余弦相似性的主题检测研究[J].计算机工程与科学,2019,41(04)：708—712.
② 李文波,孙乐,黄瑞红,等.基于 Labeled－LDA 模型的文本分类新算法[J].计算机学报,2008,31(4)：620—627.
③ 赵林静.结合语义相似度改进 LDA 的文本主题分析[J].计算机工程与设计,2019,40(12)：3514—3519.
④ 李昌,伊惠芳,吴红,冀方燕.无人驾驶汽车专利技术主题分析——基于 WI－LDA 主题模型[J].情报杂志,2018,37(12)：50—55、42.
⑤ AlSumait L, Barbara D, Domeniconi C. On-line LDA: Adaptive Topic Models for Mining Text Streams with Applications to Topic Detection and Tracking[C]//Proc.of the IEEE International Conference on Data Mining, 2008：3－12.

（续表）

方法模型		评　　介	应用场景
改进LDA	推特—隐含狄利克雷分布①（Twitter - LDA）	通过引入背景模型，实现对用户层面和帖子文本层面同时进行主题建模，提高帖子层面的数据分析能力	主题演化、社交媒体分析动态时间主题模型
	统一主题模型②（UTM）	将用户和时态特征结合到一个混合模型中，能够直接用于同时监测稳定主题和时态主题。同时，能够自动抽取与时态特征相关的文本，并将其聚簇到时态主题中，最终使用户能够根据实时需求检索到与此相关的内容（稳定主题中区分时态主题③）	主题演化、社交媒体分析动态时间主题模型
	时态—隐含狄利克雷分布④（Q - LDA）	将信息内容质量作为分析计算的基数，以此为基础识别网络健康社区中的隐藏主题，提高主题发现的准确度和效率	网络健康社区主题挖掘
	狄利克雷多项式混合⑤/Biterm 主题模型⑥（DMM/BTM）	有效地缓解短文本的空间高维稀疏的特征、给主题模型带来的挑战。然而，由于社交网络短文本中的词汇共现信息不丰富，DMM/BTM 仅依靠语料本身提供的信息进行主题推断，其效果依然不够理想	短文本主题模型
	多属性隐含狄利克雷分布⑦（MA - LDA）	将微博的时间属性和标签属性添加到 LDA 模型中	微博当前热点话题的抽取

① Zhao W X, Jiang J, et al. Comparing Twitter and Traditional Media Using Topic Models[C]//Proc. of ECIR, 2011: 338 - 349.

② YIN H Z, CUI B, LU H, et al. A Unified Model for Stable and Temporal Topic Detection from Social Media Data[C]//IEEE International Coference on Data Engineering, 2013: 661 - 672.

③ 杜小庆，张俊，张晓民，于鹏飞.时态主题模型方法及应用研究综述[J].计算机科学，2017，44(02)：46—55.

④ 杨磊，王子润，侯贵生.基于 Q - LDA 主题模型的网络健康社区主题挖掘研究[J].数据分析与知识发现，2019，3(11)：52—59.

⑤ Yin J, Wang J. A Dirichlet Multinomial Mixture Model-based Approach for Short Text Clustering[C]//Proceedings of the ACM SIGKDD International Conference on Knowledge Discovery & Data Mining, 2014: 233 - 242.

⑥ Yan X, Guo J, Lan Y, et al. A Biterm Topic Model for Short Texts[C]//Proceedings of the International Conference on World Wide Web, 2013: 1445 - 1456.

⑦ Liu G, Xu X, Zhu Y, et al. An Improved Latent Dirichlet Allocation Model for Hot Topic Extraction[C]//Proc.of the IEEE International Conference on Big Data and Cloud Computing, 2014: 470 - 476.

（续表）

方　法　模　型		评　　　介	应用场景
监管隐含狄利克雷分布①（sLDA）		为每篇文档关联一个服从正态分布的实值响应变量，代表着该文档的类别标识，采用 EM 算法进行最大似然参数估计（有监督）	处理单一类别标识文档
改进 sLDA	多语种监督隐含狄利克雷分布②（MLSLDA）	融合了树结构和 WordNet 结构思想，为跨语言语料库建模，通过学习某一种语言的数据可以捕捉其他语言的特性	跨语言语料库的情感分析
半监督分层狄利克雷分布③（SSHLDA）		在文本生成过程中融合有标签的主题	获取关于主题的层次结构
主题特定信息检测模型④/分布式扩展模型⑤（TIDM/DSM）		使用词嵌入方法来定义相关向量，跟踪共现词，实现特定主题检测	特定社区/主题检测
用户评论分析⑥（ASUM）		利用信息抽取技术，包括主题建模，以自动从用户评论获得建设性的反馈	用户评论分析与主题提取
改进 ASUM	基于支持向量机和主题模型的评论分析方法⑦（RASL）	RASL 是要帮助开发人员更好、更快地了解用户反馈。首先对移动应用的中、差评提取特征，然后使用支持向量机对评论进行多标签分类。随后使用 LDA 主题模型对各问题类型下的评论进行主题提取与代表句提取	

①　Blei D, Mcauliffe J. Supervised Topic Models[J]. *Advances in Neural Information Processing Systems*, 2007: 121 – 128.

②　Boyd-Graber J, Resnik P. Holistic Sentiment Analysis across Languages: Multilingual Supervised Latent Dirichlet Allocation[C]//Proc. of EMNLP, 2010: 45 – 55.

③　Mao X L, Ming Z Y, et al. SSHLDA: A Semi-supervised Hierarchical Topic Model[C]//Proc.of EMNLP-CoNLL, 2012: 800 – 809.

④　Xu W, He J, Mao B, et al. TIDM: Topic-specific Information Detection Model[J]. *Procedia Computer Science*, 2017, 122: 229 – 236.

⑤　Mnih A, Hinton G. A Scalable Hierarchical Distributed Language Model[C]//Proc. of the 2t International Conference on Neural Information Procesing Systems, 2008: 1081 – 1088.

⑥　Galvis Carreno LV, Winbladh K. Analysis of User Comments: An Approach for Software Requirements Evolution [C]//Proc. of the 2013 International Conference on Software Engineering, 2013: 582 – 591.

⑦　陈琪,张莉,蒋竞,黄新越.一种基于支持向量机和主题模型的评论分析方法[J].软件学报,2019,30(05):1547—1560.

（续表）

方法模型	评　　介	应用场景
深度学习相关方法		
词向量辅助模型	词向量辅助增强的概率主题模型旨在利用已训练好的词向量知识提升主题模型性能。这类模型应用于短文本和领域文本时,往往使得产生的主题词具有更强的语义一致性	短文本主题分析

基于LDA	基于聚合的主题模型①/基于伪文档的主题模型②（SATM/PTM）	针对文本简短问题,提出伪文档主题模型思想,即将若干短文本合并为一个长文本（即伪文档）,再在伪文档上实施常规主题推断。假设每个短文本都采样自某个潜在的长文本,隶属于这个伪文档的所有短文本都包含同一个主题	文本分类/聚类、主题词抽取（或称为潜在面特征抽取）、情感分类、商品评论分析、多文档自动抽取摘要
	高斯隐含狄利克雷分布③（GLDA）	使用大规模维基百科语料预先训练出大规模词汇的词向量,这样在推断出文档的主题—词汇向量分布后,可从预训练的词向量库中计算出与各个主题词向量最匹配的词汇,因而能有效应对新文档主题建模过程中出现的未登录词问题,进而提高主题模型的鲁棒性和主题词语义一致性	
	潜在概念主题模型④（LCTM）	相似词向量构成概念空间,词向量拼接成文档向量,从词向量空间中采样	

神经网络模型	神经网络主题模型旨在利用神经网络刻画包含潜在主题信息的文本生成过程。这类模型中一般以文档词袋子为输入,并增添对应的词向量层和其他网络层以产生文档	

① Quan X, Kit C, Ge Y, et al. Short and Sparse Text Topic Modeling via Self-aggregation[C]// Proceedings of the International Joint Conference on Artificial Intelligence, 2015: 2270 - 2276.

② Zuo Y, Wu J, Zhang H, et al. Topic Modeling of Short Texts: A Pseudo-document View[C]// Proceedings of the International Conference on Knowledge Discovery and Data Mining, 2016: 2105 - 2114.

③ Das R, Zaheer M, Dyer C. Gaussian LDA for Topic Models with Word Embeddings[C]// Proceedings of the Annual Meeting of the Association for Computational Linguistics and the Joint Conference on Natural Language Processing of the Asian Federation of Natural Language Processing, 2015: 795 - 804.

④ Hu W, Tsujii J. A Latent Concept Topic Model for Robust Topic Inference Using Word Embeddings[C]//Proceedings of the Annual Meeting of the Association for Computational Linguistics. Berlin, Germany, 2016: 380 - 386.

（续表）

方　法　模　型		评　　　介	应用场景
基于LDA/DMM	神经主题模型①（NTM）	NTM 模型结构简洁且无须先验假设,但可获得质量更高的主题表示和分类准确率	短文本主题模型
	卷积神经网络（CNN）分类②	能够实现有效的多语言环境下中英文文本分类,通过合理设置激活函数和相关参数能够优化提高模型分类准确度,相较传统机器学习（Time‐LSTM 和 SVM）具有一定的优越性	跨语言社交网络舆情用户情感主题图谱的可视化分析（"移民"话题）

　　虽然基于三层贝叶斯网络的传统概率主题模型在过去 10 余年已被充分研究,但随着深度学习技术在自然语言处理领域的广泛应用,结合深度学习思想与方法的主题模型焕发出了新的生机。研究如何整合深度学习的先进技术,构建更加准确高效的文本生成模型成为基于深度学习主题建模的主要任务。与此同时,社交网络上产生的海量用户自媒体内容（UGC）也是研究人员关注的对象。这些文本具有规模大、更新速度快、语义信息不丰富、噪声信息多等特点,使得传统的概率潜在语义分析（Probabilistic Latent Semantic Analysis,以下简称 PLSA）和 LDA 等模型常遭遇模型泛化能力弱、主题词可解释性差和分类准确性低等挑战。为此,研究者们在 LDA 模型基础上不断提出各种改进方法,以构建更适用于短文本的主题模型。其中直接模型映射（Direct Model Mapping,以下简称 DMM）和双词主题模型（Biterm Topic Model,以下简称 BTM）可较为有效地缓解短文本的空间高维稀疏的特征给主题模型带来的挑战。然而,由于社交网络短文本中词汇共现信息不丰富,DMM、BTM 等仅依靠语料本身提供的信息进行主题推断,其效果依然不够理想。

　　自 2006 年以来,深度学习逐渐成为机器学习的一个热点研究方向,并受到工业界和学术界的广泛关注。深度学习在计算机视觉、图像处理和自然语言处理等领域均有突破性进展。在自然语言处理方面,基于深度学习的词向量模型率先取得成功突破。基于神经网络的词向量模型能更为有效

① Cao Z, Li S, Liu Y, et al. A Novel Neural Topic Model and Itssupervised Extension[C]//Proceedings of the National Conference on Artificial Intelligence. Austin, USA, 2015: 2210‐2216.

② 王晰巍,邢云菲,韦雅楠,王铎.大数据驱动的社交网络舆情用户情感主题分类模型构建研究——以"移民"主题为例[J].信息资源管理学报,2020,10(01):29—38、48.

地表达词汇的语义信息,因而在度量词汇之间的语义相似性以及发现概念之间的潜在关系方面显著优于传统模型。相对而言,主题建模由于在多文档层面进行全局文本语义分析,需综合考虑各文档之间的语义关系,目前主要解决方案还是概率主题模型。特别地,为应对文本中词汇共现信息不丰富或领域知识匮乏等挑战,目前结合先验知识的概率主题模型取得了较大进展。其中,词向量技术在不显著增加主题模型复杂度的条件下可显著提升主题语义一致性、分类准确率和主题的可解释性。

目前基于深度学习的主题模型主要包括如下几类[①]:

(1)词/文档向量辅助增强的概率主题模型

这类模型主要利用预训练的词向量来度量词汇之间的语义相似度,并在传统概率主题模型的文本生成过程中将语义相似的词汇或文档同时增强到同一主题下。这类方法的典型代表有高斯隐含狄利克雷分布(GLDA)等。

(2)基于神经网络的主题模型

这类方法主要利用神经网络,如前馈神经网络、变分自编码网络等重构主题模型的文本生成过程,并在建模过程中添加主题—词汇的稀疏约束以生成更具表达能力的主题词。这类方法的典型代表有神经主题模型(NTM)等。

(3)主题与语言模型联合训练模型

该类方法从主题模型角度刻画文档—主题分布,并从语言模型角度利用文档中词序列之间的语义依赖来生成自然文本。这类方法不仅能够从文档中推断出潜在主题,还能够利用语言模型生成特定主题下的自然语句和词向量表示。因而联合模型既可作为主题模型用于文本分类,还可作为语言模型用于句子生成、词向量训练等任务。

总的来说,过去十几年里传统主题模型得到较多关注并广泛应用于自然语言处理的各类任务中。然而,随着深度学习逐步深入应用于自然语言处理的各项任务,近几年不断有学者提出结合深度学习思想的主题模型。这些模型往往比传统方法表现出更优良的性能,并具有其他能力,如生成自然文本和训练出词向量等。

结合我们的研究特点,我们认为应该从基于传统 LDA 主题模型出发,构建出主帖与回复帖的主题模型,从文档—主题—词汇 3 个层次来提取;同时,针对主题演化,我们可以加入时间标签来进行分析,同时,针对主帖与回复帖主题的关系,可以结合采用图分析方法对主题进行可视化。

---

① 黄佳佳,李鹏伟,彭敏,谢倩倩,徐超.基于深度学习的主题模型研究[J].计算机学报,2020,43(05):827—855.

5.2　本章研究方法

本章的研究主要分为以下 5 个阶段：数据预处理阶段、利用 LDA 进行主题提取与分析阶段、社区主题演化分析阶段、主题贡献分析阶段和用户—主题分析阶段。流程图如图 5 - 3。

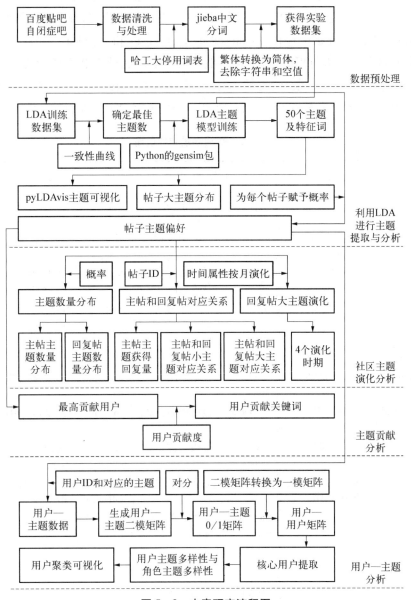

图 5 - 3　本章研究流程图

5.2.1 数据预处理

我们从百度贴吧的自闭症吧中抓取数据,包括主帖、回复帖和楼中楼帖 3 大类。数据预处理阶段是一个基础且重要的工作,是本章整个研究流程的起点,关系着本章研究数据的准确性和适用性。因此,我们结合研究流程特性选取用户 ID、帖子 ID、发帖时间和发帖内容 4 个字段及字段值,整合本章的适用数据集。

首先对数据进行清洗,去除各个字段中的空值。其次调用 Python 中的 jieba 分词数据包,结合哈工大停用词表对发帖内容进行切分词处理,将处理后的帖子内容分别保存在 thread_clean、post_clean 和 lzl_clean 字段中。最后,对这些内容进行繁简体转换,其他字符串的删除处理和空值处理,最终得到记录主帖 8 059 条、回复帖 126 732 条以及楼中楼帖 74 651 条。最终,我们得到了本章分析的数据集,三类帖子的数据字段说明如表 5－2。

表 5－2 数据字段结构说明

主 帖 表		回 复 帖 表		楼中楼帖表	
字 段	说 明	字 段	说 明	字 段	说 明
Id	Thread ID、帖子 ID	Id	Post ID、回复 ID	Id	楼中楼 ID
Title	帖子标题	Floor	帖子楼层(1 楼代表主帖内容)	Author	楼中楼回复人、账号名称
Author	发帖人账号名称	Author	回复人账号名称	Author_id	楼中楼回复人 ID
Reply_num	回帖数量	Content	回复内容	Content	楼中楼回复内容
Good	是否为精华帖	Original_Time	回帖时间	Original_Time	楼中楼回复时间
User_id	发帖人 ID	Comment_num	楼中楼回帖数	Post_id	回复帖子 ID
Nickname	发帖人昵称	Level_name	等级名称	Cite_author	被回复人账号名称
Page	爬取时位于的贴吧页码	Level_id	等级排名	Cite_author_id	被回复人账号 ID
		Cur_score	等级分数		
		Sex	性别		
		Thread_id	Thread ID、帖子 ID		
		User_id	回帖人 id		

5.2.2　LDA 主题提取与分析

第二阶段是 LDA 主题提取。但在此之前,亟待解决的一个重要问题是构建什么样的模型。Python 中有两类提供构建 LDA 方法的包,即 sklearn 和 gensim,因此首先我们需要做的就是对比这两种方法。sklearn 确定最佳主题数所采用的标准是困惑度(perplexity)曲线,我们对主帖数据进行模型构建,以计算困惑度,但效果不佳,主题数和困惑度呈现正相关关系,无法确定最佳主题数;紧接着我们对回复帖数据进行同样的模型构建,其效果比主帖好,得出最佳主题数为 20,相较于大量数据,20 个主题这一数量较少。因此,我们决定采用 gensim 方法构建模型,利用基于 C_V 测度的一致性测量(C_V Coherence,简称"C_V 一致性")来确定最佳主题数。

"C_V 一致性"由迈克·罗德尔(Michael Röder)等首先提出,包含以下 4 个维度①②:

5.2.2.1　数据切分

数据切分,组成词对,切分匹配后的词对称为 S。数据分段将每个主题的 n 个单词与其他的前 n 个单词配对。设 W 为某一数据集的前 n 个单词的集合,W_i 为单词,则有 $W = \{W_1, W_2, \cdots, W_n\}$,定义 S_i 为每个切分后的单词 $W' \in W$ 和单词 $W^* \in W$ 组成的词对,则有 $S = \{(W', W^*) \mid W' = \{w_i\};$ $w_i \in W; W^* = W\}$,如 $W = \{W_1, W_2, W_3\}$,则 $S = \{(W' = W_1), (W^* = W_1, W_2, W_3)\}$。

5.2.2.2　概率计算

通过布尔文档计算,可以估计单词 $P(w_i)$ 的概率或两词 $P(w_i, w_j)$ 的联合概率,即出现 (w_i) 或 (w_i, w_j) 的文档数除以文档总数,但是这种方法并没有考虑到单个文档中单词的出现次数以及出现的距离,而布尔滑动窗口(Boolean Sliding Window,P_{sw})则不同,它可以为滑动窗口设定大小,计算在一定程度上尝试捕获单词标记的邻近性。窗口在文档上移动,每步移动一个单词并进行标记,每一步都通过复制窗口内容来定义一个新的虚拟文档,然后将布尔文档应用到这些虚拟文档中,计算单词的概率。如存在文档 d_1,包含 W 个单词,

①　Michael Röder, Andreas Both, and Alexander Hinneburg. Exploring the Space of Topic Coherence Measures[C]//Proceedings of the Eighth ACM International Conference on Web Search and Data Mining (WSDM'15). Association for Computing Machinery, 2015: 399-408.

②　Shaheen Syed, Marco Spruit. Full-Text or Abstract? Examining Topic Coherence Scores Using Latent Dirichlet Allocation[C]//2017 IEEE International Conference on Data Science and Advanced Analytics (DSAA), 2017.

设定窗口大小为 s,则有 $d'_1 = \{w_1, \cdots, w_s\}$,$d'_2 = \{w_2, \cdots, w_{s+1}\}$,$\cdots$。

5.2.2.3 确认测度

针对每个 $S_i = (W', W^*)$,基于 W' 和 W^* 关于所有单词 W 的相似度,可以计算 W^* 对于 W' 的支持强度 φ。为 $\varphi S_i(\vec{u}, \vec{w})$ 相计算相似度,W' 和 W^* 被表示为文本向量,作为获取 W 中所有单词的语义支持的手段。通过将它们与 W 中的所有单词配对生成和 $\vec{v}(W')$,具体计算方法见公式(5-1),单个单词 w_i 和 w_j 之间的一致性是通过 NPMI 来计算的,见公式(5-2)。最后,通过计算 S_i 内所有文本向量的余弦相似度得到 $\vec{v}(W^*)$,见公式(5-3)。

$$\vec{v}(W') = \left\{ \sum_{w_i \in W'} \mathrm{NPMI}(w_i, w_j)^{\gamma} \right\}_{j=1, \cdots, |W|} \tag{5-1}$$

$$\mathrm{NPMI}(w_i, w_j)^{\gamma} = \left(\frac{\log \dfrac{P(w_i, w_j) + \varepsilon}{P(w_i) \cdot P(w_j)}}{-\log(P(w_i, w_j) + \varepsilon)} \right)^{\gamma} \tag{5-2}$$

其中,ε 为 0 的对数,γ 为较高的 NPMI 赋予更高的权重。

$$\varphi S_i(\vec{u}, \vec{w}) = \frac{\sum_{i=1}^{|W|} u_i \cdot w_i}{\| \vec{u} \|_2 \cdot \| \vec{w} \|_2} \tag{5-3}$$

5.2.2.4 取算术平均值

最终的一致性得分是所有确认测度 φ 的算术平均值。

图 5-4 是对主题一致性进行计算的结果。可见,50 个主题较为合适。确定最佳主题数之后,我们再次利用 gensim 构建 LDA,得到 50 个主题及每个主题的前 30 个特征词。我们利用 30 个特征词分别为 50 个主题进行简单命名,以做出区分,具体主题名和特征词见表 5-3 和表 5-4。

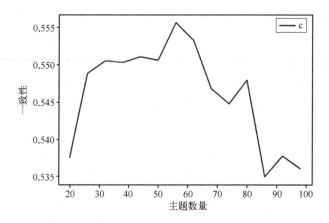

图 5-4 主题数——一致性曲线

之后,我们对主帖和回复帖的 50 个主题进行聚类,分别得到相应的主帖和回复帖大主题领域,并对大主题聚类进行可视化。同时,针对主帖和回复帖大主题的异同,我们进行对比分析。接着,我们为每个帖子进行主题偏好提取,依据上一步确定的主题,基于每一条记录在不同主题下的概率,选取概率最高的主题为该记录的主题,最终为每一条主帖和回复帖赋予一个主题,得到帖子主题偏好,为下一阶段做准备。最后,我们运用 pyLDAvis 来进行主题可视化。LDAvis 是一种由卡森·西弗特(Carson Sievert)等学者在 2014 年提出的,使用 R 语言和 D3 结合构建的隐含狄利克雷分布基于网络的交互式主题可视化工具包,可视化结果分为两部分,左侧部分为全局主题视图,能够看到所有主题的分布情况,右边部分是术语条形图,当在左边选择一个主题时,右边会显示该主题下的主题特征词,具体见图 5 - 7。①

5.2.3　社区主题演化分析

主题演化是窥探主题随时间变化的一个重要手段。在主题演化分析之前,统计各帖主题数量以及主帖主题和回复帖主题对应关系是至关重要的。主题数量统计能够让我们了解哪些主题被提及得多,主帖主题与回复帖主题被提及情况的异同以及大主题数量的区分,让我们能够对帖子内容有一个整体把握;主帖主题与回复帖主题的对应关系能够让我们发现主题之间的关系、主帖主题被回复的情况等问题。数量统计的依据是根据上一步的概率为每条记录分配的主题,用 Excel 中的函数方法直接统计。帖子主题的对应关系主要是依据帖子的主题,我们爬取了回复帖的每一条帖子所对应的主帖 ID。

对于主题演化,由于主帖都是单个帖子,帖子之间的关联性不强,而且主帖的时间非常固定,即只有发帖的一个时间,而每个主帖下的回复帖很多,因此时间也很多,演化效果更加精确。我们只选用回复帖的大主题按月进行演化,以求每个大主题下的时间更多,演化更精准,这样我们才能够更加了解帖子主题内容的变化,具体分析见 5.4。

对于主题演化,我们所用到的平台是 CorTexT 在线平台。② CorTexT 平台于 2008 年启动,作为一个项目其得到了国际森林资源基础设施研究所的支持,随后又得到了 LABEX 站点的支持。经过多年的研究,现在的一些研究项目、数据集、培训等方面的实验和经验都已经组装了特定的分析工具,

① Carson Sievert, Kenneth E. Shirley. LDAvis: A Method for Visualizing and Interpreting Topics [C]//Proceedings of the Workshop on Interactive Language Learning, Visualization, and Interfaces, 2014: 63 - 70.

② https://www.cortext.net/ [EB/OL], 2020 - 03 - 02.

这些工具现在都集中在 CorTexT Manager 这一在线平台上。这一在线平台旨在用特定角度的特定类型的数据(文本、分类、时间序列等)结合特定的数据分析方法(网络映射、结构化方法、多维分析、嵌入词等)来进行数据分析与可视化,同时鼓励用户根据自己的问题和感受组成自己的分析路径。针对主题演化,我们采用该平台的动态分析设置功能,可以使用自定义的初始时间范围(由周期切片器脚本定义)或标准周期(通常是每年定义的语料库)。然后,系统会询问希望划分多少片(时间片的数量),以及是否希望不同的子部分在年数(常规)或文档数量(同构)方面相等,具体相关设置见图 5-5。每个时间段将被分配一个子语料库,收集在这个时间范围内生成的所有文档,从而构建一个地图。"管状图"(见图 5-6)表示法是完全交互

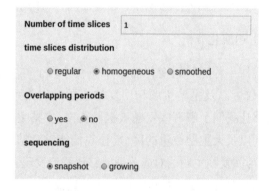

图 5-5   时间切片相关设置

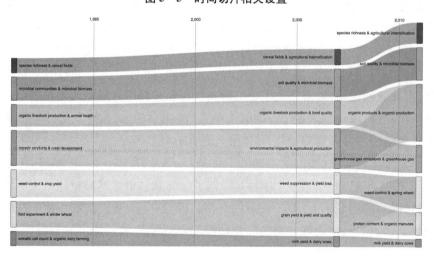

图 5-6   管状图示例①

---

① 图片来源:https://docs.cortext.net/analysis-mapping-heterogeneous-networks/mapping-dynamical-analysis-options/,(2020-03-04).

式的,管子的宽度与记录的数量成正比,较暗的管道也更加坚固(在两个连续的时间周期之间共享更多的节点)。

5.2.4　主题贡献分析

为了能够更加具体地把握贴吧中帖子的主题内容,我们要对用户贡献度进行定义,以此指标来了解每个用户在每个主题下的发帖数量。我们抽取出每个主题下最高用户贡献度的用户,提取出其发帖内容和特征词,进行内容分析,以此来窥探每个主题下的具体内容。同时,用户相对应的角色也被抽取出来,从角色角度来分析主题与角色的关系,窥探不同角色下的主题内容。

5.2.5　用户行为模式分析阶段

用户—主题分析的主要目的是通过用户的共同主题数来窥探用户的特征。我们将每个用户的数据合在一起,提取用户 ID 和相对应的主题,形成用户—主题 0/1 矩阵,0 代表用户在该主题下未发过帖,1 代表用户在该主题下发过帖,发帖数量不计,共挑选出 735 个用户,形成 735×50 的二模矩阵,行代表用户,列代表主题,值为 0 和 1。然后我们根据用户是否在同一个主题下发过帖,运用 UCINET 软件将二模矩阵变换为一模矩阵,行和列均为用户,值为对应的两用户在多少相同主题下发过帖子,以此来观测核心用户的主题多样性和用户聚类分析。具体矩阵转换过程如图 5 - 7。

我们新定义了"用户主题多样性",以此与用户活跃程度进行区分。活跃程度虽然在一定程度上展现出一位用户在该社区中活跃的程度,但本质上可以用发帖数量来衡量。依据本章探索主题的特性,定义"用户主题多样

	tp_1	tp_2	...	tp_n		tp_1	tp_2	...	tp_n
id_1	x_{11}	x_{12}	...	x_{1n}	id_1	0	1	...	1
id_2	x_{21}	x_{22}	...	x_{2n}	id_2	0	0	...	1
...	...	...	x_{ij}	...	...			0	...
id_n	x_{n1}	x_{n2}	...	x_{nn}	id_n	1	1	...	0

用户—主题频次矩阵,x_{ij}为频次　　　用户—主题0/1矩阵,0代表用户在该主题下未发过帖,1代表用户在该主题下发过帖

$$
\begin{array}{c|cccc}
 & id_1 & id_2 & \ldots & id_n \\
\hline
id_1 & 0 & m_{12} & \ldots & m_{1n} \\
id_2 & m_{21} & 0 & \ldots & m_{2n} \\
\ldots & \ldots & \ldots & 0 & \ldots \\
id_n & m_{n1} & m_{n2} & \ldots & 0 \\
\end{array}
$$

基于共同主题的用户—用户矩
阵，m_{ij} 表示用户之间的共同主
题数，且 $m_{ij}=m_{ji}$，同一用户之
间的共同主题数取0

图 5-7　矩阵转换示意图（id 表示用户，tp 表示主题）

性"更为合理,用户主题多样性不仅能够反映出一位用户的活跃程度,也能够看出用户之间参与发帖的主题数量如何、用户参与主题的多少,该指标比活跃程度更加综合和全面,许多用户虽然发帖数量多,但所涉及的主题并不多。因此,定义用户主题多样性为公式(5-4)。同时,为了描述某一角色参与讨论的主题多样性,笔者也定义了角色主题多样性。具体分析见 5.6。

$$
用户主题多样性 = \frac{用户参与主题数}{用户发帖总数} \tag{5-4}
$$

5.3　基于信息交互内容的主题及特征词分布

通过对绘制的一致性曲线分析,我们决定生成回复帖主题数为 50 个,同时,为了与回复帖进行对比,将主帖的主题数也设置为 50 个。经过 LDA 模型训练,得到的主题以及各主题 30 个特征词分别如表 5-3 和表 5-4。

表 5-3　主帖的 50 个主题及各主题的前 30 个特征词分布

主题	主题名称	特　征　词
0	干预	干预 家长 家庭 需要 活动 深圳 进来 星宝 恩贝 月份 信息 三天 亲子 在线 开展 招募纪录片 刚才 训练 我家 干细胞 就业 具体 龙华 暑假 延庆 聊聊 有用吗 五彩 哪家

（续表）

主题	主题名称	特　征　词
1	医院	医院 检查 确诊 医生 轻度 南京 昨天 权威 明天 脑科 合肥 四川 两年 南昌 附属 结合 查出来 配合 转发 建议 中西医 营养 丹佛 中医 多月 新华 好心 发出 写给 国内
2	刺激	1岁 两岁 宝宝 4个 9个 经颅 8个 7个 刺激 5个 基本 不应名 多月 有用 学校 认识 使用 从小 表达 东莞 不到 一条 宝妈们 轻度 回应 粘人 之后 有意识 存在 拯救
3	记录	记录 上海 康复 康复中心 宝贝 加油 过程 点滴 开帖 开帖 育之星 四岁 小学 胖添 闭娃 广告 儿科 男童 意义 需要 重新可怜 永远 每天 推荐 思考 诊疗 后期 变化 之间
4	发育	语言 发育 迟缓 发展 智力 运动 言语 障碍 正确 需求 辅助精神 落后 异常 阶段 促进 周四 开发 几次 最大 有点 功能性应该 差不多 困难 专业知识 缓慢 里面 江苏 结构
5	专家	自闭症 专家 金钥匙 宝妈 宝爸 地区 答疑 针对 以下 主要 原则 平台 是因为 因素 美国 好像 患上 第一次 西安 天塌 医生公立 支持 提醒 对视 之后 宝妈们 做过 错过 3个
6	心态	孩子 看到 帖子 学会 多动症 经历 智慧 改变 左右 心态 3个面对 文章 压力 本书 心酸 教会 福报 再次 安慰 世间 昨天晚上 还给 维生素 羡慕 这是 奇怪 补充 启星 以为
7	疗法	儿童 孤独症 训练 表现 症状 课程 杜佳楣 精细 疗法 留言 综合 想到 全国 大语 小儿 概述 就业 决定 获得 小孩子 留下你家 建了 记得 精准 三大 以琳 冬天 青少年 危险
8	自闭症日	干预 世界 自闭症 融合 早期 主题 今年 应该 在家 发布 教育倒退 南脑 模式 课程内容 快乐 方向 美国 目的 基本上 视差领域 不说 网络 减少 一手 教授 查出 老天 家财万贯
9	日记	妈妈 爸爸 女儿 今天 儿子 只会 男孩 以前 两周 看着 办法一位 睡觉 诺诺 奶奶 开心 越来越 日记 人类 早上 福州 无意识 掌握 上班 简单 香港 治愈 词语 求教 究竟
10	治疗机构	治疗 北京 儿童医院 效果 天津 天使 进行 成都 技术 去过 寻找 农场 肾虚 主人 亲然 妇女 贵州 红十字会 残疾证 肠道 联系方式 不错 一家 离婚 儿童教育 完全 关注 点点滴滴 婴儿 雅恩
11	谱系	儿子 诊断 3岁 谱系 疑似 障碍 1个月 已经 马上 睡眠 变化指点 5岁 4岁 标准 康复 适应 差距 弟弟 能否 判断 想象 回家 奥地利 抛弃 下个月 事物 担心 不错 那种
12	敏感元	求助 孤独症 不是 耐受 食物 招聘 检测 地方 人生 基因 介绍星儿 从速 西安 生二胎 预报 必要 听力 正常 过敏 牛奶 找个江西 江苏 设计 鸡蛋 中医 过敏源 多动症 影响

（续表）

主题	主题名称	特　征　词
13	机构推荐	有没有 请问 机构 武汉 好点 网上 问下 青岛 附近 星爸星妈 中山 我想 苏州 三院 费用 那种 专门 所谓 南昌 天天 赶紧 还好 河南 进展 儿歌 很小 安徽 表达 实在 复杂
14	培养	自闭症 孩子 儿童 培养 不同 音乐 程度 接触 综合症 奥尔夫 思维 历程 两个 中药 询问 担心 信心 大宝 开启 路上 觉得 手机 个人 治好 潜能 唐氏 过来 呼吸 做好 尽量
15	康复机构	机构 康复 推荐 比较 哪家 专业 哪位 沈阳 石家庄 告知 哈尔滨 大连 济南 收费 外面 哪有 广东 绝望 觉得 成人 大部分 唐山 帮帮忙 口碑 导致 五一 好处 拜托 明显 值得
16	看书	孩子 家长 一起 一定 最好 请问 讨论 想要 普通 书籍 聪明 强化 相关 求问 进来 类似 恢复 利用 训练 金桥 聊天记录 患儿 脾气 建立 全托 一生 特征 食品 典型 动力
17	公益讲座	儿童 星星 公益 学校 讲座 关爱 关注 特殊 爱心 走进 孤独 来自 亲友 公益活动 共同 健康 疗育 招生 海豚 点亮 启智 亲们 呼吁 一群 咋办 援助 有试 传递 成都市 春季
18	行为	交流 行为 眼神 刻板 对视 沟通 研究 愿意 没有 微信 典型 电视 几天 量表 纠正 算是 寻求 开关门 明显 周二 五种 大部分 开关 宝宝 心路历程 误解 听觉 数据 广泛性 中毒
19	社交	自闭症 小孩 功能 社交 故事 听到 注意力 一份 啰嗦 调查 情况 平时 问卷 自述 内心 不肯 感统 重要 进群 缓解 不让 古稀 老人 身体 标准 当时 暴力 浅谈 安坐 肠道
20	语言障碍	宝宝 我家 大神 跪求 两周岁 父亲 包括 来说 语言障碍 明显 也许 最好 步骤 健康 飞叶 遗传 落幕 线上 具体 看诊 内心世界 幼儿园 研讨会 是否 类型 拜托 触觉 困难 奶粉 首康
21	评估	孩子 评估 免费 了解 游戏 准备 杭州 实操 有个 来说 报告 应对 明白 小视频 康语 支招 进行 体验 美好 应名 调节 情感 校区 在家 出现 讲座 自然 一件 补助 变成
22	孩子教育	自闭症 教育 生活 康复训练 长大 继续 选择 其实 大龄 托管 小时候 以后 接受 提供 教程 好好 效果 服务 自理 家园 只能 讨论一下 星期 单词 这种 科普 成年 群体 生病 这家
23	防骗	家长 孩子 不要 很多 能量 注意 骗子 放弃 回复 国际 迷茫 发音 兴趣 正在 每个 认知 大学 内向 问问 适合 陪伴 错误 经常 照顾 我要 发个 疑问 来到 坚持 无意
24	诊断	自闭症 患者 建议 教授 案例 中度 误诊 重度 所有 方案 事情 治愈 请教 纠结 我该 何去何从 王志超 自杀 过年 注意 边缘 心路历程 选择 疾病 补贴 星期 见证 没用 家居 医学

主题	主题名称	特　征　词
25	确诊	知道 今天 朋友 有人 确诊 里面 郑州 看见 听说 脱帽 可爱 不敢 台湾 整个 开个帖 听听 上个月 幼儿园 日子 秦东 寻求 天才 太难 新闻 活着 喜马拉雅 小男孩 性格 判断 大三
26	进步	宝宝 进步 我家 最近 一周 爸爸妈妈 方面 3个 有点 很大 走路 发帖 不看 爷爷奶奶 注意 眼睛 有时 周半 入手 几乎 变得 五岁 姑姑 重视 出来 感兴趣 再见 睡不着 脑部 煎熬
27	玩具	喜欢 宝宝 小朋友 幼儿园 特别 东西 别人 出来 时间 玩具 算不算 心里 努力 出去 哥哥 核磁共振 老是 想法 早产 哭闹 姥姥 快乐 工具 声音 认为 小孩子 形成 乱跑 找到 蜗牛
28	指令	不会 说话 指令 指物 主动 大人 开口 不爱 听不懂 三周岁 偶尔 十个月 听懂 火星 不怎么 必须 应名 系列 他会 了解 判定 鸿慈 技巧 欺骗 原来 双胞胎 真相 夫妻 贝贝 伙伴
29	医生	自闭症 危害 请问 小兵 延庆 六院 未来 测试 带来 孤独症 特征 挂号 绝望 北医 才能 妈妈 已经 预约 失眠 第六 贾美香 姐姐 总结 拥抱 长期 排队 轻微 亲们 闪亮 北京大学
30	检测	看看 大家 帮忙 是不是 谢谢 大神 求求 看下 微信群 查出 帮忙 大型 青龙 一种 电子产品 好心人 亦庄 平凡 这份 你们好 如初 一半 圈里 照顾 泰和 推荐 播出 不干什 推下 神经元
31	应名	一下 大家 分析 经验 麻烦 判断 谢谢 意见 参考 闺女 状况 去年 应用 正规 科学 跪谢 给予 希望 原创 解读 讲述 郑州 百病丛生 帮到 快速 家庭环境 重要性 百度 不用 应名
32	改善	儿童 自闭症 方法 改善 简单 有效 引导 提高 技巧 自测 第三版 社交能力 语言表达 多次 饮食 聊聊 流程 辛苦 口腔 看不到 优秀 成年人 微课 一场 全球 加工 托养 第一章 最佳 学到
33	倾向	自闭 倾向 怀疑 是否 起来 转帖 应该 终于 启音 饮食 刚刚 真假 东方 自卑 日常 报告 社恐 内性 正常人 好转 确定 发现 按摩 幸福 水平 10年 做过 山东 之前 1年
34	希望	希望 自闭症 帮助 男宝 能够 更新 心情 每天 焦虑 鉴定 可怕 遇到 得到 越来越 家长 星妈 曾经 山西 筛查 最新 晚上 或许 谢谢 宝贝 骗子 全职 亲们 合作 恢复 听得懂
35	认知能力	训练 分享 能力 认知 知识 提升 模仿 每日 进行 基础 目标 卡片 大脑 凡诺 干货 项目 星孩 删除 加强 不应 出门 动物 要求 智商 关键 每个 屏蔽 最佳 行动 脑力
36	咨询	问题 感觉 发现 咨询 解答 统合 解决 几个 出现 不想 情绪 常见 处理 经常 回答 真实 问问 线下 关心 看电视 动画片 亲戚 想带 宝宝 智慧 一下 难受 误区 准确 症状

（续表）

主题	主题名称	特　征　词
37	资料分享	康复 视频 康复训练 分享 资料 一篇 图片 看吧 发表 大伙 来看 教学 注意力 告诉 学习 上课 集中 几天 昆山 必备 多动 孤独症 艺术 经典 原来 怎么回事 每次 请问 直播 课题
38	培训	没有 培训 一点 感统 名字 女儿 反应 总是 重庆 影响 少年 失调 不理 海带 小星星 爸妈 年龄 认识 怎么回事 谁家 福音 感情 残联 广西 超级 没什么 拥有 幼儿 半个 看法
39	语言	儿子 现在 情况 两个 之前 周岁 1天 两岁半 10年 出生 半年 陪伴 发现 讲话 3周 半月 已经 目前 突破 阿姨 需要 救度 后来 醒来 两岁 这块 新年 怀疑 长久 8个
40	学习	自闭症 学习 不能 指导 计划 理解 训练方法 群里 1次 不再 理论 教师 测评 1个多月 制定 操作 讲授 多久 尤欣 初期 几岁 样子 人们 技能 情况 数学 周三 北京华 发脾气 进入
41	机构	成长 星智 中心 少儿 广州 心理 特殊 白云 服务中心 白云区 广州市 进食 妙招 主任 运用 招生 个案 目光 自理能力 视听 助力 海带 各位朋友 教学法 日常生活 居家 儿歌 中教 控制 长沙市
42	特教服务	老师 特教 家教 经验 1名 需要 这是 工作 本人 从事 一对一 联系 陪读 过来 廊坊 多年 坐标 特殊教育 星娃 上门 辅导 慧蓝 行业 个训 很少 开讲 本来 求职 待遇 独立
43	遗传	自闭症 遗传 疑似 原因 关系 容易 无法 预防 突然 先天 成功 手指 后天 几个 怀孕 不了 长沙 发生 转载 癫痫 请教 复制 第一 以后 禁食 大全 区别 公开信 专题 适应
44	怀孕	自闭症 是不是 到底 严重 导致 疫苗 请教 孩子 现象 老婆 敏感 重金属 孕期 不好 仿说 生气 重复 外甥 憨福儿 有用吗 增加 很多 超标 语言 再发 该不该 衣服 一封信 强迫 入学
45	崩溃	自闭症 真的 崩溃 诊断 斯伯格 情绪 不好 重要 每天 痛苦 女孩 综合征 博士 看过 对话 作用 社区 国家 缺陷 适合 我该 正常 成年 状态 假想 求教 昨晚 避免 稳定 小天使
46	社区群体	自闭症 父母 患儿 欢迎 社会 加入 认知 融入 成为 一种 集体 群聊 参加 小游戏 奇迹 蓝灯 会得 有所 担心 区别 志愿者 探讨 必读 号码 面孔 意识 一会 过去 自我 留下
47	妇幼	孩子 可能 情况 自闭症 排除 这种 二胎 害怕 感谢 最后 母亲 患有 真是 妇幼 这是 特点 概率 打算 引起 帮帮我 有没有 坚持 病因 非常感谢 看看 家庭教育 北京 指着 大不大 被删

主题	主题名称	特 征 词
48	家庭	孩子 正常 家里 上学 方式 属于 目前 造成 吃饭 相信 朋友们 家人 真正 持续 回来 配合 深度 教养 开学 同龄 脑瘫 密码 昆明 至今 退化 宠爱 一味 当地 神经 患有
49	互动	孩子 自闭症 觉得 互动 急急 环境 非常 无助 科普 儿童 动作 建立 观察 医生 建议 做个 微课 负责 好多 疑惑 忽悠 光明 老公 看病 两天 就要 半月 家有 事件 救助

表 5 - 4　回复帖的 50 个主题及各主题的前 30 个特征词分布

主题	主题名称	特 征 词
0	反应	宝宝 感觉 正常 问题 自闭症 孩子 反应 没有 语言 不会 声音 敏感 喜欢 交流 行为 楼主 刺激 现在 失调 游戏 动作 东西 表现 前庭 几岁 异常 情绪 触觉 不能 比较
1	功能	幼儿园 自闭症 孩子 小学 目前 正常 数字 功能 语言 未来 自闭 校区 测评 训练 没有 康复 我校 倾向 区别 男生 交流 吓唬 对视 全国 安全感 自言自语 已经 看到 知道 课题
2	训练	孩子 家长 问题 能力 行为 训练 自闭症 需要 父母 学习 可能 没有 干预 时间 方法 老师 社交 一定 很多 机构 过程 进行 不是 生活 重要 应该 方式 不要 互动 语言
3	课程	孩子 自闭症 没有 家长 知道 益生菌 课程 现在 时间 不会 天使 星空 治疗 语言 起来 交流 学习 蜘蛛 五彩 已经 试验 嫌弃 奶奶 世界 儿童 大家 看到 妈妈 爸爸 可能
4	饮食	自闭症 饮食 食物 儿童 了解 孩子 带来 论坛 大家 需要 家长 影响 很多 这种 重金属 长春 情况 经颅 时间 含有 危害 一下 消化 治疗 一种 补充 改善 酪蛋白 控制 患者
5	医生	医生 研究 自闭症 大脑 孩子 可能 孤独症 诊断 基因 发育 没有 导致 检查 障碍 医院 治疗 神经 自闭 谱系 肠道 症状 测试 影响 疾病 情况 问题 因素 原因 异常 建议
6	放弃	孩子 妈妈 放弃 别人 没有 知道 娃娃 不敢 事情 可能 自闭症 喜欢 不要 希望 看到 这种 人生 觉得 以后 妹妹 薯片 快乐 玩具 不想 不能 女儿 洗澡 世界 一天 不停
7	医院	医院 北京 现在 知道 南京 孩子 准备 自闭症 二胎 医生 希望 一下 黑线 儿子 以琳 疫苗 一年 三院 有没有 中山 真是 预约 朋友 一天 挂号 脑科 六院 今天 明天 大家

（续表）

主题	主题名称	特　征　词
8	开心	喜欢 今天 呵呵 东西 特别 知道 声音 里面 玩具 动画片 妈妈 立马 爸爸 孩子 感觉 开关 行为 过去 一遍 儿子 没有 有点 地下 高兴 开心 上面 经常 看到 好像 排队
9	模仿	训练 模仿 儿童 孩子 自闭症 动作 语言 发音 能力 声音 进行 活动 运动 发出 音乐 游戏 练习 肌肉 口腔 方面 呼吸 说话 出现 不会 发展 舌头 学习 注意 不同 患儿
10	睡眠	孩子 爸爸 知道 现在 喜欢 妈妈 感觉 恒恒 没有 开心 睡觉 晚上 以前 看到 语言 东西 眼神 不会 进步 一起 交流 小孩 说话 方面 特别 一下 儿子 看着 起来 妹妹
11	细胞	自闭症 没有 细胞 人类 人体 信息 孩子 血液 生命 综合症 自我 冷静下来 相似 乱七八糟 知道 已经 产生 接触 意识 父母 哈哈哈 正常 自然 感觉 刺激 功能 蜗牛 世界 默默 电视
12	祝福	孩子 1/3 学生 脑瘫 能力 自闭症 狂汗 原创 康复 儿童 祝福 不会 评估 夏天 托马斯 证书 语言 可可 推拿 黑暗 言语 免费 正常 训练 别太 安坐 逻辑思维 时期 鹦鹉学舌 停滞
13	语言	语言 自闭症 孩子 技术 训练 大龄 治疗 情绪 提升 妈妈 假扮 儿童 睡不着 理解 失眠 睡觉 托管 地铁 没有 学习 不可 问题 顾问 图景 睡眠 需要 能力 行为 老师 有用吗
14	生活	孩子 生活 能量 努力 没有 希望 法师 自闭症 可爱 时间 健康 不要 成长 知道 家长 快乐 世界 不能 已经 父母 真的 家庭 别人 付出 星儿 身上 现在 命运 心中 所有
15	研究	自闭症 孩子 研究 儿童 发现 没有 治疗 疫苗 基因 患儿 患者 可能 疾病 遗传 家长 导致 认为 造成 问题 障碍 社会 功能 正常 因素 表现 目前 出现 行为 关系 父母
16	教育	孩子 老师 没有 评估 自闭症 学校 训练 家长 语言 不要 音乐 问题 机构 一起 不是 时间 理解 现在 不能 进行 能力 说话 学习 干预 比较 需要 正常 班主任 小学 很多
17	发育	自闭症 不是 发育 孩子 迟缓 医生 问题 医院 自闭 现在 语言 诊断 干预 正常 很多 应该 儿子 确诊 没有 是不是 觉得 交流 说话 小孩 肯定 严重 症状 落后 不要 可能
18	拜佛	饼干 孩子 客人 喜欢 能力 不会 妈妈 菩萨 没有 念经 语言 师父 急急 需求 一定 茫然 祝愿 自闭症 乐乐 组合 表达 就行 了 别急 观世音 每天 打架 主动 哑巴 分享 以来

（续表）

主题	主题名称	特　征　词
19	疗法	自闭症 治疗 孩子 阿斯 症状 患者 综合征 疗法 药物 可能 斯伯格 儿童 综合症 没有 加工 障碍 这种 导致 脆性 不同 精神 行为 博士 患儿 方法 正常人 问题 发现 分校 诊断
20	家人	孩子 我家 现在 感觉 你家 楼主 说话 当时 儿子 没有 情况 宝宝 爸爸 医生 知道 觉得 更新 看电视 每天 老公 后来 希望 正常 自闭症 妈妈 女儿 看到 不会 手机 语言
21	康复	康复 孩子 家长 老师 培训 中心 儿童 自闭症 学校 活动 训练 教育 机构 专业 特殊 康复训练 孤独症 社会 教学 治疗 能力 家庭 参加 进行 集体 成长 特殊教育 评估 课程 服务
22	谢谢	谢谢 楼主 一下 孩子 微信 机构 分享 干预 康复 帖子 大家 推荐 家长 方法 自闭症 请问 麻烦 有没有 希望 老师 咨询 交流 感谢 经验 看看 你好 一份 问题 语言 私信
23	帮助	帮助 老师 需要 学校 特教 孩子 希望 联系 感统 全国 大家 自闭症 星宝 生活 家庭 支持 家长 爱心 学习 特殊 机构 推荐 多多 回复 一名 训练 时间 能力 了解 经验
24	调理	运动 联系 妹妹 免费 孩子 老师 医院 做个 调理 疗程 训练 评估 邮箱 配合 治疗 没有 已经 感统 周一 中药 安安 学校 滑板 自闭症 一边 需要 课程 坚持 效果 时间
25	检测	孩子 多大 检测 上海 干预 自闭症 电子产品 小兵 康复中心 机构 现在 康复 中医 不吃 预约 不像 便秘 没有 请问 家园 骗子 发烧 牛奶 可怜 医院 大米 闺女 效果 面条 1个月
26	加油	加油 检查 孩子 干预 医院 现在 医生 自闭症 小宝 儿童医院 希望 两岁 楼主 知道 问题 不会 没有 倾向 看到 儿子 对视 心里 老二 进步 一起 我家 女儿 说话 自闭 以后
27	行为	行为 刻板 自闭症 孩子 治愈 女孩 问题 判断 已经 没有 重度 上学 方法 针灸 文章 弟弟 陪读 男孩 现在 不能 好运 不是 不要 多动症 出现 点头 交流 好友 摇头 大家
28	禁食	食物 耐受 禁食 过敏 孩子 牛奶 鸡蛋 奶粉 自闭症 感谢 检查 感觉 没有 小麦 楼主 武汉 自闭 现象 很多 打针 问题 知道 效果 是不是 医院 补充 体质 现在 我家 查出来
29	幼儿园	老师 上课 幼儿园 儿子 今天 孩子 教室 机构 进步 不错 妈妈 一下 看看 配合 视频 知道 现在 打算 继续 觉得 不会 婆婆 妹妹 我要 一起 开心 估计 有点 下课 看书

（续表）

主题	主题名称	特　征　词
30	玩游戏	游戏 孩子 物品 动物 语言 能力 认知 活动 配对 玩具 卡片 喜欢 东西 表达 理解 学习 家长 名称 提示 没有 观察 妈妈 放在 反应 故事 老师 颜色 儿童 要求 动作
31	问题	孩子 家长 自闭症 不要 问题 很多 一定 没有 知道 需要 医院 不是 希望 治疗 可能 其实 觉得 已经 不会 事情 父母 时间 医生 大家 家庭 不了 不好 建议 不能 只能
32	专家	训练 自闭症 机构 专家 中国 服务 干预 北京 中心 启音 国内 专业 孩子 家庭 儿童 东方 康复 言语 提供 深圳 上海 治疗 一对一 医疗 时光 课程 一家 评估 城市 美国
33	效果	宝宝 机构 我家 现在 你家 楼主 干预 孩子 情况 差不多 进步 康复 微信 确诊 老师 小孩 医院 一下 效果 1个月 请问 自闭 症 疑似 残联 症状 半天 没有 三岁 交流 感觉
34	眼神	儿子 觉得 眼神 现在 宝宝 没有 说话 不会 自闭 同学 问题 交流 孩子 不能 知道 小孩 一点 今天 没用 楼主 活着 眼睛 自闭症 不是 情况 今年 真的 妈妈 应该 加微信
35	进步	孩子 老婆 自闭症 学校 儿子 老师 没有 女儿 语言 现在 很多 不是 知道 问题 父母 非常 说话 每天 不会 不能 为啥 机构 进步 老公 幼儿园 小孩 发现 其实 家长 希望
36	很累	妈妈 香蕉 苹果 爸爸 知道 睡觉 儿子 现在 孩子 不会 大小便 晚上 大宝 厉害 宝宝 句子 不要 没有 很累 不是 最近 代词 绘本 认识 一起 早教 自闭症 月龄 小米 记录
37	表现	名字 表现 自闭症 小儿 重复 说话 患儿 父母 交流 别人 喜欢 没有 正常 反应 早点 智力 不会 目光 少年 孩子 儿童 周围 孤独 语言 婴儿 很少 兴趣 武汉市 记忆 仪器
38	家人	小朋友 喜欢 宝宝 妈妈 不会 现在 知道 今天 一起 儿子 没有 最近 看到 说话 主动 东西 爸爸 姐姐 哥哥 奶奶 特别 玩具 大人 幼儿园 别人 感觉 跟着 老师 有时候 爸爸妈妈
39	推荐医院	自闭症 干预 孩子 儿童 社会 家庭 治疗 患者 早期 世界 家长 生活 融合 诊断 没有 教育 美国 能够 科学 重要 关注 帮助 方法 康复 学习 行为 希望 问题 训练 国家
40	轻度	自闭 自闭症 幼儿 沟通 儿童 轻度 功能 诊断 行为 表现 研究 正常 面孔 没有 障碍 发现 孩子 症状 实验 谱系 智力 差异 量表 口语 注视 中度 孤独症 存在 使用 问题

（续表）

主题	主题名称	特　征　词
41	理解	孩子 训练 语言 家长 理解 学习 表达 问题 能力 情绪 东西 进行 指令 主动 物品 辅助 不要 要求 练习 注意力 方法 老师 自闭症 学会 生活 游戏 强化 过程 能够 回答
42	说话	说话 孩子 你好 现在 我家 不会 两周 楼主 好多 儿子 四岁 开口 五岁 语言 问题 爸爸妈妈 三岁 宝宝 请问 有点像 幼儿 园 教授 三周岁 没有 没事 太小 正常 交流 语迟 两岁
43	指令	不会 东西 妈妈 喜欢 没有 指令 现在 孩子 眼神 指物 知道 对视 爸爸 大人 说话 玩具 他会 有时候 别人 偶尔 语言 问题 出门 主动 宝宝 反应 吃饭 听懂 看到 认知
44	发展	儿童 语言 行为 孤独症 自闭症 发展 能力 障碍 训练 沟通 进 行 说话 问题 理解 认知 表达 学习 孩子 方面 言语 交流 使 用 表现 需要 重复 患儿 活动 方式 缺乏 社交
45	陪伴	孩子 自闭症 家长 陪伴 干预 机构 没有 问题 很多 希望 不是 时间 普通 父母 可能 幼儿园 学习 情况 进步 不要 康复 需要 一定 家庭 老师 其实 工作 真的 儿子 社交
46	问题	孩子 问题 现在 没有 妈妈 觉得 真的 不是 不会 大夫 发现 两个 自闭症 老师 说话 医院 正常 幼儿园 每天 知道 进步 后 来 很多 非常 医生 已经 1 年 当时 感觉 出来
47	方法	孩子 训练 没有 方法 老师 独特 办法 儿子 时间 进步 大家 里面 一下 骗子 儿童 培训 火车 正常 比较 绝对 千万别 学费 康复训练 说话 机构 所谓 年龄 自闭症 明显 真实
48	好转	现在 斯伯格 大自然 没有 出来 有人 焦虑 综合征 孩子 自闭 很多 一下 学习 觉得 不要 百度 自传 老师 美好 感受 慢慢 问题 烦恼 宝妈 楼主 玩玩 高考 好转 基本 不能
49	响应	小孩 阶下 名字 自闭症 恭喜 响应 我想 训练 句子 容易 孩子 苏州 一生 地球 比较 收费 早日康复 机构 感情 不要 没有 最 好 认识 样子 看着 迷失 自理 一种 小苗 人生

　　为了能够更加精准地反映主帖和回复帖所阐述的主题内容,我们对主帖的 50 个主题进行聚类,得到了 10 个大主题,分别为家庭、症状、机构培训、诊断、病因、治疗、孩子教育、训练、资料分享、询问与交流。同时,将回复帖进行聚类,得到 8 个大主题,分别为家庭、症状、机构培训、诊断、治疗、康复、询问与交流、家长情绪表达。聚类效果如图 5-8 和图 5-9 所示:

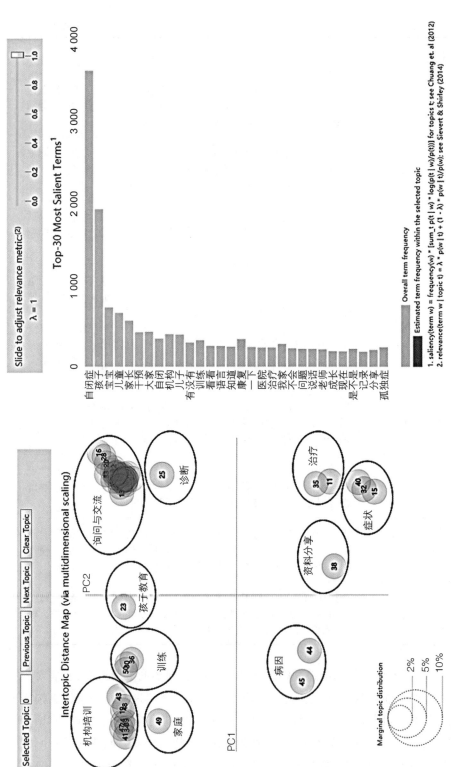

图 5 - 8 主帖主题聚类可视化效果

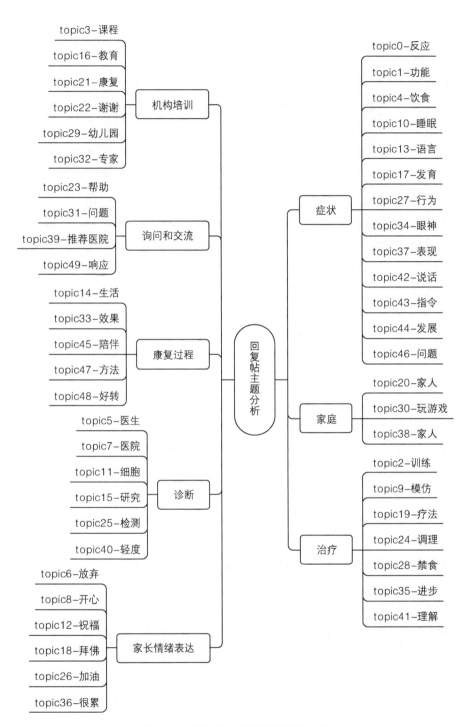

图 5 – 9　回复帖主题聚类可视化效果

在"家庭"这一大主题下,用户经常讨论的小主题包括家里人的关系,尤其是父母对待孩子的行为或态度、家人与老师(非特教)的关系、父母亲人的工作情况等。谈论这一主题的用户主要是自闭症孩子的父母、兄弟姐妹等具有亲属关系的人员,他们的主要目的包括判断家庭是否会影响孩子出现自闭症、判断孩子是否患有自闭症,以及对于已经患有自闭症的孩子,家庭关系应如何改善。

在"症状"这一大主题下,不言而喻,用户所发帖子的主题核心主要包括自闭症孩子的一些症状。从宏观上来讲,这些症状主要包括判断孩子是否为自闭症的症状、已经确诊为自闭症的孩子症状、干预训练过程中症状的变化,以及治愈前后症状的对比;从微观方面来讲,就是从孩子自身情况出发,如孩子的语言沟通、社交、智力和身体发育、饮食、睡眠、反应、眼神等,这些症状往往都是自闭症被确诊的关键性信息。发帖的用户还是以父母为主,还包括孩子的叔叔、哥哥等其他亲属;另外,还有一部分用户则是特教教师,特教们为了宣传营销或者展示治疗情况也会将孩子的症状讲述出来。

在"机构培训"这一主题下,用户角色主要是机构,另外还包括一些机构内的教师、微信公众号的小编等。这一主题内容主要包括机构为了宣传自己而谈论的一些治疗案例,机构的广告、微信公众号的推广等,对于这一内容的帖子,我们认定为广告帖。同理,在"资料分享"这一主题下的帖子,我们也认定为广告帖,其主题内容主要包括倒卖视频资料,如机构培训资料、康复训练资料、针对家长如何干预的资料等,另外还包括黄牛代挂号,国内许多自闭症名医专家每天的挂号数量有限,许多黄牛借信息不对称和家长的着急心里进行代挂号等违法、违规操作。

在"诊断"这一主题下,用户主要谈论的主题内容包括医院的检测结果、医生的诊断结果,以及医生的建议等与医院医生诊断有关的帖子,其中最主要的小主题就是食物不耐受检测。食物不耐受是一种由食物引起的变态反应性疾病,其发生是人体免疫系统针对进入休内的某种或多种食物产生 IgG 抗体,从而针对这些物质产生过度的保护性免疫反应。① 当前在国际上明确认为自闭症儿童存在肠道菌群异常,从菌种到菌体数量都与同龄常模孩子存在明显区别,菌群的异常直接影响到孩子对于不同食物的消化与吸收情况,因此衍生了"食物不耐受"这种针对自闭症儿童的治疗概念。贴吧中的家长用户基本上都会带孩子到医院进行食物不耐受检测,吧中提及的不

---

① 雷蕾,蒋瑾瑾.食物不耐受对儿童生长发育的影响[J].发育医学电子杂志,2017,5(04):212—216.

耐受食物主要包括牛奶、鸡蛋等,食用这些食物后会让孩子出现呕吐、腹泻、免疫失调等一系列肠道问题①,会影响对孩子的干预和治疗。

"病因"这一主题的主要内容是指孩子患自闭症的原因。吧中交流病因的用户主要包括家长、特教和医生,家长们主要是询问方,特教和医生主要是回复方,同时,用户也会发一些经验或心得以帮助家长们及时准确地确定病因。帖子中所提到的主要病因包括遗传、怀孕、父母对孩子的陪伴不足、汞中毒、肠道微生物等。遗传是属于先天性因素,包括父母行为异常、染色体变异等。后四者主要是属于环境因素,自闭症发病通常在 3 岁以内,关键是在出生前后,妈妈怀孕期间出于各种原因而未能照顾好胎儿,可能导致胎儿的大脑神经非正常发育,从而导致自闭症。父母对孩子的陪伴不足会导致孩子在成长期间缺少必要的家庭交流沟通,这也是诱发自闭症的重要原因。汞属于重金属,重金属、杀虫剂、农药、添加剂和防腐剂等正常人体不存在的生物异源物质进入体内会对人体产生伤害②,在正常情况下,人体能够将汞代谢为乙基汞,大约 18 天内就会被排出体外,然而,在体外,某些肠道微生物能够将汞甲基化或去甲基化,甲基化的汞具有神经毒性,可破坏神经系统,引起脑萎缩③,导致自闭症。

在"治疗"这一主题下,用户最常讨论的是孩子的治疗方案,其关键词包括"观察""调理"等,主要是指在医院的指导下对孩子进行治疗的一切行为。发帖的用户为家长、医生和部分特教教师。治疗行为包括对孩子进行行为观察、杜绝不耐受的食物等。这一主题和"训练""康复"这两个主题是相通的,都是和治疗、干预孩子的自闭症有关。"训练"是指在特教教师或机构的指导下,由父母和特教教师对自闭症孩子的行为展开干预,是"治疗"的进一步实施;"康复"是指孩子由于受到治疗和训练等干预行为,病情已经明显好转之后,开始让孩子进行康复练习的过程。这三大主题的核心内容就是如何从孩子的语言、反应、睡眠、饮食等开始对其进行治疗、干预和康复训练,父母们会在贴吧征求特教和医生的意见、建议,特教和医生也会在贴吧中将他们的治疗和训练经验告知家长,也有许多机构会在贴吧中宣传自己治疗的成功案例。这三大主题在回帖帖中的占比相当高,同时,在主帖中,

---

① 武月丹,侯晓晖,冯燕青.自闭症儿童与食物不耐受的研究进展[J].中国儿童保健杂志,2016,24(10):1052—1054、1058.

② 段云峰,吴晓丽,金锋.自闭症的病因和治疗方法研究进展[J].中国科学:生命科学,2015,45(09):820—844.

③ Garrecht M, Austin D W. The Plausibility of a Role for Mercury in the Etiology of Autism: A Cellular Perspective[J]. *Toxicol Environ Chem*, 2011, 93: 1251–1273.

"治疗"和"训练"主题的占比也不少,总的来说,这一系列的主题在自闭症吧中有着非常重要的地位,也多是用户们讨论的话题。

在"孩子教育"这一主题下,用户主要是讨论孩子在学校的情况,包括学习的、语言的和行为的,也有话题讨论患自闭症的孩子在学校的表现情况,还有家长在问是否可以去上学、学校教师对孩子的态度是否会影响孩子的病情等。通过对围绕"孩子教育"这一专题的讨论,家长和特教们试图找到孩子患病的真正原因和治疗方法。

"询问与交流"这一主题在主帖中的占比最大,50 个小主题中有 28 个主题都是关于询问交流的,占比为 56%(具体数据见图 5－10)。这一主题下所讨论的话题纷繁复杂,多种多样,如一些刚患上自闭症的孩子的家长们借帖询问有哪些医院或机构治疗该病更好,哪些医生是这方面的专家,如何对孩子进行干预,家长们分享一些孩子康复后的资料,家长和特教讨论一些孩子干预的进度,特教们回答家长的各种问题等。这些交流的话题包含上述各种主题,但只是存于表面,交流不深。

就"家长情绪表达"这一主题而言,顾名思义,讨论话题主要都是家长们的情感发泄,包括孩子患病初期的焦急和迷茫、治疗不见好转的无助和难过、治疗有好转的兴奋、康复后的喜悦、分享心路历程的激动等,但是治疗过程中的情绪表达相对较少,主要是初期的焦急和分享心路历程。

通过对主帖和回复帖主题内容的分析,我们发现,主帖内容不包含"康复""家长情绪表达"等主题,"诊断""治疗""康复"等相关主题也相对较少,可能有很多主帖用户的孩子都还是处于自闭症治疗初期或者还未接受治疗,只是有自闭症征兆,家长们过来询问。相反,"症状""治疗""康复"等相关内容更加广泛地分布在回复帖中,这说明回复帖的用户的孩子已经开始接受治疗,甚至已经有康复的家长过来写经验或者心情,这与主帖是截然不同的,比如"家长情绪表达"这一主题,很少出现在主帖当中,很多都存在于回帖中。

同时,两种帖子在主题数量上也各有不同,经过我们聚类分析,得到的主帖大主题为 10 个,回复帖大主题为 8 个,我们能够发现发布帖子的用户主题比回帖用户主题更加广泛。除了大主题数量不同,大主题下的小主题数量分布也不同,主帖更加侧重于"询问和交流",这与贴吧的性质是密不可分的,有很大一部分用户之所以来到贴吧,是因为他们有需求、想交流,因此我们会发现在主帖内容中,"询问与交流"占比最突出。而回复帖的内容分布比较均匀。具体分布如图 5－10:

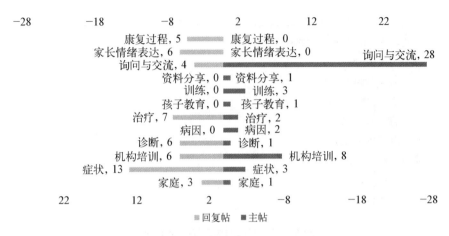

图 5-10　大主题下的小主题数量分布

5.4　基于信息交互内容的主题演化分析

5.4.1　主题数量分布

依据 5.2 中所确定的主题,基于每一条记录在不同主题下的概率,依次选取概率最高的主题为该记录的主题,最终为每一条主帖和回复帖赋予一个主题,然后统计各主题的数量,统计结果如图 5-11—图 5-14。

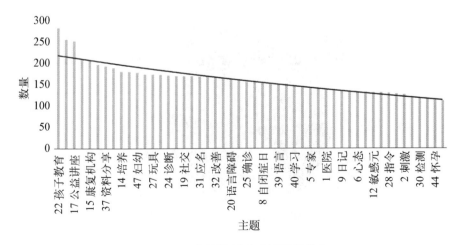

图 5-11　主帖的 50 个主题数量分布

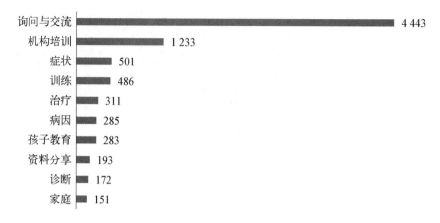

图 5 - 12　主帖的大主题数量分布

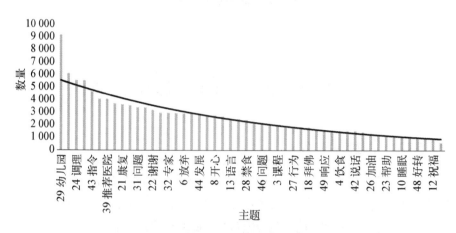

图 5 - 13　回复帖的 50 个主题数量分布

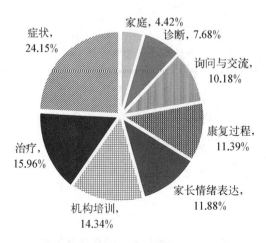

图 5 - 14　回复帖的大主题数量占比分布

　　图 5 - 11 和图 5 - 12 分别展示了主帖的 50 个小主题和 10 个大主题的数量分布情况。由图可知，"主题 22"的数量最多，有 283 条记录，"主题 22"所属的大主题是"孩子教育"，该大主题下仅包含一个小主题，即"主题 22"，可见家长们对于孩子教育的重视，当今的中国是一个创新型国家，人才是创新的根本，国家对于教育的重视反映在了家长们的身上，孩子教育，尤其是自闭症孩子的教育情况更是牵动着自闭症家长们的心。其次，"主题 7"和"主题 17"的数量相差不大，二者都属于"询问与交流"这一大主题下，"主题 7"所询问的是全国孤独症疗法，"主题 17"所谈论的是启智机构的关爱儿童公益讲座情况。从"主题 22"到"主题 26"，数量减少的幅度大、速度快，"主题 26"以后，速度开始放缓，这表示各个主题的数量分布相对均匀，相差不大。数量最少的是"主题 23"，同样属于"询问与交流"这一大主题，它所讨论的是家长和孩子要谨慎，不要上当受骗。诚然，家长们"病急乱投医"的现象明显，一些并不是自闭症专业机构的机构借助自闭症家长们焦急的心情，大肆宣传自己能够治疗孩子的自闭症，然而他们的治疗手段所产生的效果并不理想，尤其是国外的一些机构，家长们对国外情况不够了解，容易陷入迷茫和骗局。

　　在 10 个大主题中，分布最广的是"询问与交流"这一主题，这与包含小主题的数量是密不可分的，它包含了 28 个小主题(图 5 - 10)，小主题的数量在一定程度上决定着大主题的数量。另一方面，从主题内容上来看，"询问与交流"包含两方面：询问和交流。吧中的用户角色约有一半都是家长，但是家长角色中又包含许多"新家长"，他们很敏感，通常在孩子未被确诊，刚表现出"老家长"们所描述的自闭行为时就发帖询问，以求证实，还有一部分"新家长"，在孩子刚被确诊时，就询问如何干预。另外，"交流"也包含很多主题，如某些机构或者医院的治疗效果，一些特教和家长关于孩子如何治疗的讨论，家长与家长之间讨论孩子的情况等。我们可以发现，包含"机构培训"和"资料分享"主题的广告帖的占比不小，约占所有大主题数量的 17.7%。数量分布最少的大主题是"家庭"，这一主题所包含的小主题较少，话题也不具有普遍性。

　　图 5 - 13 和图 5 - 14 分别展示了回复帖的 50 个小主题和 8 个大主题数量的分布情况。由图可知，"主题 29"的数量最多，有 6 126 条记录，其所讨论的是在机构视频指导治疗后孩子的情况，包含许多机构宣传的治疗案例、治疗后的家庭情况和孩子在学校的情况，因此，"主题 29"所属的大主题是"机构培训"，机构以治疗情况作为广告宣传内容。从整体上看，回复帖的 50 个主题依次减少的幅度和速度都大于主帖主题，其主题数量前后的极差较大。数量最少的主题是"主题 35"，有 590 条记录，仅约占 0.45%。

　　在 8 个大主题中，数量分布最广的是"症状"，有 33 240 条记录，约占

24.15%,最少的大主题是"家庭",有6 078条,约占4.42%。不过,与主帖的大主题数量分布不同的是,回复帖的大主题数量分布相对均匀,各个大主题占比相对平衡,不像主帖,其中的"询问与交流"就占到了55.14%,超过一半。

5.4.2 基于交互内容的主题交互分析

帖子ID具有唯一性,我们根据帖子ID,将主帖与回复帖ID相同的帖子对应起来,形成二者的回复关系,并分别统计50个主题获得回复的数量,统计结果如图5-15。

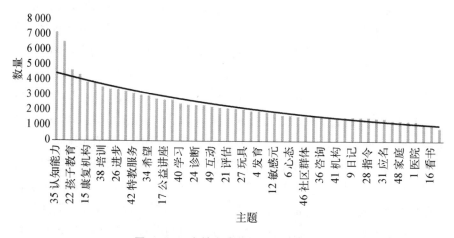

图5-15 主帖主题获得回复量分布

由图5-15可知,主帖获得回复量最多的是"主题35",高达7 173条。"主题35"所属的大主题是"训练",讨论的是家长对于孩子的干预训练情况,包含了训练前后的状态变化、训练后的康复情况以及机构的训练方法和效果等,这正是用户们所讨论的焦点,包括获得回复量第二的"主题14"所在的大主题"症状",这些主题与自闭症高度相关,家长们关心自闭症孩子的任何心理和行为上的改变,特教们会针对不同症状的孩子做出不同的干预训练指导,机构借机宣传等,吧中各用户都在围绕这些主题进行重点讨论。获得回复最少的是"主题13","主题13"所属的大主题是"询问与交流",询问的是当地治疗自闭症的好医院。这一主题获得回复量少的原因就在于地域限制,由于所有的用户并不处于同一个位置,而是分散在全国各地区,因此,处于同一地点的用户数量并不多,对于这样的询问并不能做出回答,只有少数同一地区的用户在讨论。

同时,我们针对主帖主题建立了相对应的回复帖主题对应关系,如图5-16和图5-17,浅色箭头代表同一主题是否有回复关系,深色箭头表

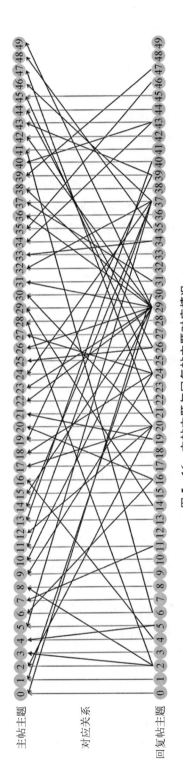

图 5-16　主帖主题与回复帖主题对应情况

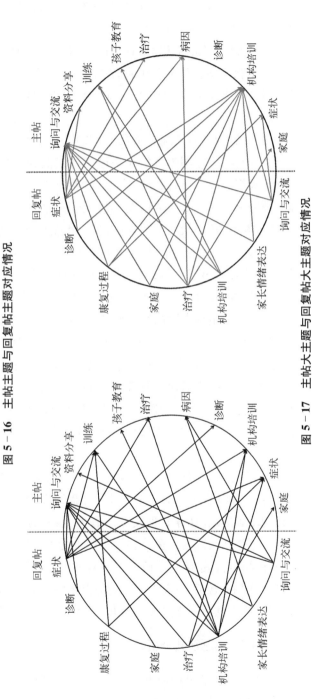

图 5-17　主帖大主题与回复帖大主题对应情况

示主帖获得最多回复量的回复帖主题。从图 5－16 中可以看出,"主题 12""主题 46""主题 47""主题 48""主题 49"没有对应的回复关系,主帖"主题 12"是求助帖,属于"询问与交流"这一大主题,回复帖"主题 12"是属于"家长情绪表达",表示对患有自闭症儿童的祝福,因此两者没有对应关系。另外,主帖获得最多回复量的回复帖主题有 22% 都来自"主题 29",12% 来自"主题 37",8% 分别来自"主题 20"和"主题 24",这与回复帖主题数量保持一致。

大主题的对应情况展示在图 5－17 中,其中,右图为小主题相对应的大主题对应情况,左图为主帖获得最多回复的回复帖大主题对应情况。从左图中,我们可以看出,回复帖大主题"症状"和"机构培训"是回复最多的主题,都分别对应了 6 个主帖大主题,由此可见"症状"对于自闭症治疗各个环节的重要性,从症状的不同变化,我们才能够判断出治疗效果的好坏,然而,机构也是一个重要的角色,干预治疗的过程少不了机构对家长干预方法的培训和直接对孩子的训练,当然,机构的宣传也是回复多的一个原因。同时,主帖被回复最多的大主题是"询问与交流",这一主题在之前已经分析过,它占据了主帖主题的半壁江山,获得回复多是理所当然的。另一方面,获得回复最少的主帖大主题是"资料分享""诊断"和"家庭",这与主题的性质是分不开的。首先,资料分享本来就具有可疑性,如分享目的的可疑性、资料的真假性、售后服务质量的不确定性等,这直接导致该主题讨论程度浅,互动性差;其次,"诊断"这一话题涉及方面少,自闭症诊断又无确切标准,许多医院或机构也都只是根据经验或概率打分来做出判断,该话题没有很好的延展性;最后,家庭问题始终是个人隐私,少量用户才愿意公开分享,而且也都是与自闭症有关。因此这三个话题获得的回复较少。

在主题是否一一对应的右图中,我们发现,主帖主题"询问与交流"和"机构培训"获得了来自回复帖所有大主题的回复,这表明吧中询问交流的话题范围之广、讨论之多,同时,机构也受到各位贴吧用户的关注和重视,毕竟机构相对权威,治疗手段多且更有效。相对地,回复帖中回复最多的主题是"症状"和"治疗",这两个主题与自闭症关系非常密切,许多家长、特教和机构的帖子也都围绕这方面展开,其讨论数量自然居高不下。

5.4.3　主题演化分析

根据回复帖里的时间属性,针对大主题进行以月为单位的主题演化分析,时间跨度为 29 个月,从 2017 年 1 月至 2019 年 5 月,演化结果如图 5－18。

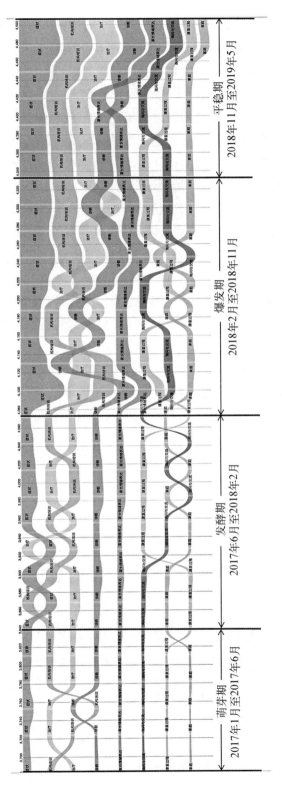

图 5-18　回复帖大主题月演化情况

可将 8 个回复帖大主题演化结果划分为 4 个时期:萌芽期、发酵期、爆发期、平稳期。萌芽期为 2017 年 1—6 月,在这 6 个月中,各个主题开始孕育,单个主题之内讨论很少,主题之间也少有交叉,谈论的也都是单一主题为主。随后,随着用户数量不断增多,各主题开始发酵,这一期间,由于用户之间了解不深,情况不明,主题之间的讨论开始产生,但是讨论程度不深,各用户还是在自己的领域进行讨论。经过一段时间的发酵,终于在 2018 年 2 月,主题讨论进入爆发期,这一期间,用户角色丰富多样,老用户之间相互熟悉并展开讨论,互相认识的家长开始讨论自己孩子治疗的过程和症状的变化,新加入的家长也积极回复,根据症状判断孩子的情况,特教们在线指导家长,为家长们答疑解惑,同时,培训机构也借机进行宣传,解读治疗案例以及干预效果,以招揽更多客户。在爆发期,"诊断""治疗"和"机构培训"这 3 个主题和"康复过程""家庭"和"询问与交流"这 3 个主题之间交叉密集。"症状"和"家长情绪表达"主题没有与其他主题产生交叉,但"症状"讨论最多。最后,用户聚集结束,各主题讨论走向了平稳期,但讨论数量较萌芽期都有了大幅度增加。

如图 5‑19,显示了各个大主题在不同时期的讨论数量趋势。从时期上来看,数量最多的时期当然是爆发期,尤其是在 2018 年 3 月,数量最多,可见,爆发期时,用户不仅在话题交互上激烈讨论,而且在数量上也是有所增

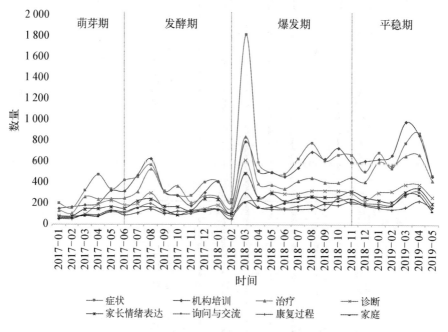

图 5‑19　回复帖的大主题各时期讨论数量趋势

加。同时,相较于萌芽期,发酵期的数量也有所增加,平稳期虽然在数量上不及爆发期,但又比发酵期多,因此,整体来看,就各个大主题的讨论数量而言,平稳时期比萌芽时期有所增加,主题讨论热度在不断上升。

5.5　基于交互内容的用户贡献度分析

　　找到每个主题下贡献最多的用户,分析主题下用户的贡献,可以具体了解用户们所讨论的内容是什么,哪些主题的用户贡献度高,具体结果如图 5 - 20、图 5 - 21,表 5 - 6、表 5 - 7。

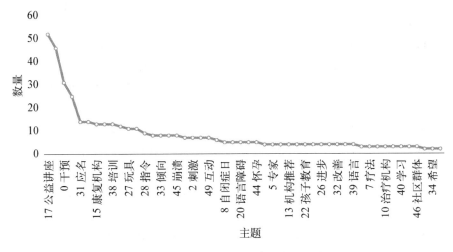

图 5 - 20　主帖的主题用户最大贡献度

　　用户贡献度是指某一用户在贴吧中的所有的发帖数量,最大用户贡献度是指在该主题下的发帖数量最高的用户所发帖的数量,如图 5 - 20 展示了主帖的 50 个主题下的最大用户贡献度,表 5 - 5 展示的是主帖每个最大用户贡献度的用户角色和发帖内容关键词(取前 4 个)。从图中,我们可以看出"主题 17"("公益讲座")下的用户最大贡献度最高,该用户发帖量为52,其发帖的关键词为"星智 少儿 成长 中心",由此可以看出"主题 17"下的最高发帖用户是一个机构,这也符合贴吧的性质,广告帖数量不在少数,与其性质相同的是"主题 31"("应名")下的用户,其帖子关键词为"自闭症育之星 上海 康复中心",同样为机构宣传帖。第二贡献度的是"主题 25"("确诊")下的用户,其关键词为"自闭症 危害 带来 会的",所描述的是自闭症带来的危害。用户贡献度最低的是"主题 47"("妇幼"),该用户发帖关键词为"安徽 合肥 招聘 家教",经过对其所发布的帖子内容的分析发现，该用户角色为特教，在安徽合肥，其发帖的主要目的是宣传自己，询问安徽合肥有没有需要招聘家教的家长，其主要的客户群体为妇幼。

表 5-5　主帖的 50 个主题的最大贡献用户及内容关键词

用 户 ID	角　　　色	主题	关　　键　　词
3d69 ***	专业人士	0	基因 遗传 下一代 关系
b99d ***	专业人士	1	自闭症 儿童 认知 行为
b99d ***	专业人士	2	注意力 儿童 改善 分享
64ac ***	第三方	3	儿童 学会 教 认知
c708 ***	专业人士	4	自闭症 机构 推荐 哪家
b99d ***	专业人士	5	奥尔夫 音乐 培养 孩子
b99d ***	专业人士	6	自闭症 儿童 认知 缺陷
7001 ***	自闭症患者及亲友	7	语言 睡觉 运动 吃饭
64ac ***	专业人士	8	自闭症 误诊 孩子 训练
1dc4 ***	第三方	9	孤独症 教室 老师 上课
924f ***	其他无关人员	10	儿子 孩子 回老家 3 岁
b99d ***	自闭症患者及亲友	11	家长 智慧 培训 调节
10c0 ***	专业人士	12	自闭症 金钥匙 专家 分析
b99d ***	第三方	13	自闭症 父母 孩子 交流
e680 ***	第三方	14	新年 假期 老师 微课
4662 ***	专业人士	15	诺诺 爸爸 康复 日记
eca2 ***	第三方	16	深圳 自闭症 康复 机构
950f ***	自闭症患者及亲友	17	星智 少儿 成长 中心
3d69 ***	第三方	18	自闭症 孩子 治疗 方法
e819 ***	第三方	19	经验 大家 分析 帮忙
0452 ***	专业人士	20	自闭症 儿童 情绪 行为
032c ***	自闭症患者及亲友	21	郑州 医院 机构 训练
6e0d ***	专业人士	22	看看 拜托 孩子 进步
4662 ***	自闭症患者及亲友	23	自闭症 教师 测评 指导
eca2 ***	自闭症患者及亲友	24	问题 将来 讨论 咨询
3d69 ***	自闭症患者及亲友	25	自闭症 危害 带来 会的
aaba ***	自闭症患者及亲友	26	北京 金桥 医院 可信
e680 ***	专业人士	27	实操 孩子 眼神 游戏
b99d ***	自闭症患者及亲友	28	自闭症 儿童 自理 活动

（续表）

用 户 ID	角　　色	主题	关　键　词
a741 ***	第三方	29	开心 教育 遗传 吃饭
7fc1 ***	专业人士	30	转帖 真假 自闭 饮食
baba ***	专业人士	31	自闭症 育之星 上海 康复中心
de73 ***	自闭症患者及亲友	32	宝爸 宝妈 微量元素 核磁共振
3d69 ***	第三方	33	评估 孩子 自闭症 做
1f8d ***	自闭症患者及亲友	34	3 岁 确诊 看到 语迟
c057 ***	自闭症患者及亲友	35	记录 胖添 点滴
f8a2 ***	自闭症患者及亲友	36	选择 托管 时间 机构
67c9 ***	自闭症患者及亲友	37	分享 训练 知识 孩子
59ce ***	自闭症患者及亲友	38	孤独症 招聘 预报 从速
1c59 ***	专业人士	39	自闭症 检测 得分 动画片
d813 ***	第三方	40	宝宝 我家 看 互动
c5a2 ***	其他无关人员	41	孩子 自闭症 触觉 方法
832e ***	自闭症患者及亲友	42	月 1 岁 宝宝 进步
c181 ***	专业人士	43	杜佳楣 老师 诊断 公益
a741 ***	自闭症患者及亲友	44	自闭症 小孩 家长 疏忽
1c1f ***	第三方	45	内性 社恐 自卑 交流群
832e ***	专业人士	46	宝宝 观察 进步 行为
0bfd ***	自闭症患者及亲友	47	安徽 合肥 招聘 家教
d813 ***	自闭症患者及亲友	48	自闭症 世界日 主题 融合
c5a2 ***	自闭症患者及亲友	49	迟缓 发育 语言 宝宝

　　针对主帖的其他主题用户的最高贡献内容进行深入分析发现，"主题0"（"干预"）下的用户贡献关键词为"基因 遗传 下一代 关系"，这是一个讨论自闭症是否具有遗传性的主题，主要讨论包括孩子的自闭症是否由父母遗传过来，孩子的自闭症是否也会遗传给下一代，自闭症的遗传方式以及如何处理好自闭症家庭两代人之间的关系等，讨论这一主题的用户主要是家长和医生，医生权威地回答家长们的问题。"主题0"的用户在其他主题下的贡献度也很高，如"主题18"（"行为"）和"主题25"（"确诊"），其关键词分别为"自闭症 孩子 治疗 方法"和"自闭症 危害 带来 会的"，由此可推测这一用户角色是属于医生或者特教，其对自闭症的医学特征相对了解，也知道自闭症的危害和治疗方法。"主题1"（"医院"）下的用户关键词为"自闭症 儿童 认知 行为"，该用户的贡献核心为孩子的认知能力与模仿行为

的关系、孩子对于动物的认知、儿童的主动沟通与身体协调能力等。该用户也是"主题2"("刺激")、"主题5"("专家")、"主题6"("心态")、"主题11"("谱系")、"主题13"("机构推荐")、"主题28"("指令")的最高贡献者,其发帖内容主要为"改善 培养 认知 培训 自理"等干预和训练儿童相关的内容,可见该用户是特教,对于训练和培训有独到的见解。"主题3"("记录")下的用户贡献关键词为"儿童 学会 教 认知",其内容包括如何教会孩子简单的认知,还给父母普及何为自闭症、遇到自闭症的孩子怎么办等问题,该用户也是"主题8"("自闭症日")的最高贡献者,其关键词为"自闭症 误诊 孩子 训练",主要是提醒家长在对孩子进行诊断时一定要当心,谨防误诊,这对孩子的一生将会产生极其重要的影响。

"主题4"("发育")下的用户关键词为"自闭症 机构 推荐 哪家",不言而喻,该用户所发帖为询问帖,寻求吧内用户推荐治疗自闭症的机构,该用户也是"主题49"("互动")的最高贡献者,其关键词为"迟缓 发育 语言 宝宝"。"主题7"("疗法")的用户关键词为"语言 睡觉 运动 吃饭",主要是父母形容自闭症孩子的症状,如听不懂话、睡觉、运动和吃饭方面的。

"主题9"("日记")下的用户关键词为"孤独症 教室 老师 上课",可见该用户角色为教师,为自闭症孩子上课。"主题10"("治疗机构")下的用户关键词为"儿子 孩子 回老家 3岁",其主要内容是讲述儿子在3岁期间回老家时的状况。"主题12"("敏感元")、"主题14"("培养")、"主题16"("看书")、"主题17"("公益讲座")、"主题21"("评估")、"主题23"("防骗")、"主题26"("进步")、"主题31"("应名")、"主题33"("倾向")、"主题36"("咨询")、"主题37"("资料分享")、"主题43"("遗传")和"主题45"("崩溃")这13个主题用户所发帖均是机构或特教的广告帖,比如金钥匙、育之星、金桥医院等机构,还有一些特教做宣传,分享一些训练小知识,免费做自闭症测评,推广自己的干预课程。"主题15"("康复机构")和"主题35"("认知能力")下的贡献用户是家长,其关键词分别为"诺诺 爸爸 康复 日记"和"记录 胖添 点滴",显然,其所发帖的内容是家长记录自闭症孩子的康复历程。

"主题19"("社交")、"主题22"("孩子教育")、"主题40"("学习")是求助帖,核心内容是家长描述孩子最近的表现,如孩子与他人的互动,以求其他有经验的家长帮忙分析孩子是否患上自闭症。"主题20"("语言障碍")是帮助帖,该用户旨在解决孤独症儿童的情绪与行为矫正的问题。"主题24"("诊断")是属于"家庭"这一大主题的,发帖人为爸爸,内容主要是与妈妈讨论关于孩子将来的问题,并且咨询特教的意见。"主题27"("玩具")下的用户关键词为"实操 孩子 眼神 游戏",主要是分享一些关于如何对自闭症孩子进行干预的实操小视频,如何通过玩游戏来提升孩子的智力等。"主题29"("医生")下的用户关键词为"开心 教育 遗传 吃饭",发的最多的词是"开心",其核心意思是勉励家长们无论如何都要开心,自己开心,也要让孩子开心。

"主题30"("检测")下的用户内容来源是转帖,其核心内容是自闭症的饮食情况,解密饮食讲究的真真假假。"主题32"("改善")和"主题39"("语言")下的帖子均为询问帖,用户关键词为"宝爸 宝妈 微量元素 核磁共振 "和"自闭症 检测 得分 动画片",其主要内容是针对孩子的检测结果进行发问,如核磁共振的结果和 ABC 得分等。"主题34"("希望")下的用户关键词为"3 岁 确诊 看到 语迟",由于发帖数量较少,只有短短两条,可推断其角色为家长,发帖内容主要为 3 岁之前的小孩是否能确诊以及推荐一本叫《语迟的孩子》的书。"主题38"("培训")下的最高贡献内容为无关帖:招聘自闭症吧小吧主。"主题41"("机构")下的用户关键词为"孩子 自闭症 触觉 方法",主要讲的是治疗儿童触觉敏感的方法。

"主题42"("特教服务")下的用户关键词为"月 1 岁 宝宝 进步","月"字出现最多的原因是家长记录宝宝表现的进步是以年龄来记录的,如宝宝几岁几个月,进步程度和干预效果如何,同样,"主题46"("社区群体")也是记录宝宝进步的点点滴滴。"主题44"("怀孕")下的用户关键词为"自闭症 小孩 家长 疏忽",其具体内容是提醒其他家长,不要因为某些疏忽而导致小孩患上自闭症,并具体指出了可能有哪些疏忽。"主题48"("家庭")下的用户所发的帖子均为公益帖,推广每年世界自闭症主题日的主题,比如"自闭症与干预的融合"。

图 5-21 展示了回复帖的 50 个主题下的最大用户贡献度,表 5-6 展示的是回复帖的每个最大用户贡献度的用户角色和发帖内容关键词(取前 4 个)。从图中我们可以看出,"主题37"("表现")下的用户最大贡献度最高,发帖量为 122,其发帖的关键词为"孩子 说 行为 训练",分析具体内容,我们会发现该主题下的用户是家长,回复内容整体较杂,但核心均是围绕着从孩子 1 岁 6 个月到 3 岁之间行为和症状的变化以及训练效果,帖子时间跨度长。第二贡献度的是"主题29"("幼儿园")下的用户,其关键词为"孩子 自闭症 行为 语言",所回复的内容与"主题37"下的用户回复内容差距不大,均是以自己的小孩为例,讲述干预治疗的过程,有迷茫期、慌乱期、放弃期和希望期。贡献度最低的是"主题35"("进步")下的用户,其关键词为"孩子 逼 老公 说话",主要内容是形容孩子不会说话,如何逼他开始说话的过程。

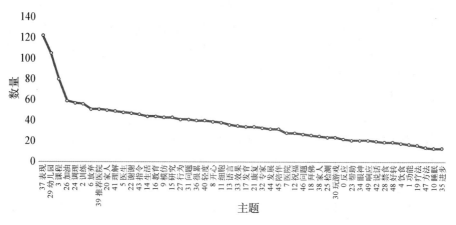

图 5 – 21　回复帖的主题用户最大贡献度

表 5 – 6　回复帖的 50 个主题的最大贡献用户及内容关键词

用 户 ID	角　　　色	主题	关　　键　　词
c5a2 ***	专业人士	0	孩子 说 指令 儿童
3d69 ***	专业人士	1	语言 训练 行为 能力
c5a2 ***	专业人士	2	希望 绝望 觉得 不要
3d69 ***	专业人士	3	自闭症 儿童 孩子 语言
3d69 ***	专业人士	4	孩子 妈妈 玩具 物品
c5a2 ***	专业人士	5	喜欢 说 看 东西
2d4b ***	自闭症患者及亲友	6	玩 说 看 老师
c5a2 ***	专业人士	7	儿童 强化 主动 饼干
c5a2 ***	专业人士	8	孩子 小朋友 说 主动
c5a2 ***	专业人士	9	宝宝 吃饭 喜欢 大小便
c5a2 ***	专业人士	10	说 宝宝 念佛 能量
c5a2 ***	专业人士	11	孩子 食物 耐受 过敏
c5a2 ***	专业人士	12	训练 模仿 语言 动作
c5a2 ***	专业人士	13	孩子 问题 机构 时间
c5a2 ***	专业人士	14	老师 孩子 幼儿园 学员
c5a2 ***	专业人士	15	孩子 知道 行为 医生
c5a2 ***	专业人士	16	孩子 进步 说 加油
c5a2 ***	专业人士	17	孩子 说 问题 感觉
8367 ***	自闭症患者及亲友	18	孩子 自闭症 检查 医生
3d69 ***	专业人士	19	孩子 研究 基因 遗传

（续表）

用 户 ID	角　　色	主题	关　　键　　词
79cf ***	专业人士	20	自闭症 迟缓 语言 医院
79cf ***	专业人士	21	自闭症 孩子 行为 患者
c5a2 ***	专业人士	22	孩子 语言 担心 干预
c5a2 ***	专业人士	23	孩子 喜欢 玩具 说
c708 ***	专业人士	24	细菌 肠道 研究 微生物
c5a2 ***	专业人士	25	斯伯格 干预 大自然 社会
c5a2 ***	专业人士	26	孩子 语言 斯伯格 问题
c5a2 ***	专业人士	27	喜欢 感觉 孩子 前庭
c5a2 ***	专业人士	28	细菌 肠道 研究 微生物
79cf ***	专业人士	29	孩子 自闭症 行为 语言
c5a2 ***	专业人士	30	行为 独特 噩梦 方法
3d69 ***	专业人士	31	孩子 自闭症 患者 遗传
79cf ***	专业人士	32	孩子 发育 康复 问题
c5a2 ***	专业人士	33	儿童 自闭症 表达 需求
c5a2 ***	专业人士	34	宝宝 患儿 表现 活动
c5a2 ***	专业人士	35	孩子 逼 老公 说话
c708 ***	专业人士	36	儿童 孩子 特殊 走失
c5a2 ***	专业人士	37	孩子 说 行为 训练
c5a2 ***	专业人士	38	孩子 创意 想法 东西
c5a2 ***	专业人士	39	孩子 语言 自闭症 训练
c5a2 ***	专业人士	40	语言 孩子 自闭症 肢体
c5a2 ***	专业人士	41	孩子 说 行为 家长
c5a2 ***	专业人士	42	孩子 对话 训练 语言
c5a2 ***	专业人士	43	孩子 自闭症 说 斯伯格
c5a2 ***	专业人士	44	孩子 老师 语言 训练
79cf ***	专业人士	45	孩子 说话 诺诺 帮助
c5a2 ***	专业人士	46	自闭症 康复 发病率 发育
c5a2 ***	专业人士	47	妈妈 脆性 机构 特教
c5a2 ***	专业人士	48	宝宝 评估 指令 动作
c5a2 ***	专业人士	49	孩子 儿童 语言 模仿

　　表 5-7 中所反映的内容相对单一,核心内容离不开症状(包括语言的、行为的、感情的等)、训练、康复等。从用户的角度来看,50 个主题的最大贡

献用户实际上只有6人,可见这6位用户的活跃度是非常高的。从角色上分析,这6位用户有两位是一类角色(家长/亲属/患者),4位是二类角色(专业人士),角色单一,具体见表5－7。

表5－7　回复帖的最大贡献用户总结

用户ID	数量	角色	所在主题	高频关键词
c5a2 ***	35	专业人士	0、2、5、7、8、9、10、11、12、13、14、15、16、17、22、23、25、26、27、30、33、34、35、37、38、39、40、41、42、43、44、46、47、48、49	语言 训练 行为 喜欢 斯伯格 问题 动作
3d69 ***	5	专业人士	1、3、4、19、31	训练 能力 玩具 物品 遗传
79cf ***	5	专业人士	20、21、29、32、45	孩子 发育 行为 语言 康复
c708 ***	3	专业人士	24、28、36	细菌 肠道 研究 微生物 特殊
2d4b ***	1	自闭症患者及亲友	6	玩 说 看 老师
8367 ***	1	自闭症患者及亲友	18	孩子 自闭症 检查 医生

由表5－6和表5－7,笔者发现以下特点:① 同一用户可能成为不同主题的最高贡献者。有些主题下的最高贡献用户ID相同,如主帖"主题1"下的用户和主帖"主题2""主题5""主题6""主题11""主题13""主题28"是相同的,这也是一些主题相似的原因,同一用户并没有意识到所发的帖子极具相关或者相似,尤其是机构宣传更加明显。回复帖的情况更加明显,其用户类型远少于主题数量。② 机构广告帖居多。由于贴吧社区的用户多,目标群体聚集,并且宣传成本低廉,许多自闭症培训机构在贴吧中发帖过多,影响力大,成了一些主题下的最高贡献用户,如主帖"主题12""主题17""主题21""主题26"等,甚至有些机构为了宣传而冒充治愈孩子的家长,借机进行推荐。这将直接影响到其他用户的行为、情绪和意向。

5.6　基于交互内容的用户行为模式分析

我们将每个用户的数据合在一起,提取用户ID和相对应的主题,形成用户—主题 0/1 矩阵,0 代表用户在该主题下未发过帖,1 代表用户在该主题下发过帖,发帖数量不计,共挑选出 735 名用户,形成 735×50 的二模矩阵,行代表用户,列代表主题,值为 0 和 1。然后,我们根据用户是否在同一个主题下发过帖,运用 UCINET 软件将二模矩阵变换为一模矩阵,行和列均为用户,值为对应的两用户在多少相同主题下发过帖子,以此来观测核心用户和用户聚类分析。

笔者运用"火眼金晴"软件中的社会网络分析功能,分析出核心用户,可视化效果(如图 5 - 22)。图中,所有用户均匀分布在圆环上,用户的活跃程度从上向下依次递增,依主题关联的用户依次递增,用户中心地位也越来越高。最后,我们在圆环底部提取出 10 位核心用户(相关情况见表 5 - 8)。其中,一类角色用户"自闭症患者及亲友"5 位,二类角色用户"专业人士"5 位,"第三方"和"其他无关人员"为 0,这说明贴吧用户具有一定的信

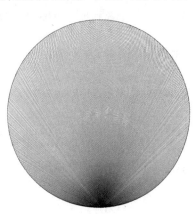

图 5 - 22 核心用户可视化结果

息甄别能力,基本能够准确识别广告宣传和其他无关信息。另外,用户的发帖数量和中心地位成正比,说明用户发帖越多,与其相关的其他用户数量也越多,关系更加广泛,节点中心度越强,中心地位就越高。虽然 10 位用户的发帖总数相差甚远,不尽一致,但是共同主题数均为 96,由此可见,平均用户贡献度(发帖总数和共同主题数的比值)在减少。另外,我们能够从表中发现,用户主题多样性与中心地位成反比,中心地位越高,用户主题多样性越低,这说明,中心地位越高的用户,与其关联的用户越多,但涉及的主题却很少,这也反映出用户的一大特征,就是"扎堆"现象。我们也列出了 10 位用户发帖数量最高的三个主题:"主题 29"下的帖子最多,其次是"主题 20",第三为"主题 24"。

表 5 - 8 10 位核心用户的相关信息

用户 ID	角 色	用户主题多样性	中心地位	共同主题数	发帖总数	发帖数量前三位的主题(发帖数)
bafa ***	专业人士	0.021 6	0.908 4	96	2 314	8(335)、24(398)、26(528)
b856 ***	专业人士	0.025 8	0.888 8	96	1 941	3(164)、11(163)、35(160)

（续表）

用户 ID	角　色	用户主题多样性	中心地位	共同主题数	发帖总数	发帖数量前三位的主题（发帖数）
7f ***	专业人士	0.027 8	0.874 3	96	1 801	29(122)、37(69)、44(66)
32 ***	自闭症患者及亲友	0.031 1	0.833 5	96	1 607	5(94)、21(91)、29(77)
b872 ***	专业人士	0.032 9	0.827	96	1 518	0(366)、28(53)、29(86)
c708 ***	专业人士	0.040 8	0.820 7	96	1 224	24(60)、29(113)、31(102)
c153 ***	自闭症患者及亲友	0.044 0	0.819 4	96	1 136	29(77)、36(82)、44(75)
9314 ***	自闭症患者及亲友	0.045 2	0.815 7	96	1 107	20(50)、29(66)、37(47)
faa9 ***	自闭症患者及亲友	0.045 9	0.808 3	96	1 089	20(55)、24(75)、29(86)
b450 ***	自闭症患者及亲友	0.046 9	0.802 2	96	1 067	20(44)、21(39)、29(62)

同时,我们专门针对不同用户角色的用户主题多样性进行了分析,得到了角色主题多样性,具体见表 5-10,角色主题多样性计算公式见公式(5-5)。

$$角色主题多样性 = \frac{该角色下所有用户主题多样性之和}{该角色下用户总数} \qquad (5-5)$$

由表 5-9 可知,总体上,角色主题多样性最高的为"第三方"这一角色,这也符合在线社区的特点,网络软文营销是当前宣传推广的主要手段之一,这样的宣传不仅花费少,而且能够在最短的时间内让更多用户看到,所以许多自闭症治疗机构都选择在贴吧中发广告,在每个帖子下进行宣传,因此,其角色主题多样性最高。与此相似的是角色"其他/无关信息","其他/无关信息"是指"与自闭症无关的信息"等,这说明自闭症吧中所讨论的无关内容覆盖范围广,比如,有些用户会在该吧中发散文诗,有些用户会发大量的帖来升级自己的账号,还有用户会发布诱惑或诈骗性信息等。这些用户虽然发帖少,但帖子覆盖性很强,那么,涉及的主题很多也不足为奇。角色主题多样性最低的是"专业人士"这一角色,我们认为可能有以下两点原因:① 由于特教和医生都是专业的人员,在回答帖子问题时会有针对性,他们旨在帮助家长们了解相关的专业领域、孩子症状变化以及治疗等方面的问题,并不会像机构广告一样过度参与;② 一些特教只针对特定的家长提供专业化的一对一服务,他们在社区内也只针对一些特定的家长的问题进行回答。因此,"专业人士"这类角色的角色多样性较低。与此相反,"自闭症患者及亲友"这类用户的角色主题多样性比"专业人士"高,我们认为可能有以下原因:① 角色特点。在该类角色下,家长占了很大一部分,家长不同于特教或医生等职业,不需要专门对特定用户服务,可以接触更多的其他用户,参与讨论量多;② 环境特点。许多关注自闭症吧的用户大多都是因为自己的孩子或亲友有疑似或者患病,他们的心情非常焦急,会查看和参与任何帖子,以求找到治疗孩子的方法,他们关注的主题涉及病情和日常生活的方方面面,所以用户主题多样性最高。

表 5 - 9　不同角色的用户主题多样性

用　户　角　色	角色主题多样性
自闭症患者及亲友	0.519 9
专业人士	0.413 6
第三方	0.550 1
其他/无关信息	0.466 4

之后,我们运用 Netdraw 软件对 735 位用户进行聚类分析,由于节点太多且密,可视化效果不理想。经过不断地调试,我们将节点度为 0 的和过于低的低频节点删掉,最终剩下 125 个节点,由于用户之间联系过多,将联系阈值设置为大于 45,剩下联系 12 236 条。我们按共同主题数的大小将 125 位用户聚成 5 类,同时,根据联系的联系强度改变粗细,粗的联系代表强度强,即共同主题数多。由于节点间的联系过于紧密,如果将所有节点间的联系都显示出来的话,整个可视化图谱会化作一团黑,节点间的联系粗细便不能显示清楚,因此我们去掉一些相对的低频联系。节点的大小代表共同主题数量的多少,节点越大,说明共同主题数量越多,联系更加广泛,CL3 这一类是联系最广泛的一类,相反,CL5 是联系最少的一类,共同主题数最少。最终结果如图 5 - 23 所示。我们从图中能够发现,CL1 和 CL3 之间的联系较强,说明这两类用户之间的共同主题数重合的很多。具体分析见表 5 - 10。

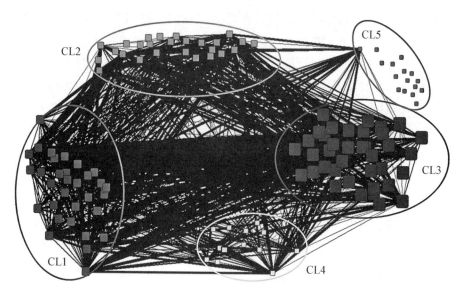

图 5 - 23 Netdraw 用户聚类图

表 5 - 10 聚类中的用户角色和共同主题分布

类名	用户数量	角色类型	角色数量	共 同 主 题	共同主题数最多的主题
CL1	33	自闭症患者及亲友	31	4、5、7、9、10、13、16、17、19、20、21、23、26、27、28、29、35、37、38、39、45、49	21
		专业人士	2		
CL2	26	自闭症患者及亲友	25	2、3、6、15、19、21、22、24、27、29、36、37、38、41、43、44、45、48	21
		第三方	1		
CL3	38	自闭症患者及亲友	36	1、2、4、7、8、13、15、17、19、20、21、22、24、26、29、33、35、36、37、38、40、42、46、47	29
		专业人士	2		
CL4	12	自闭症患者及亲友	11	10、15、19、21、22、24、27、37、39、40、42	42
		第三方	1		
CL5	16	自闭症患者及亲友	14	0、8、10、11、17、18、21、28、37、39、41、46	17
		专业人士	2		

表 5 - 11 分别展示了 5 个类下的角色分布和共同主题分布。我们从表中发现,在 CL1、CL2 和 CL3 内部之间,用户的共同主题数很多,其中 CL3 的共同主题最多,说明 CL3 内的用户主题多样性更高,中心地位更强。另外,CL1 和 CL3 之间重合的主题很多,有"主题 4""主题 7""主题 13""主题 17""主题 19""主题 20""主题 21""主题 26""主题 29""主题 35""主题 37"和"主题 38",说明这两类的用户相似性很高。仔细分析这些重合的主题发现,所属最多的大主题是"症状",结合用户角色特征,我们认为这两类用户的交流集中在自闭症的症状方面,而且是以家长间的讨论为主,专业人士和家长间的问答为辅,同时,我们发现这两类用户的用户主题贡献度也较高,用户的共同主题数越多,其发帖倾向越明显强烈,所发帖子数量越多,平均用户贡献度就高。对于 CL5 中一些由于低频联系而游离的用户,我们内容发现,他们所发帖子的内容短,明显的特征词少,有些帖子是询问帖,如"寻找靠谱机构""淘宝买东西"等,由于这些话题的扩展性不强,交流用户少且难以演变成为其他主题,因此该类下的用户与其他类用户联系少,强度低。

总体来说,125 位用户中角色为"自闭症患者及亲友"的有 117 位,角色为"专业人士"的有 6 位,角色为"第三方"的有 2 位,其中,角色为"专业人士"的分别分布在 CL1、CL3、CL5 中,角色为"第三方"的分布在 CL2、CL4 中,用户数量极其不均衡,可见共同主题数多的主题参与的用户类型还是以"自闭症患者及亲友"用户为主,其他角色参与度较低。共同主题数最多的主题也不尽相同,有"主题 17""主题 21""主题 29"和"主题 42",主题内容以描述孩子的行为状况为主,这也符合用户大多均为"自闭症患者及亲友"的特征。

5.7　本 章 总 结

本章得出的结论主要体现在以下几个方面:

第一,主题提取。本章针对主帖和回复帖的帖子内容进行主题提取,形成 50 个主题。考虑到 50 个主题有许多交叉重叠部分,也为了之后进行清晰地分析,结合用户生成内容,我们将 50 个主题进行聚类分析,得到主帖大主题 10 个,分别为家庭、症状、机构培训、诊断、病因、治疗、孩子教育、训练、资料分享、询问与交流;回复帖大主题 8 个,分别为家庭、症状、机构培训、诊断、治疗、康复、询问与交流、家长情绪表达。

第二,主题演化相关分析。对主题演化的分析不仅包括主题在时间上的动态变化,还结合贴吧内容的特征,考虑了主题在空间上的静态变化,即主帖与回复帖之间的主题对应关系。通过分析发现:① 在主题数量方面。主帖的"小主题22"("孩子教育")数量最多,可见家长对于自闭症孩子康复后教育的重视;主帖的大主题"询问与交流"数量最多,许多家长关注自闭症吧的最主要原因就是想在该贴吧中通过询问与交流来更加了解自己的孩子病情方面的情况,以求更加及时、精准和安全放心地治疗。同时,回复帖的"小主题29"("幼儿园")数量最多,其原因是大多数自闭症患儿都处于幼儿阶段,不论是在上幼儿园时患病还是治疗后在幼儿园接受教育的问题,抑或是机构宣传的治疗成功案例等,都是该社区内的热点问题,家长们都很关注;回复帖的大主题"症状"数量最多,说明用户很关注孩子患病症状的变化,并以此判断治疗效果。② 在小主题对应方面。回复帖的"主题29"对应的主帖主题最多,与主题数量保持一致。同时,主帖和回复帖的"主题12""主题46""主题47""主题48""主题49"没有一一对应,因为主帖和回复帖在内容上并没有太大的关联性。③ 在大主题对应方面。主帖没有一一对应到的是"诊断",这是由于每个家庭孩子的诊断结果不尽一致,没有对应的回复关系。主帖获得最多回复的回复帖大主题是"症状"和"机构培训",可见"症状"对于自闭症治疗各个环节的重要性,从症状的不同变化中,我们才能够判断出治疗效果的好坏,然而,机构也是一个重要的角色,干预治疗的过程少不了机构对家长干预方法的培训和直接对孩子的训练,当然,机构的宣传也是回复多的一个原因。④ 主题演化与数量变化。我们根据主题的演化和在数量上的变化将整个时间分为萌芽期、发酵期、爆发期和平稳期。萌芽期的主题数量少,主题之间几乎没有交互。发酵期的主题数量开始增多,主题之间开始出现少量交互现象。爆发期的主题数量最多,主题交互现象明显,这一期间,用户角色丰富多样,老用户之间相互熟悉并展开讨论,互相认识的家长开始讨论自己孩子治疗的过程和症状的变化,新加入的家长也积极回复,根据症状判断孩子的情况,特教们在线指导家长,为家长们答疑解惑,同时,培训机构也借机进行宣传,解读治疗案例以及干预效果,以招揽更多客户治愈更多孩子。在爆发期,"诊断""治疗"和"机构培训"这3个主题和"康复过程""家庭"和"询问与交流"这3个主题之间交叉密集。"症状"和"家长情绪表达"主题没有与其他主题产生交叉,但"症状"讨论最多。在平稳期,用户达到动态平衡状态,主题数量和主题交互进入稳定时期。

第三,主题贡献分析。主题贡献分析是从每个主题下抽取出用户贡献度最高的用户,对他们的发帖内容进行词频统计,以求从更加精准的方面来把握整个主题下的讨论内容。同时,也抽取了相应用户的角色,旨在从角色的角度分析用户贡献内容。经过分析得出：① 主帖内容之间的差异明显，涉及的主题多，而回复帖的内容相对单一，都集中在少数主题下；② 同一用户可能成为不同主题的最高贡献者；③ 机构广告帖居多。

第四，用户—主题分析。用户—主题分析一方面能够窥探社区用户生成内容的主题，同时，也能够运用主题来聚合相同或相似特征的用户。用户—主题分析以 50 个主题为依托，构建用户的实体关系矩阵，引入用户主题多样性和角色主题多样性来分析用户和角色的特点。第一，分析部分核心用户的特征，统计其发帖数量前三的主题和用户主题多样性，发现核心用户的主题内容；第二，定义角色主题多样性，从角色的角度分析社区的不同角色用户的发帖特点和行为特征。第三，用户聚类，根据共同主题的数量对用户进行可视化，分析五类角色的不同特征。经过分析我们发现：① 用户主题多样性与用户中心地位成反比，关联的用户很多，参与的主题却很少。② 中心地位与发帖数成正比，发的帖子越多，关联的用户越多，用户呈现平稳期时的动态平衡"扎堆"现象。③ "专业人士"这类角色的角色主题多样性最低，"第三方"这类角色的角色主题多样性最高，符合社区特征。④ 依据共同主题数量对用户群组进行聚集，形成以"症状"为主的共同大主题聚集的用户群 CL1 和 CL3。

本章从以上几个方面诠释了自闭症吧内用户的讨论主题和热点，也对该在线社区内用户角色行为特征做了部分分析与总结，提出了用户贡献度、用户主题多样性、角色主题多样性等新名词，以求更加精准地衡量社区内的主题内容和用户交互行为。同时，运用主题聚类、帖子回复关系对应、基于共同主题的用户—用户矩阵等方式和角度更加细致地刻画社区帖子的主题用户角色之间的内在关联和特征。

第6章 基于信息交互的社会情感支持识别及用户类型探测

在线健康社区以其开放性、跨越时空性及成员隐匿性等特点,正广泛成为人们共享信息、互动交流,以谋求共同发展的平台。社会支持的概念起初源于20世纪70年代社区心理学领域的研究,卡特罗纳(Cutrona)认为社会支持主要包含以下5个方面:情感性支持、友伴支持、尊重支持、信息性支持和实质性支持。① 本章从在线健康社区网络社会支持的角度切入,融合情感特征分析,探索在线健康社区中社会情感支持的识别,并依据用户在社区中的社会情感支持行为特征,进一步探测用户类型。

6.1 在线社交平台社会及情感支持

6.1.1 网络平台情感及社会支持

西方国家率先对互联网空间中的社会支持进行了较为系统的研究。部分学者通过比较网络社会支持与传统社会支持进行分析,归纳出网络社会支持的基本特征、优势和不足。芬夫盖尔德(Finfgeld)总结了网络社会支持的优势及不足,并提出网络社会支持是对传统社会支持的重要补充;②怀特(White)等人认为与传统社会支持相比,电脑中介沟通的异步性特征和网络的匿名性使得网络社会支持具有传统社会支持不具备的优势;③瓦尔特

---

① Cutrona C E, Russell D W, Sarason B R, Sarason I G, Pierce G R. Type of Social Support and Specific Stress: Toward a Theory of Optimal Matching[C]. Social Support: An Interactional View, 1990: 319 – 366.

② Finfgeld, Deborah L. Therapeutic Groups Online: The Good, the Bad, and the Unknown[J]. *Issues in Mental Health Nursing*, 2000, 21(3): 241 – 255.

③ White M, Dorman S. Receiving Social Support Online: Implications for Health Education[J]. *Health Education Research*, 2001, 16(6): 693.

（Walther）等人发现网络社会支持能够从根本上改变传统社会支持行为中的两个结构性方面：沟通渠道和支持寻求者与提供者间在社会经济方面的关系，从而也扩展了个体的社会支持网络。①

除了从理论上通过与现实情景的对比来阐述网络社会支持行为的特征，国外学者还通过实证研究对网络社会支持的现状进行描述和分析。部分学者的研究集中在公共空间中所提供的网络社会支持的分类及其在一定空间中所占的比例，并分析了相应现象的产生原因。布雷思韦特（Braithwaite）等人对残疾人公告栏上的帖子予以分类，发现最常提供的社会支持种类是情感支持，此外该研究还表明互联网使用并不会对现实社会参与造成可见的影响。② 邓纳姆（Dunham）、尼尔·库尔森（Neil Coulson）、库萨里斯（Coursaris）和艾希霍恩（Ichhorn）等人分别以"年轻妈妈"论坛、亨廷顿氏舞蹈病患者论坛、艾滋病论坛、雅虎网站中饮食紊乱讨论版为例研究其中的社会支持情况，发现信息支持和情感支持最常见，再者是友伴支持和尊重支持，而实质性支持非常少。③④⑤⑥ 此外，谢（Xie）使用扎根理论方法对中国老人论坛用户进行调查时发现，不同的线上环境会提供不同类型的社会支持；⑦班比纳（Bambina）对癌症论坛进行研究时发现论坛中的网络社会支持是有结构性的。⑧

同时，一些学者秉承社会支持传统中的互动取向，分析整个网络支持过程中涉及的用户之间的动态及他们的互动关系，而不仅仅是阐释社会支持内容和支持结构。夏皮罗（Shapiro）和金山（Kanayama）分别对大学生和老年网络

① Walther J B, Parks M R, Knapp M L, Daly J A. Cues Filtered out, Cues Filtered in. Computer Mediated Communication and Relationships [C]. Handbook of Interpersonal Communication, 2002: 529 – 563.

② Braithwaite D O, Waldron V R, Finn J. Communication of Social Support in Computer-Mediated Groups for People With Disabilities[J]. *Health Communication*, 1999, 11(2): 123 – 151.

③ Computer-Mediated Social Support: Single Young Mothers as a Model System[J]. *American Journal of Community Psychology*, 1998, 26(2): 281 – 306.

④ Coulson N S, Buchanan H, Aubeeluck A. Social Support in Cyberspace: A Content Analysis of Communication within a Huntington's Disease Online Support Group[J]. *Patient Education & Counseling*, 2007, 68(2): 173 – 178.

⑤ Coursaris C K, Liu M. An Analysis of Social Support Exchanges in Online HIV/AIDS Self-help Groups[J]. *Computers in Human Behavior*, 2009, 25(4): 911 – 918.

⑥ Campbell Ichhorn, K. Soliciting and Providing Social Support over the Internet: An Investigation of Online Eating Disorder Support Groups[J]. *Journal of Computer-Mediated Communication*, 2008, 14(1): 67 – 78.

⑦ Xie B. Multimodal Computer-Mediated Communication and Social Support among Older Chinese Internet Users[J]. *Journal of Computer-Mediated Communication*, 2008, 13(3): 728 – 750.

⑧ Bambina, A. *Online Social Support: The Interplay of Social Networks and Computer-Mediated Communication*[M].Youngstown, NY: Cambria, 2007.

用户进行实验研究,发现自我表露行为是寻求和提供社会支持的重要途径;①②库萨里斯对网上艾滋病自助群体进行研究发现,分享个人经验、满足感的表达以及祝福他人这 3 种交往行为促进了论坛成员间社会支持的交换。③

此外,部分学者的研究聚焦在网络社会支持的提供者和接收者所呈现出的特征。西尔(Seale)等人和布朗克(Blank)等人分别比较分析前列腺癌症和乳腺癌症两个自主性论坛,发现网络社会支持行为存在性别差异;④⑤沙利文(Sullivan)研究发现前列腺癌症和子宫癌新闻组中的交往存在明显的差异,并且两种论坛中经常出现的主题也有所不同。⑥

目前国内对网络社会支持的研究一部分集中在网络社会支持基本类型和网络社会支持主体的社会网络结构。沈冯娟通过实证研究中国穆斯林网站 BBS 社群,探究虚拟社群中人际互动的基本关系类型及其所构成的社会网络的结构特征;⑦常(Chang)通过对台湾 PTT 论坛中的精神病患者支持群体的研究发现,最常见的社会支持类型是信息性和友伴性联系,支持性的交往是很松散的,但总体的支持性网络是高度集中的;⑧潘锐、王国华等和赵迪采用内容分析法和社会网络分析法,分别以乙肝吧、百度"HIV 吧"、微博、微信公众号和 QQ 群等网络虚拟社群为研究对象,对社会支持信息类别和社会支持关系网进行分析。⑨⑩⑪

同时,部分学者研究了网络中的社会支持和对个体的调节和影响作用,

① Tichon J G, Shapiro M. The Process of Sharing Social Support in Cyberspace [J]. *CyberPsychology & Behavior*, 2003, 6(2): 161 – 170.
② Tomoko Kanayama. Ethnographic Research on the Experience of Japanese Elderly People Online [J]. *New Media & Society*, 2003, 5(2): 267 – 288.
③ Coursaris C K, Liu M. An Analysis of Social Support Exchanges in Online HIV/AIDS Self-help Groups[J]. *Computers in Human Behavior*, 2009, 25(4): 911 – 918.
④ Seale C, Ziebland S, Charteris-Black J. Gender, Cancer Experience and Internet Use: A Comparative Keyword Analysis of Interviews and Online Cancer Support Groups [J]. *Social Science and Medicine*, 2006, 62(10): 2577 – 2590.
⑤ Blank T O, Adams-Blodnieks M. The who and the what of Usage of Two Cancer Online Communities[J]. *Computers in Human Behavior*, 2007, 23(3): 1249 – 1257.
⑥ Sullivan C F. Gendered Cybersupport: A Thematic Analysis of Two Online Cancer Support Groups [J]. *Journal of Health Psychology*, 2003, 8(1): 83 – 104.
⑦ 沈冯娟. 虚拟社群中的社会网络[D].甘肃: 兰州大学,2008.
⑧ Chang H J. Online Supportive Interactions: Using a Network Approach to Examine Communication Patterns within a Psychosis Social Support Group in Taiwan[J]. *Journal of the Association for Information Science & Technology*, 2014, 60(7): 1504 – 1517.
⑨ 潘锐. 虚拟社区中的社会支持研究[D].合肥: 安徽大学,2015.
⑩ 王国华,刘菊,杨腾飞,钟声扬,魏程瑞.网络空间中艾滋病的社会支持研究——以百度贴吧"HIV 吧"为例[J].情报杂志,2015,34(11): 105 – 110.
⑪ 赵迪. PLWHA 群体的网络社会支持研究[D].济南: 山东大学,2019.

并分析了网络支持给个体带来的相应支持和帮助。吴佳辉通过对193名台湾地区大学生的问卷调查进行分析,发现现实社会支持对网络成瘾具有负向预测作用,而网络社会支持对网络成瘾具有正向预测作用;①黄政昌、梁艳和王伟等分别对实时通信工具的大学生用户、600名高校大学生、800名青少年微博用户进行问卷调查,分别研究了网络社会支持与寂寞感、虚拟幸福感和生命意义感之间的关系,发现网络社会支持的获得有助于缓解压力和寂寞感,增强幸福感和生命意义感;②③④梁晓燕以普通中学学生、大学生和职业学校学生为研究对象,采用问卷访谈法和内容分析法,分析了青少年网络社会支持的现状及特点,并探讨了网络社会支持对其心理健康的影响机制;⑤张岩以百度贴吧为例,采用问卷及访谈的形式对残疾人的互联网使用情况进行研究,发现网络使用对网络情感支持具有正向影响,网络情感支持与现实情感支持存在互补的关系;⑥刘丽等对847名大学生进行问卷调查,研究大学生社会支持的现状,并为大学生心理健康教育提供理论依据和决策建议。⑦

综上,国内外学者对网络社会支持的特征已经做出了充分的讨论,并且对网络社会支持行为的类型、主体间的网络结构、互动过程、性别差异以及对个体心理和行为的影响等方面进行了大量的实证研究。然而,这些研究多数是对社会支持研究中传统议题的延续,而较少关注人们的网络行为特征,以及采用不同的社会支持分类方法是否会有不同的研究结果等问题,这些仍有待进一步研究。此外已有研究表明,不同的网络工具在社会支持提供方面会存在差异,同时,不同的疾病群体或者不同性别在支持提供与寻求方面也存在差异,因此,研究另一种网络虚拟社区和更多的不同疾病群体对于网络社会支持的研究仍具有很大意义。

6.1.2　在线健康社区情感及社会支持

在线健康社区是一种在线社区类型,指用户成员借助互联网对健康或

① 吴佳辉.社会支持对网络成瘾的影响[J].资讯社会研究,2007(07):173—189.

② 黄政昌.男女大学生自我暴露、网络社会支持与寂寞感之差异研究——以实时通讯为例[D].台北:中国文化大学,2008.

③ 梁艳.大学生网络使用者虚拟幸福感及其与在线社会支持的关系研究[D].重庆:西南大学,2008.

④ 王伟,檀杏,雷雳.青少年微博用户的网络社会支持与生命意义感:动机的中介作用[J].心理研究,2015,8(02):69—76.

⑤ 梁晓燕.网络社会支持对青少年心理健康的影响机制研究[D].武汉:华中师范大学,2008.

⑥ 张岩.残疾人互联网使用对情感支持的影响[D].哈尔滨:哈尔滨工业大学,2016.

⑦ 刘丽,刘梦虹,彭源涵,牛贵宏.全媒体时代大学生网络社会支持状况的调查分析[J].阜阳师范学院学报(自然科学版),2019,36(04):84—88.

治疗等相关问题进行专家咨询、知识共享和成员交流等活动的在线社区。研究表明,越来越多的用户开始使用在线健康社区发展社会关系和开展社交活动,获取社会支持。①②

布雷思韦特(Braithwaite)等人和库尔森采用库特罗纳(Cutrona)和苏尔(Suhr)开发的社会支持行为分类代码,分别对残疾人公告栏上的 1 472 条帖子和亨廷顿氏舞蹈病患者论坛上的 1 313 条信息进行分类,发现残疾人公告栏最常提供情感支持和信息支持,而尊重支持、友伴支持和有形援助比较少,论坛成员经常提供的社会支持包括信息支持(56.2%)、情感支持(51.9%),以及友伴支持(48.4%)、尊重支持(21.7%)和较少的实质性支持(9.8%);③④库萨里斯等人从艾滋病论坛中随机抽取 5 000 个帖子进行内容分析,以评估社会支持类型,并对无法通过编码系统进行分类的帖子进行主题分析,也得出了相似的研究结果:信息支持(41.6%)和情感支持(16.0%)最常见,再者是友伴支持(6.8%)和尊重支持(6.4%),而实质性支持(0.8%)非常少;⑤Bambina 通过对癌症论坛的研究发现论坛中的网络社会支持是有结构性的,论坛中有一半的网络是由获得社会支持而不提供社会支持的成员构成,而另一半是由既提供也获得社会支持的成员构成。⑥ 常采用网络方法对台湾 PTT 论坛中精神病支持小组进行研究,发现最常见的社会支持类型是信息性和友伴性联系,并且大部分的支持性互动过程是在两人间或者三人间发生的,整个支持网络高度集中;⑦潘锐采用内容分析法对乙肝吧进行研究,发现乙肝吧中占据主要地位的是信息支持,其次是情感支持,但较之其他研究,其研究中的有形援助所占比例有所上升,中级用户是乙肝贴

① Kallinikos J. *Patient Data as Medical Facts: Social Media Practices as a Foundation for Medical Knowledge Creation*[M]. INFORMS, 2014.

② Ba S, Wang L. Digital Health Communities: The Effect of Their Motivation Mechanisms[J]. *Decision Support Systems*, 2013, 55(4): 941 - 947.

③ Braithwaite D O, Waldron V R, Finn J. Communication of Social Support in Computer-Mediated Groups for People With Disabilities[J]. *Health Communication*, 1999, 11(2): 123 - 151.

④ Coulson N S, Buchanan H, Aubeeluck A. Social Support in Cyberspace: A Content Analysis of Communication within a Huntington's Disease Online Support Group[J]. *Patient Education & Counseling*, 2007, 68(2): 173 - 178.

⑤ Coursaris C K, Liu M. An Analysis of Social Support Exchanges in Online HIV/AIDS Self-help Groups[J]. *Computers in Human Behavior*, 2009, 25(4): 911 - 918.

⑥ Bambina, A. *Online Social Support: The Interplay of Social Networks and Computer-Mediated Communication*[M]. Youngstown, NY: Cambria, 2007.

⑦ Chang H J. Online Supportive Interactions: Using a Network Approach to Examine Communication Patterns within a Psychosis Social Support Group in Taiwan[J]. *Journal of the Association for Information Science & Technology*, 2014, 60(7): 1504 - 1517.

吧中社会支持的主力军,这在友伴支持上的表现更加明显;①王国华等和赵迪采用内容分析法和社会网络分析法分别对百度 HIV 吧、微博、微信公众号和 QQ 群中的艾滋病感染者虚拟社群进行研究,发现在 HIV 吧中,信息支持是最常被寻求和提供的类型,其社会关系网主要由 5 名核心会员组成,而大部分会员处于社会支持网络边缘位置。就虚拟社群中的社会支持关系网而言,同样是在绝大程度上通过身处中心位置的核心会员来支持和维系的。②③

　　此外,已有研究表明在网络社会支持行为的方式上存在性别差异。许多学者通过比较分析前列腺癌和乳腺癌两个自主性论坛,研究网络社会支持行为中的性别差异。西尔等人采用比较关键词分析法对 97 个访谈以及前列腺癌和乳腺癌两个癌症论坛中癌症患者的语言进行分析,发现男性前列腺癌患者更倾向于寻找信息,而女性乳腺癌患者更倾向于寻求社交和情感支持,此外,男性患者对病痛体验的表述侧重于身体的特定部分,而女性患者对病痛体验的表述更加全面;④布朗克等人对前列腺癌和乳腺癌两个癌症社区进行编码分析,发现前列腺癌论坛中以医疗性信息为主导,而乳腺癌论坛中以支持性信息为主导,但两类论坛成员在情感性语调、寻求或提供社会支持以及消极或积极性情感表达方面不存在群体差异;⑤沙利文对卵巢癌和前列腺癌两个生殖癌组进行现象学主题分析并比较,也得到类似的结论:男性之间彼此提供信息,谈话更多地带有工具性倾向,而女性间更多地分享感受,在情感上也更加敏感和乐于表达。⑥

　　综上,国内外学者对在线健康社区情感及社会支持的研究主要集中在社会支持类型分析、社会支持网络结构分析,以及不同用户在社会支持行为上的差异等方面。在社会支持类型及网络结构方面,国内外学者主要采用编码分析、内容分析及社会网络分析法进行研究,但人工分类的内容分析法的时间成本和人工成本比较大;在社会支持行为差异的相关研究上,研究者多采用关键词比较分析、编码分析、现象学主题分析等方法对乳腺癌和前列

---

①　潘锐. 虚拟社区中的社会支持研究[D].合肥:安徽大学,2015.

②　王国华,刘菊,杨腾飞,钟声扬,魏程瑞.网络空间中艾滋病的社会支持研究——以百度贴吧"HIV 吧"为例[J].情报杂志,2015,34(11):105—110.

③　赵迪. PLWHA 群体的网络社会支持研究[D].济南:山东大学,2019.

④　Seale C, Ziebland S, Charteris-Black J. Gender, Cancer Experience and Internet Use:A Comparative Keyword Analysis of Interviews and Online Cancer Support Groups[J]. *Social Science and Medicine*, 2006, 62(10):2577 - 2590.

⑤　Blank T O, Adams-Blodnieks M. The who and the what of Usage of Two Cancer Online Communities[J]. *Computers in Human Behavior*, 2007, 23(3):1249 - 1257.

⑥　Sullivan C F. Gendered Cybersupport:A Thematic Analysis of Two Online Cancer Support Groups [J]. *Journal of Health Psychology*, 2003, 8(1):83 - 104.

腺癌两个癌症社区进行对比,分析其社会支持情况。具体的相关研究内容如表6-1、表6-2所示。

表6-1 社会支持类型及网络结构分析相关研究

时间	研究者	研究对象	研究方法	研 究 结 论
1999年	布雷思韦特、布朗克等人	残疾人公告栏	库特罗纳和苏尔开发的社会支持行为分类代码	情感支持和信息支持最多,尊重支持、友伴支持和有形援助比较少
2007年	库尔森等人	亨廷顿氏舞蹈病患者论坛		信息支持(56.2%)、情感支持(51.9%)、友伴支持(48.4%)、尊重支持(21.7%)和实质性支持(9.8%)
2009年	库萨里斯	艾滋病论坛	内容分析法	信息支持(41.6%)和情感支持(16.0%)最常见,再者是友伴支持(6.8%)和尊重支持(6.4%),而实质性支持(0.8%)非常少
2014年	常	PTT论坛中精神病支持小组	网络方法	信息性和友伴性联系最常见,大部分的支持性互动过程是在两人间或者三人间发生的,整个支持网络高度集中
2015年	潘锐	乙肝吧	内容分析法	信息支持最多,其次是情感支持,但较之其他研究,其研究中的有形援助所占比例有所上升
2015年	王国华等人	百度HIV吧	内容分析法和社会网络分析法	信息支持是最常被寻求和提供的类型,其社会关系网主要由5名核心会员组成,而大部分会员处于社会支持网络边缘位置
2019年	赵迪	微博、微信公众号和QQ群中的艾滋病虚拟社群		就虚拟社群中的社会支持关系网而言,在绝大程度上是通过身处中心位置的核心会员来支持和维系的

表6-2 网络社会支持行为性别差异相关研究

时间	研究者	研究对象	研究方法	研 究 结 论
2003年	沙利文	卵巢癌和前列腺癌两个生殖癌组	现象学主题分析	男性之间彼此提供信息,谈话更多地带有工具性倾向,而女性间更多地分享感受,在情感上也更加敏感和乐于表达

（续表）

时间	研究者	研究对象	研究方法	研　究　结　论
2006 年	西尔等人	97 个研究访谈，前列腺癌论坛和乳腺癌论坛	比较关键词分析法	男性前列腺癌症患者更倾向于寻找信息，而女性乳腺癌患者更倾向于寻求社交和情感支持，此外，男性患者对病痛体验的表述侧重于身体的特定部分，而女性患者对病痛体验的表述更加全面
2007 年	布朗克等人	前列腺癌和乳腺癌两个癌症社区	编码分析	前列腺癌论坛中以医疗性信息为主导，而乳腺癌论坛中以支持性信息为主导，但是，两类论坛成员在情感性语调、寻求或提供社会支持以及消极或积极性情感表达方面不存在群体差异

6.2　本章研究方法

6.2.1　基于信息行为的社会情感支持识别

根据社会支持理论，将帖子分为 5 类，分别为寻求信息支持（以下简称 SIS）、提供信息支持（以下简称 PIS）、寻求情感支持（以下简称 SES）、提供情感支持（以下简称 PES）以及陪伴（以下简称 COM），每条文本可以同时属于多个类别，如"各位亲们帮我看看我儿子是否是自闭症吧，我现在快抑郁了"同时属于 SIS 和 SES。具体示例如表 6－3 所示：

表 6－3　社会支持类型示例

社会支持类型分类结果	示　例　文　本
SIS	**1. 各位亲们帮我看看我儿子是否是自闭症吧，我现在快抑郁了** 2. 有没有有经验的家长可以来分享一下怎么做才能使孩子变得更好 3. 2 岁半宝宝，请各位大神们看看吧
PIS	**1. 说下我儿子的情况。给一些深陷自闭症泥潭的家长一些信心** 2. 貌似好久没发帖了，说说孩子的状况 3. 小孩刚开始说话都比较难，说习惯了才会说得自然，如果平时不开口，他很可能会想，但是就是不会说

（续表）

社会支持类型 分类结果	示　例　文　本
SES	1. 各位亲们帮我看看我儿子是否是自闭症吧,我现在快抑郁了 2. 有多少人和我一样,希望眼前的一切只是一场梦 3. 我也买了几本书,就看了一本,其他的总想着看,但又不敢看,放在抽屉里,每次打开看到封面,心就无比不安,害怕,难受。我家老大才刚读幼儿园,都没什么精力去对她,感觉真的很对不起老大。前路一片渺茫……
PES	1. 说下我儿子的情况。给一些深陷自闭症泥潭的家长一些信心 2. 加油,孩子会回来,棒棒哒 3. 很欣慰啊! 所以就分享给大家,只有努力耐心引导,不放弃每次的机会,都会有进步的,加油哦
COM	1. 非常感谢回复 2. 都是苦命人,你还好就一个,我两个小孩子都是这样 3. 这梦我们也经常做,无论是不是,落后就要干预,先干预。我孩子情况比你们家的严重多了

传统上,判断两个文档相似性的方法是通过查看其共同出现的单词的多少,如 TF – IDF 等,但这些方法没有考虑到文档之间的语义关联,可能两个文档是相似的,但共同出现的单词很少甚至没有。例如,"双十一到了"与"淘宝会进行促销活动"这两个句子并没有共同出现的单词,但这两个句子是相似的,如果按传统方法判断必然得不到这种结论,所以在计算文档相似性的时候要考虑到文档的语义,主题模型就是语义挖掘的一大利器,LDA 是其中一种比较有效的模型。

以 LDA 的生成过程为基础来训练 LDA 模型,推断出文档—主题分布参数、主题—单词分布参数,进一步得到整个预料的主题—特征词贡献频率矩阵。在训练 LDA 模型时,根据困惑度（Perplexity）确定最佳主题数 k,通过绘制图 6 – 1 所示的困惑度—主题数量曲线,寻找得到最佳主题数为 18。

得到特征词库后,对全部 151 719 条 title 数据进行特征提取,得到 18 维特征向量。将其匹配插入到人工标注的 4 892 条数据集中得到训练集。最终使用的

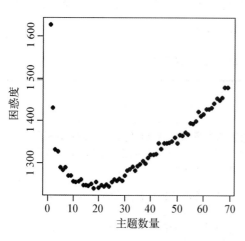

图 6 – 1　困惑度—主题数量曲线

特征变量为：18 个主题特征、文本相似度、文本长度（标准化）、是否包含网页、是否包含图片、是否是主帖标题、是否包含问号、用户回复数（标准化）、用户主帖数（标准化）。

为每个社会支持类别单独构建 0—1 分类器，分别使用支持向量机算法、随机森林算法、极端梯度提升算法以及 K 近邻算法为每个社会支持类别建立 4 个基分类器。基分类器训练、分类完成后，结合 Stacking 模型融合算法，将基分类器的分类结果作为特征变量，采用 logistic 算法进行最后的分类。

Stacking 算法就是利用几个简单的模型进行 K 折交叉验证后输出预测结果，然后将每个模型输出的预测结果合并为新的特征，将这些新的特征作为新的模型的输入进行训练。要注意，这里为了避免过拟合，不会再使用原始的特征。

表 6-4　算 法 评 价

	算　　法	准确率	曲线下与坐标轴围成的面积（Area Under Curve，简称"AUC"）
SIS	第一层中最优—K 近邻算法（KNC）	0.856 5	0.752 9
	融合模型	**0.873 5**	**0.774 4**
PIS	第一层中最优—极端梯度提升算法（XGB）	0.807 0	0.763 0
	融合模型	**0.814 3**	**0.772 1**
SES	第一层中最优—支持向量算法（SVC）	0.646 296	0.661 4
	融合模型	**0.777 8**	**0.748 6**
PES	第一层中最优—KNC	0.791 2	0.780 7
	融合模型	**0.851 4**	**0.831 1**
COM	第一层中最优—XGB	0.808 8	0.798 0
	融合模型	**0.816 7**	**0.803 0**

从表 6-4 中可以看出，参考准确率和 AUC，融合模型均优于第一层中最优的基分类器。最终保存训练好的融合模型对预测集进行预测，预测结果如表 6-5 所示：

表 6 - 5　预测结果

社会支持类型	SIS	PIS	SES	PES	COM
数　量	26 874	107 991	27 214	54 402	30 353

6.2.2　用户类型探测

首先对每一条帖子在 5 种社会支持类型下对应的向量进行比例转换，如(1, 0, 1, 0, 0)转换为(0.5, 0, 0, 0.5, 0)；然后通过求和来统计用户在 5 个类型下的数值组成的向量，如某用户对应的向量为(0.5, 1, 0.5, 0, 0)，发帖数量为 2；为了消除用户发帖数量差异的影响，进一步进行比例转换，得到聚类向量(0.25, 0.5, 0.25, 0, 0)。采用手肘法可以确定最佳聚类数 k 值。手肘法的核心指标是误差平方和(sum of the squared errors，以下简称 SSE)：

$$SSE = \sum_{i=1}^{k} \sum_{p \in C_i} | p - m_i |^2 \qquad (6-1)$$

其中，C_i 是第 i 个簇，p 是 C_i 中的样本点，m_i 是簇 C_i 的均值向量，也称为质心，表达式为：

$$m_i = \frac{1}{| C_i |} \sum_{x \in C_i} x \qquad (6-2)$$

当 k 小于真实聚类数时，k 的增大会大幅增加每个簇的聚合程度，SSE 的下降幅度会很大；而当 k 到达真正聚类数时，再增加 k 所得到的聚合程度回报会迅速变小，SSE 的下降幅度会骤减；然后随着 k 值的继续增大，曲线趋于平缓，即 SSE 和 k 值关系图的肘部对应的 k 值为数据的真实聚类数。通过绘制图 6 - 2 所示的 SSE 和 k 值关系图，选取 k = 6 作为最佳聚类数。

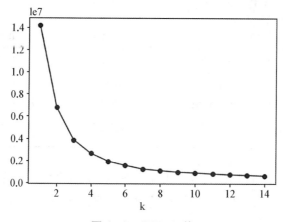

图 6 - 2　SEE - k 值

为避免出现局部最优解以及排除噪音点的干扰,采取较大距离化原则来选取初始聚类中心。首先从数据集中随机选取一个样本作为初始聚类中心 C_1;计算每个样本与当前已有聚类中心之间的最短距离(即与最近的一个聚类中心的距离),记为 $D(x)$;并计算每个样本被选为下一个聚类中心的概率 $\dfrac{D(x)^2}{\sum_{x \in X} D(x)^2}$,然后按照轮盘法选择出下一个聚类中心;以此类推直到选择出 k 个聚类中心。表 6-6 为初始聚类中心选取结果。

表 6-6　初始聚类中心

k 值	聚　类　中　心
1	(0.000 0, 0.000 0, 0.500 0, 0.500 0, 0.000 0)
2	(0.200 0, 0.666 7, 0.066 7, 0.066 7, 0.000 0)
3	(0.000 0, 0.000 0, 0.000 0, 0.000 0, 0.000 0)
4	(0.319 4, 0.398 1, 0.106 4, 0.162 0, 0.013 9)
5	(1.000 0, 0.000 0, 0.000 0, 0.000 0, 0.000 0)
6	(0.000 0, 0.500 0, 0.500 0, 0.000 0, 0.000 0)

K-means 聚类算法的基本思想是对给定的样本集以 k 个点为中心进行初始分类,然后按照成本函数最小化原则修改不合理的分类,直至得到最优解。其中成本函数表达式如下:

$$C = \sum_{i=1}^{k} \sum_{x \in C_i} \| x - m_i \|_2^2 \qquad (6-3)$$

聚类结果如表 6-7,其中第 3—第 7 列为五种社会支持类型在每个聚类中的占比,用户人数(TOTAL)表示每个聚类中用户的数量。

表 6-7　聚　类　结　果

	聚类	SIS	PIS	SES	PES	COM	总数
情感提供者	1	0.006 6	0.017 5	0.044 0	0.668 0	0.264 0	934
信息提供者	2	0.010 5	0.944 4	0.021 9	0.015 8	0.007 4	2 322
全方位贡献者	3	0.211 3	0.122 3	0.082 9	0.304 1	0.218 2	1 880
信息贡献者	4	0.433 9	0.364 7	0.072 0	0.090 1	0.039 3	1 997
信息搜寻者	5	0.949 5	0.010 6	0.007 3	0.021 2	0.011 4	1 827
社区建设者	6	0.065 4	0.544 5	0.118 3	0.200 7	0.071 0	4 258

通过分析聚类结果中种社会支持类型的占比,聚类 1 用户发表内容中情感类"PES""COM"的占比明显高于其他 3 类,将其归纳为情感提供者(Emotional provider);聚类 2 用户中"PIS"的占比远高于其他 4 类,以分享信息为主,将其归纳为信息提供者(Information provider);聚类 3 用户发表的 5 类内容比较均衡,没有明确的目的,故将其归纳为全方位贡献者(All-around contributor);聚类 4 用户发表内容中信息类"SIS""PIS"占比较高,可以归纳为信息贡献者(Information contributor);聚类 5 用户发表内容中"SIS"占比高达 94.9%,以向外界寻求信息支持为主,将其归纳为信息搜寻者(Information seeker);聚类 6 用户发表内容中"PIS""SES""PES"占比较高,在向寻求情感支持的同时,也活跃地向外界提供信息,分享情感,所以将其归纳为社区建设者(Community builder)。

经计算(between_SS)/(total_SS)= 79.8%,其中 between_SS 为组间距离平方和,total_SS 为整体距离平方和。二者的比值达到 79.8%,说明组内差距很小,组间差距较大,聚类效果比较好。并且由聚类效果图可以看出,聚类结果非常清晰。

6.2.3　情感分析工具的选取

情感分析是指对文本的情感倾向进行判断并加以量化。目前主要有两类情感分析的技术方法:一是结合情感词典与规则,抽取文本的正向情感词与负向情感词,通过比较二者的个数来对情感倾向进行判定,分类效果取决于情感词典的完善与否;二是利用机器学习方法,对训练文本的情感倾向进行人工标注,利用朴素贝叶斯、支持向量机等方法,训练分类模型,利用模型对新文本的情感倾向进行判定,分类效果取决于训练文本的选取与人工标注的准确性。Python 的 snownlp 库是一种应用广泛的中文情感分析工具。[①] 因此,选取 snownlp 库作为情感分析工具。利用 snownlp 库计算的具体流程为:对已标注情感倾向的评论数据进行分词、去停用词、训练得到 Bayes 模型,然后对新的文本进行分词、去停用词,用 Bayes 模型对新文本进行预测,得到最终情感值。snownlp 计算得到的情感值介于 0 到 1 之间,其含义为文本正面情绪的概率。像"迷惑了,想说说最近生不如死的经历"的情感值为 0.164,"今天心情不错"的情感值为 0.859。利用情感分析,可以比较不同角色用户的情感倾向,比较不同类型帖子的情感值,进而对自闭症吧社区内不同群体的情感特征加以挖掘,检验自闭症吧用户之间情感交互的有效性等。

① 　吉书佩,李晟宇.基于情感分析的美食评论挖掘[J].电脑知识与技术,2018,14(29):208—210.

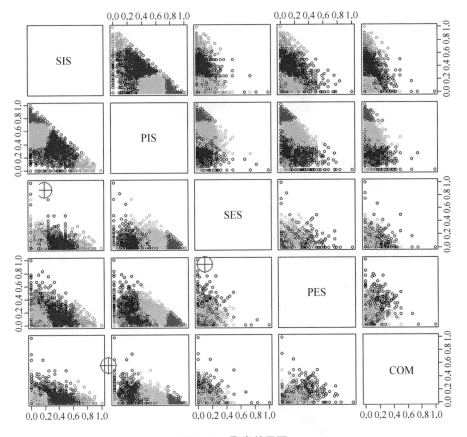

图 6-3　聚类效果图

6.3　在线健康社区社会情感支持分布

图 6-4 是基于 stacking 融合模型构建的分类算法对 151 719 条帖子进行分类后的结果分布。在所有类型标记为 1 的数据中,提供信息支持(PIS)与提供情感支持(PES)类型的帖子相对占比最高,分别为 44% 与 22%;寻求信息支持(SIS)、寻求情感支持(SES)与陪伴(COM)这 3 种类型的帖子相对占比比较接近,为 11%—12%。

上述结果说明自闭症吧中用户的行为主要是向其他用户提供信息支持和情感支持,特别是信息支持。因此,自闭症吧可以作为自闭症患者及家属有效获得相关知识、参考他人经历、寻求共情慰藉的平台。

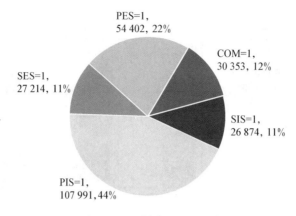

图 6 - 4　机器学习结果分布

6.3.1　社会情感支持共现分析

　　基于分类结果构建的共现弦图如图 6 - 5 所示,结果表明,SIS 的帖子往往不具有其他 4 类的社会支持功能,这类帖子具有比较单一的发帖目的;

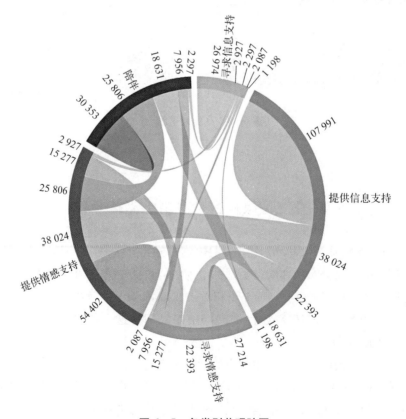

图 6 - 5　各类别共现弦图

PIS 的帖子大多都带有 SES、PES、COM 等 3 类社会支持功能,同时绝大多数的 SES 和 PES 的帖子都具有 PIS 的功能,这说明用户在进行情感方面的发帖时往往会比较详细地描述一段经历以提供信息;绝大多数 COM 类型的帖子同时也具有 PES 功能,这在一定程度上说明自闭症吧的交流友善度比较高,发帖者在表达陪伴时也在情感上鼓励他人。

表 6-8　分类结果共现分析示例

社会支持类型 分类结果	示　例　文　本
PIS+SES	1. 唉,孩子只要得了这个病,对家长来说是致命的打击。我每天想的都是怎样帮助孩子进步,可是我要带着孩子上课,没有时间工作挣钱,孩子他爸爸彻底消失了,人间蒸发了一样。我无法说出我有多无助。 2. 现在 8 个半月了,还是不会独坐,发育商的 5 个方面都不达标,关键是眼神,看一眼就过的,逗得猛才会多看几眼。我多希望是我想多了啊。 3. 没有去,我们小时候生其他病啥检查都做过没有问题的,懒得去了,检查还不是这样子。
PIS+PES	1. 老实说,如果是你一个人带孩子造成的,那后天肯定可以补救,是好事。但真正的自闭是天生的,让你婆家人都学点常识好吗,或者让他们自己去问医生。如果孩子有问题家庭团结很重要,我和老公从来没有因为他发育遇到问题互相指责。 2. 时间会证明一切,孩子是无辜的! 你的心情和家庭环境直接影响孩子的成长~并不是只有自闭症才可怕。 3. 有语言但是特别简单,但是两三个字能表达出他的意愿那种,希望宝贝们都好起来。希望没有自闭症这种病。
PIS+COM	1. 我家孩子比你家小 1 个多月,情况跟你家宝宝差不多,3 岁跟朋友一家出门旅游发现跟别人孩子有差距,全家才重视起来。我们白天送去上幼儿园,早晨和晚上都陪他玩和看书,周末带着到处玩,简单说就是高质量的陪伴,不让他一个人待着。3 个多月过去了,感觉认知能力提高很多,话也丰富了一些,但还是不喜欢。 2. 是啊　我女儿 19 个月　很多症状也很像　但我感觉她不是　她有情感需求　我坚信自己努力干预　她会有很大改变的。 3. 应该不是吧　应该是内向　我家的 2 岁 2 个月才开始说话呢。
COM+PES	1. 我家宝宝也是,现在 42 个月,说话有时候也不符合场景,我觉得你家宝宝没有太大问题,多陪陪孩子、多一点耐心,问题不大,别和别人家的孩子比,孩子与孩子发育早晚罢了。相信我,慢慢来! 2. 宝宝多大了,着急的心情我能理解,我家宝宝 30 个月的时候也爱转圈,都是一些表面现象,不要抓住孩子某一点,全面看待孩子! 3. 抱抱,都不容易,我们为了孩子要坚强。

6.3.2　社会情感支持情感特征分析

由图 6-6 可以看到,各社会支持类别的情感值标准差都在 0.3 左右,且中位数基本都高于均值,数据呈左偏分布。其中提供信息支持(PIS)和寻求情感支持(SES)的情感值均值和中位数均明显高于其他社会支持类型,但同时这两种类型的情感值标准差也比其他类型略高,情感值均值和中位数的差值也更大,这两种类型的情感值分布左偏比较严重。这是由于在医疗健康社区这种特殊的社区群体中,提供信息支持的用户是更倾向于积极的一面,在发布信息的时候多少带有一些乐观的词汇,如"不要给孩子看熊出没,看动画片孩子更容易融入动画的世界,而且熊出没有暴力倾向,对孩子情绪性格都有影响。最后努力干预,找合适的机构,针对孩子进行干预,坚持就是胜利";而社区中有许多是文本潜在意义的寻求情感支持,往往在乐观的态度下渴望别人的认同和回复,如"我儿子五岁了,正在一点点地进步,虽然他长大以后的事也挺犯愁的,但现在一切都朝着好的方向发展,大家一起努力吧""嗯,谢谢你,这几天心里急就会迁怒于孩子,把自己该做的事情做了,只有静待花开了"。特别地,提供情感支持(PES)的情感值均值和中位数低于一般经验的期望值,这是由于自闭症社区中提供情感支持的信息往往是自闭症患者家属在看到相似经历的时候产生共情而提供的,如"真的不希望再有任何家庭受到如此伤害了,太煎熬了""如果能好好干预,至少让他生活自理啊,不然以后苦的更是你自己。哎,我家的脾气大了,真的很崩溃"。

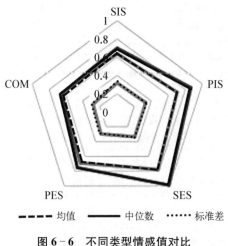

图 6-6　不同类型情感值对比

　　分别提取各项社会支持类型为1的结果,将5维二分类变量转换为1维五分类变量,导入SPSS。在SPSS中使用"分析—非参数检验—独立样本"方法,以社会支持类型TYPE为分组变量,对情感值nlp进行独立样本的非参数检验,检验结果如表6-9所示。原假设不同社会支持类别的帖子的情感值没有差别,显著性p值小于0.001,则拒绝原假设,说明不同社会支持类别的帖子的情感值有差别,并达到统计学意义。多重比较中各组的显著性p值均小于0.001,说明各组之间差异达到统计学意义。非参数检验支持了描述性统计的结论。

表6-9　非参数检验结果及成对比较

零假设	检　验	检验统计	自由度	显著性	决策者
在TYPE类别上,nlp的分布相同	独立样本克鲁斯卡尔-沃利斯(Kruskal - Wallis)检验	7 062.642	4	0.000	拒绝零假设

样本1—样本2	检验统计	标准错误	标准检验统计	显著性	调整显著性
1—5	−4 608.316	596.720	−7.723	0	0
1—4	−14 651.496	531.184	−27.583	0	0
1—2	−20 427.174	485.654	−42.061	0	0
1—3	−45 423.260	612.668	−74.140	0	0
5—4	10 043.179	510.401	19.677	0	0
5—2	15 818.858	462.831	34.178	0	0
5—3	40 814.944	594.740	68.627	0	0
4—2	5 775.679	374.559	15.420	0	0
4—3	30 771.764	528.958	58.174	0	0
2—3	−24 996.86	483.219	−51.728	0	0

6.3.3　基于信息行为的社会情感支持交互分析

　　图6-7是SIS、PIS、SES、PES以及COM这5种类型的帖子在主帖、回复帖以及楼中楼帖中分布情况,还有5种类型的帖子在主帖、回复帖和楼中楼帖中的分布比较。计算方法为相应的类型在所有的同类型帖子中所占的比例(比如,在主帖中,PIS的比例为70%,意为在所有的主帖中,有70%的帖子能提供信息支持)。

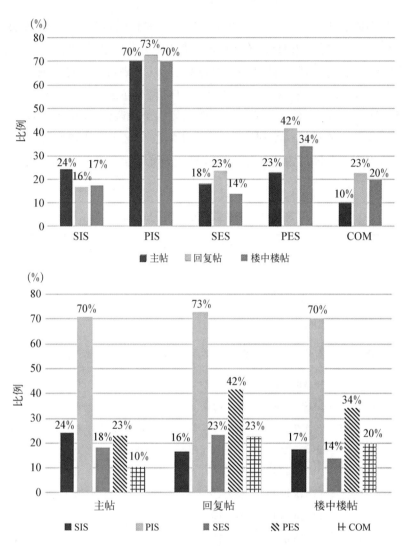

图6-7 5种社会支持类型在3种帖子中的分布

通过分析可以看出,3种帖子中的PIS比例均为最高,约为70%,这反映出自闭症吧一个主要的功能是向他人提供信息支持,像"没有确诊,你还1岁半确诊,根本不科学,怎么也得3岁以上""请不要教孩子假装,假如之类的事情和游戏"等提供了有效的信息,可以说明自闭症吧是一个积极健康且有良好信息传播功能的网络平台。主帖相对于回复帖和楼中楼帖而言,SIS的比例较高,像"吧里有人尝试过干细胞移植吗""有自闭症家长的交流群吗?"等SIS的帖子均是主帖中出现的;而回复帖和楼中楼帖相对于主帖而言,PES和COM类型的比例相对较高,像回复帖和楼中楼帖"抱抱,都不容易,我们为了孩子要坚强""为了孩子我们要坚强,为母则刚"均为PES和

COM 类型的帖子,这表明自闭症吧的成员发帖的原因更多的是寻求信息支持,想寻求大家的帮助;而在线成员在回帖的过程中,PES 和 COM 类型的比例会增多,表明自闭症吧具有一定的情感支持作用。在 SES 的帖子中,回复帖占比最高,这表明在人们进行回复的同时会引起情感共鸣,进而寻求情感支持,像回复帖中的"楼主,我儿子的情况和你家的一样。医生诊断是典型自闭症。现在万念俱灰,想不开……你的帖子我会一直关注的,加油"即为这种情况;相应地,针对回复帖的楼中楼帖中,像"加油,会过去的!"这类COM 和 PES 的帖子也相对较多。综上,可合理推测成员以信息交流的目的进入社区,而在社区中会获得情感的支持。

6.3.4　社会情感支持情感特征对比

图 6 - 8 是不同类型的帖子的情感分析结果的平均值,数值越大,表明成员为正性情感的概率越高。由散点图可以看出,主帖的平均情感值最高,最趋向于正面,回复帖的平均情感值降低,楼中楼帖子的平均情感值进一步降低。首先,考虑到自闭症吧是一个医疗健康相关的社区,成员多为有自闭症孩子的父母。可以推测,人们发帖其实主要是寻求信息或者提供信息,在交流信息的过程中,情感值相对较高;但是随着交流的增多,情感的抒发也会增多,共鸣不断增强,进而情感值不断降低,也印证了自闭症吧有提供情感支持的作用,是成员信任的社区。其次,对帖子内容进行观察,可发现主帖中广告较多也是主帖平均情感值高的原因之一。广告大多具有正向情感,且大多使用带有积极情感的词语。像"广州天河区的六一天使不错"的情感值为 0.83,"上海飞叶艺术特殊儿童教育:景德镇陶瓷艺术之旅"的情感值为 0.93;而在回复帖和楼中楼帖中,广告比较少,且有比较多的用户情

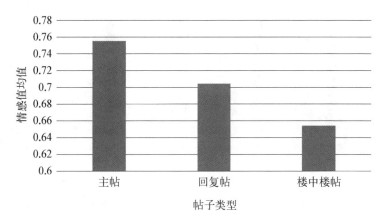

图 6 - 8　3 种帖子类型的平均情感值对比

感表达,像回复帖中的"悲哀"以及楼中楼帖中的"一个人坚持好累,不知何时是尽头",因此主帖的情感值相对于回复帖和楼中楼帖而言也会偏高。

图 6-9 的两图分别是主帖和回复帖中不同类型的帖子所获得的回复的类型分布图。比如,在上图的主帖相应的回复中,在 SIS 的主帖所获得的回复帖中,PIS 的帖子所占的比例大约为 75%。由于主帖中未出现 COM 以及 SES 的帖子,因此无相应的回复帖。且因 PES 的帖子较少(1 条),因此相应的回复帖的类型可能由于样本太少而出现偏差,故未列出。对于主帖相应的回复而言,寻求信息支持的帖子收到的提供信息支持类型的帖子最多,说明在主帖中包含求助信息的帖子,通常能够获得来自其他用户提供信息的回复,像帖子"麻烦大家帮我分析一下,我家宝宝到底是不是自闭症?跪谢……跪谢"便得到了"不是自闭症,但发育迟缓没跑的,认知差""感觉不

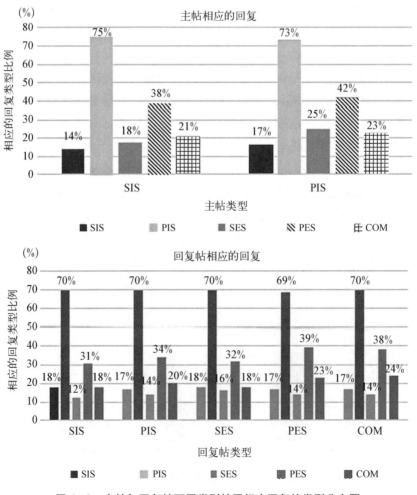

图 6-9　主帖与回复帖不同类型帖子相应回复的类型分布图

太像,还是去医院看下吧"等多条回复,这表明用户之间进行了有效的信息交互。对于 PES 类型的主帖,获得较多的回复是 PIS 和 PES 类型的。像主帖"我的宝宝医生说有自闭症"得到回复为"去做自闭症测试,颅脑 MR""有可能是大脑发育问题,及时就医吧!"等。对于下图的回复帖相应的回复,各种类型分布大致类似。SIS 的比例均占 18% 左右,PIS 的比例均占 70% 左右,SES 的比例均占 14% 左右。但在类型为 PES 以及 COM 的回复帖的回复中,PES 和 COM 的比例相对较高。这是因为如果回复帖为 PES 或者 COM 的类型,容易引起自闭症吧在线成员的共鸣,因而相应的楼中楼帖中的 PES 和 COM 这两个类型的比例会提高。比如,回复帖为"心情一样一样的,天天看贴吧视频吓唬自己,何时是个头"得到的楼中楼帖为"确实是一种煎熬",帖子"楼主加油,看到宝宝一天天进步,应该很幸福吧"得到的楼中楼帖为"谢谢你,也祝福你的宝宝""感觉宝宝一天天进步,就很有希望,加油哦! 祝福你们"等。这反映出自闭症吧不仅可以实现信息的交互,也可以一定程度上实现情感的交互与支持。

6.4　基于用户类型的用户行为模式分析

百度贴吧中的帖子分为主帖、回复帖和楼中楼帖。主帖由标题和正文构成;用户可以在主帖下发表帖子与楼主互动,即为回复帖;用户也可以通过回复其他用户的回复帖与层主互动,即为楼中楼帖。通过对比图 6-10 中不同类型用户发布的三种帖子的平均数及其分布情况,可以分析不同类型用户的发帖情况;通过对比图 6-11 中不同类型用户发布的主帖收到的回复(即主帖回复数)和回复帖收到的回复(即回复帖回复数)的平均数及其分布情况,可以分析不同类型用户的回复情况;通过对比图 6-12 中不同类型用户的活跃时长和活跃天数的平均数及其分布情况,可以分析不同类型用户的活跃度。

情感提供者总体的发帖率不高,其中回复帖的平均发帖数为 0.97,明显高于主帖和楼中楼帖,并且 72.81% 的用户均发表过回复帖;其中发表回复帖最多的用户为"419a7373******",该用户共发布了 60 条回复帖,其中 54 条回复帖的内容为"加油",具有明显的提供情感支持倾向。而在回复情况上,该类型用户的总体回复率不高,从平均值来看,主帖收到回复的情况优于回复帖收到的,但主帖收到的回复标准差较大,有 99.36% 的用户发布的主帖没有收到回复。在活跃时间上,该类型用户的平均活跃时长和平均活跃天数均最低,高达 89.61% 的用户在吧内只活跃过一天,而在吧内活跃超过一周的用户仅占 0.21%。

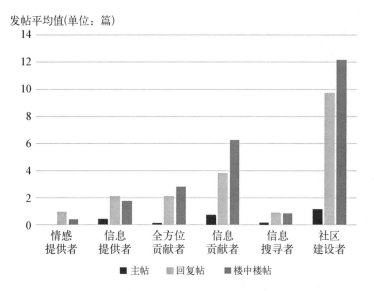

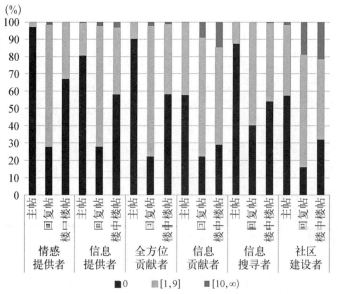

图6-10 用户发帖篇数平均值及分布情况

回帖平均值(单位：篇)

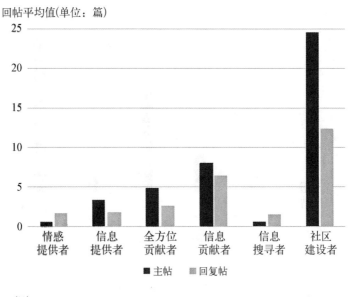

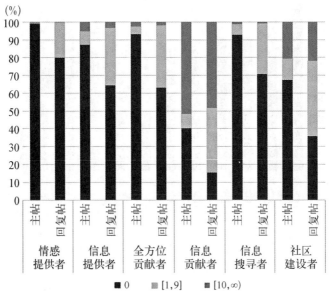

图 6 - 11　用户收到回帖篇数平均值及分布情况

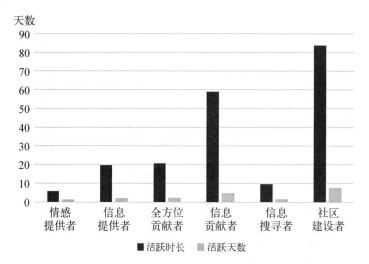

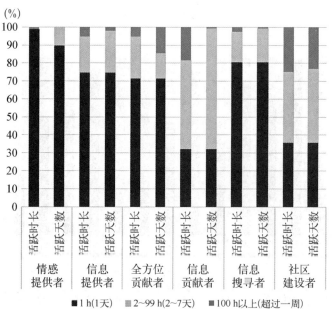

图 6-12　用户活跃时长及活跃天数平均值及分布情况

　　信息提供者与情感提供者的发帖情况类似,主帖发帖率明显低于回复帖和楼中楼帖的发帖率,从平均数来看,主帖发帖平均数为 0.45 篇,明显低于回复帖和楼中楼帖发帖平均数,并且超过 80% 的用户没有发布过主帖,但没有发布过回复帖的用户仅占 28.25%,符合该类型用户主要通过回复其他用户的帖子以有针对性地向其提供信息这一特征;其中发布回复帖最多的用户为"c708e5ba ******",该用户以特教身份为家长科普自闭症相关知识,并推荐干预机构,具有明显的广告嫌疑。在回复情况上,该类型用户的主帖回复情况要好于回复帖回复情况;但主帖收到的回复标准差较大,有 80.28% 的用户发布的主帖没有收到回复。在活跃时间上,该类型用户平均活跃天数为 1.94 天,但仅有 1.64% 的用户在吧内的活跃时间超过一周,说明该类型用户的活跃度较高但并不稳定。

　　全方位贡献者的主帖发帖率明显很低,但回复帖和楼中楼帖的发帖率较高;其中用户"bafae588 ******"发布了 2 018 条楼中楼帖,内容多为向寻求帮助的自闭症儿童家长推广禁食疗法,同时提供一定的情感支持。而在回复情况上,该类用户总体收到的回复情况较好,其中主帖收到回复最多的用户同样为"bafae588 ******",该用户发布的主帖内容多为自闭症相关知识的科普,引起了家长的广泛讨论。在活跃情况上,该类用户平均活跃时长及天数与信息提供者类似,但在吧内活跃天数超过一周的用户比例明显高于信息提供者,为 15.21%,此外,活跃天数最多的用户仍是"bafae588 ******",在吧内活跃了 343 天,为明显处于核心地位的用户。

　　信息贡献者总体的发帖情况较好,其中回复帖和楼中楼帖的发帖平均数仅次于社区建设者,说明该类用户具有强烈的交互意愿,并且没有发表过主帖、回复帖和楼中楼帖的用户比例相较于其他 5 种用户处于较低水平。在回复情况上,从三种帖子收到的回复平均数来看,该类用户收到回复情况较好,51.73% 的用户发布的主帖收到了 10 篇以上回复帖,48.27% 的用户发布的回复帖收到了 10 篇以上的楼中楼帖回复。在活跃时间上,该类用户的平均活跃时长为 58.96 小时,仅次于社区建设者;并且在吧内活跃时长不超过 1 小时,活跃天数不超过 1 天的用户比例为 6 种用户中最低,仅为 32.25%。

　　信息搜寻者的总体发帖率不高,尤其是主帖发帖率非常低,有 87.52% 的用户没有发布过主帖。在回复情况上,该类用户的总体回复率也不高,92.8% 的用户发布的主帖没有收到回复,70.72% 的用户发布的回复帖没有收到回复。而在活跃时间上,该类用户的平均活跃天数仅为 1.40 天,在吧内活跃时长不超过 1 小时的用户比例高达 80%,说明该类用户非常不稳定,通常在寻找到所需信息后便离开贴吧。

社区建设者的总体发帖率最高,主要集中在回复帖和楼中楼帖,具有强烈的交互意愿,但回复帖和楼中楼帖发帖情况的标准差很大;发布回复帖最多的用户为"71f5e58f ******",发帖内容均为"句子"等无关信息,发布楼中楼帖最多的用户为"71f5e58f ******",发帖内容多为回复家长的咨询。在回复情况上,该类用户收到回复篇数的平均值最高,64.3%的用户发布的回复帖均收到了回复,但主帖收到的回复情况标准差很大;用户"b8567375 ******"发布的主帖收到的回复最多,其主帖内容均为自闭症相关知识的科普,收到了家长的广泛咨询和讨论。在活跃时间上,该类用户活跃时长和活跃天数的平均值最高;并且,24.75%的用户在吧内的活跃时长超过 100 小时,22.90%的用户在吧内的活跃天数超过一周,说明该类用户活跃度很高,并且比较稳定。

通过对 6 种角色类型用户发帖情况、回复情况及活跃情况的对比,我们得到如下结论:情感提供者的发帖情况和回复情况最差,活跃度最低,但回复帖发帖率明显高于主帖发帖率,说明该类型用户多通过回复其他用户的帖子以向其提供情感支持;信息提供者与情感提供者类似,回复帖和楼中楼帖发帖率高于主帖发帖率,说明该类用户也主要通过回复他人帖子来提供信息支持。此外,该类用户的活跃情况要好于情感提供者,但能长期有效地提供信息的用户偏少;全方位贡献者的发帖情况和回复情况较好,与其他用户形成了良好的互动,但该类用户中具有明显的处于核心地位的用户;信息贡献者发帖率和回复率较高,仅次于社区建设者,为吧内比较活跃的一类用户;信息搜寻者的发帖率和回复率总体上很低,尤其是主帖发帖率和回复率非常低,用户参与度不高,活跃度低并且非常不稳定;社区建设者的发帖情况和回复情况最好,活跃度最高,同时也是吧内最为稳定的一类用户,并且具有明显居于核心位置的以向外输出信息为主的核心用户。

6.4.1　基于用户类型的内容及情感分析

通过对 18 个主题对应的高频词进行归纳总结,得到 18 个主题对应的主题词如下:亲属称谓、语言表达、家庭干预、康复训练、寻求帮助、医院机构、社交障碍、表情神态、病因研究、基本信息、疑似确诊、患病原因、诊断治疗、家长经验、眼神交流、动作描述、日常行为、禁食疗法。

通过对比用户在 18 个主题下发布的帖子数量,判断该用户属于哪一个主题,并进一步对比这 6 种角色类型在 18 个主题下所对应的用户数量,对不同角色类型的用户进行内容分析,可以发现:情感提供者主要发布以亲属称谓为主题的帖子,"爷爷""奶奶""妈妈"等亲属称谓词语出现的频率比较高,"谢谢"这一礼貌用语出现的频次也比较高,具有明显的情感特征。信息提供者主要发布以禁食疗法为主题的帖子,高频词主要为"食物""耐受"以及"禁食"等明显与禁食疗法有关的词语,比如,"食物致敏是会延缓孩子发育的,做个食物不耐受检测干预,把影响孩子健康的食物干预出来",符合该类用户主要向其他用户提供与自闭症疗法相关知识建议的特点。全方位贡献者主要发布以康复训练为主题的帖子,高频词包括"老师""干预""训练"等与自闭症康复训练有关的词语,以及"发育""语言""迟缓"等与自闭症症状相关的词语。信息贡献者主要发布以家庭干预为主题的帖子,高频词包括"干预""教育"等与自闭症治疗相关的词语,以及"父母""家长""家庭"等与家庭相关的词语。信息搜寻者主要发布以动作描述为主题的帖子,高频词主要为"喜欢""东西""拉""教""跑"等具有明显行为描述倾向的词语,符合该类用户经常通过描述自闭症患者或者疑似自闭症患者的一些行为,来寻求与自闭症症状相关的知识或建议这一特点,比如,"孩子扭头斜眼向下看,麻烦各位专家支招"。社区建设者与信息贡献者相同,主要发布以家庭干预为主题的帖子,高频词多与家庭干预有关。

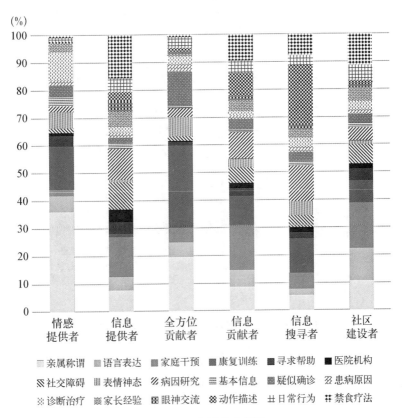

图6-13 主题分布情况

通过计算每一个用户发帖情感值的平均值,可以进一步对比不同角色类型下用户情感值的平均数及不同情感类型的用户分布情况(情感值低于0.2时,可认为具有负向情感倾向;情感值高于0.8时,可认为具有正向情感倾向),对这6种角色类型用户进行情感分析。

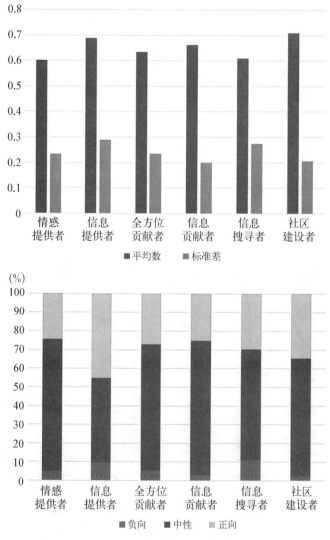

图6-14 用户情感值平均值、标准差及分布情况

情感提供者的情感值平均值偏低,这是由于部分用户发布的类似"是啊,同病相怜啊,抱团取暖吧"的帖子虽然提供了陪伴,但也流露出无奈等负面情感。此外,小部分用户发布的类似"神经病,疑神疑鬼"的具有明显负面情感倾向的帖子也拉低了情感值平均值;信息提供者的情感值平均值较高,

仅次于社会建设者,具有正向情感倾向的用户比例高达45%,为6种用户中最高,此类用户在提供信息支持的同时会表现出对信息寻求者的理解与安抚等情感支持,比如"太多疑了,挺好听专注的,孩子的发育有先后,多陪她说话玩,慢慢就好了"这条帖子虽然主要是在提供信息,但同时"慢慢就好了"也提供了一定的情感支持;全方位贡献者的情感值平均值为0.635,67.4%的用户情感值位于0.2到0.8之间,没有明显的情感倾向;信息贡献者的情感值平均值低于信息提供者,但高于信息搜寻者,提供中性情感的用户比例高达71.9%,为6种用户中最高,其中正向情感的用户多在提供信息,提供负向情感的用户多在寻求信息,符合提供信息支持情感值与寻求信息支持情感值相比偏高的特点;信息搜寻者的情感值平均值偏低,11%的用户具有负向情感倾向,这部分用户在寻求信息支持时难免流露出焦急无助等负面情感,比如"你好,请问你是怎么挂上邹小兵的号的? 能告诉我一下吗?! 我怀疑我家宝贝也是自闭症,急 S 我了"这条帖子带有明显的负面情感倾向;社区建设者的情感值平均值最高,具有负向情感倾向的用户仅占2.6%,说明该类用户主要向外界提供正向情感,对社区建设具有重要作用。

6.4.2　基于用户类型的情感交互分析

为进一步研究贴吧内用户的交互结构并进行情感分析,本研究将部分用户和回复关系数据导入 Gephi 软件,绘制了贴吧用户交互网络图(如图6-15所示)。图中一个节点表示一个用户,节点的大小代表了该用户在贴吧中的回复数和发帖数,节点颜色的深浅代表用户的角色类型;节点之间的连线表示用户之间的回复关系,连线的颜色深浅代表回复内容的情感极性,连线的长短在一定程度上代表了用户之间的密切程度。

本研究运用 Gephi 测算网络的平均加权度、网络直径和平均最短路径。计算结果平均加权度为3.178,网络直径为15,平均最短路径为4.76,表明贴吧用户之间的交互关系比较密切,网络整体连通性较好,用户之间的距离较短。

从节点的大小及分布来看,存在少数发帖量多且处于核心地位的用户,比如"sunly39""刘文采他大爷""du_颗粒""墨染尽千雪""隐者落寞""xuning811012"等;大多数用户的发帖量不多,处于边缘位置,但这些用户之间同时也存在许多信息交互,联系比较紧密。

在网络图中对情感中性的交互行为进行透明化处理,可以比较清楚地看出用户之间的正向情感交互频次明显多于负向情感交互频次,说明自闭

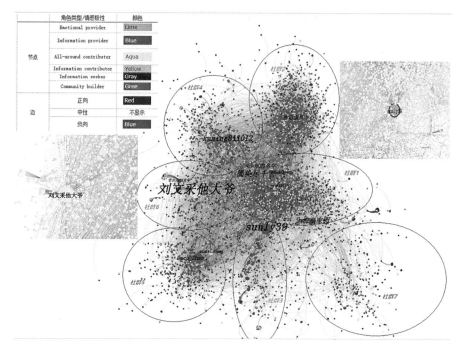

图 6 - 15　用户交互网络

症吧的整体情感倾向比较积极,社区交流氛围良好。从节点的局部放大图来看,正向情感交互行为居多的代表用户是"sunly39",与其相连的边几乎都是红色,该用户主要提供自闭症康复方法信息,其他用户在与其交流的过程中往往能收获有用的信息回报;而与整体格局相反、负向情感交互行为相对较多的代表用户是"刘文采他大爷"。

　　以基础用户数和重要用户数观察,网络中社区建设者占了绝大多数,在用户数占比最多的中上部分分布较多,拥有多个核心节点。信息贡献者几乎没有中型节点和大型节点,信息提供者则只有少量中型节点,这说明这类用户主要发布短篇、少量的信息且不太进行答疑解惑;而数量相对较少的全方位贡献者却有着 3 个大型的、位于聚集区中心的领袖节点,这说明他们参与回复解惑行为较多但发布主帖较少。信息搜寻者和情感提供者数量最少,且处于离散分布的状态,在各个聚集区也主要分布在边缘地带,这类用户不常进行交互。

　　为了对不同类型用户在交互过程中形成的群组进行识别,本章采用凝聚子群的分析方法对用户交互网络进行划分。一般来说,处于凝聚子群内部的节点之间联系紧密,在信息分享、情感交互等方面交往频繁。在自闭症贴吧社区用户交互网络中,凝聚子群是指在发帖和回帖等交互行为上具有紧密联系的次级社群。

本研究运用 Gephi 中的模块化方法(Modularity Class),共得到 7 个凝聚子群,用黑线在网络图中圈出,并结合 Gephi 的 K - core 分析与节点的点度中心性、中间中心性和接近中心性,筛选出 12 个核心用户以黑色标签显示。除了大型的凝聚子群以外,图中还可以看到许多由数 10 个节点组成的小型子群,但它们所交互的用户并非是大型节点,这说明自闭症吧中存在部分用户发表过一两个对自闭症吧用户有很强的吸引力的热帖,但没有其他影响力。各社群的节点数、平均发帖数和平均归一化度如表 6 - 10 所示,按照节点数倒序编号。6 种角色类型用户的相对占比分布则如图 6 - 16 所示。

表 6 - 10　次级社群网络数据

社群序号	节 点 数	平均发帖数	平均点度中心度
社群 1	2 039	15.349 7	0.000 807 6
社群 2	1 731	15.990 8	0.000 993 9
社群 4	1 166	16.679 4	0.000 765 4
社群 5	958	18.774 5	0.000 833 1
社群 6	771	15.898 8	0.000 713 7
社群 3	1 271	11.299 8	0.000 550 5
社群 7	473	5.308 7	0.000 379 3

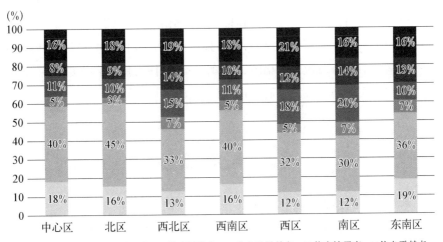

图 6 - 16　各社群相对类别占比分布

社群 1 的用户数量最多，从用户平均发帖量和平均点度中心度来看，相对其他社群，该社群整体上的用户活跃度处于中间水平。但从核心用户的分布情况来看，该社群包含了最多的核心用户（5 个），说明该社群内存在部分活跃度极高的意见领袖；该社群的用户角色分布基本都处于中上水平，但信息搜寻者相对最少，一定程度上说明社群中的用户知识丰富度相对最高。

社群 2 的用户数比社群 1 略少，用户平均发帖量也处于中间水平，但平均点度中心度最高，图形中节点的聚集效应也最为明显，说明该社群的整体用户非常活跃。该社群包含一个以广告推广为主要内容的核心用户，且社区建设者相对占比最多，而情感提供者相对占比最少，说明该社群以内容、信息为导向，情感方面的交互行为较少。

社群 4 的节点数、平均发帖数和平均点度中心度都处于中间水平，用户聚集程度和角色分布也较为普通，可以说是"普通人"的聚集地。社群 5 的其他特征与社群 4 基本一致，但该社群拥有最高的、明显高于其他社群的平均发帖数，说明该社群用户都比较乐于发表主帖而不是参与到回复中。

社群 6 的节点数相对较少，平均发帖数和平均点度中心度处于中间水平。该社群的信息贡献者相对占比最多，而信息提供者相对占比最少，说明用户主要以交流个人经验为主，对于科普信息的发布则较少。

社群 3 的节点数处于中间水平，但平均发帖数和平均点度中心度较少，用户分布呈较为离散的条状分布，有 4 处热帖聚集效应和 1 个处于边缘的大型节点。其情感提供者、全方位贡献者和信息搜寻者都有着最高的相对占比，而社区建设者和信息贡献者的相对占比则最少。说明该社群的出现是源于部分用户的经验分享热帖和核心用户发表的情感支持、答疑解惑帖，帖主以外的其他用户都是以寻求帮助、诉说经历为主。

社群 7 的节点数、平均发帖数和平均点度中心度均远少于其他社群，用户在网络图中的分布也最为稀疏，也是唯一没有核心用户存在的凝聚子群，说明他们发表的帖子难以引起其他人注意，内容比较冷门。

6.5 本 章 总 结

本章得出的结论主要体现在以下几个方面：

第一，社会情感支持识别。本章采用基于 LDA 主题模型特征提取的 Stacking 融合分类算法对用户文本进行分类，研究分类结果发现自闭症吧内的社会支持类型以提供信息支持和提供情感支持为主，并且寻求信息支持的帖子往往能够获得提供信息支持的回复;此外,不同社会支持类型的情感值存在明显差异,其中提供信息支持和寻求情感支持的情感值较高,提供情感支持的情感值较低,并且随着用户间交流的增多,发帖内容的情感值反而降低。

第二,用户类型探测。在分类结果的基础上,对用户进行聚类分析,研究其交互行为及情感特征发现社区建设者的活跃度最高,稳定性最好,并且正向情感倾向最强;信息贡献者、全方位贡献者、信息提供者次之;信息搜寻者和情感提供者在自闭症吧内参与度不高,并且情感值偏低。

基于用户的交互行为,进一步对社会网络结构及情感交互进行分析,可以发现自闭症吧内用户之间的交互关系整体上比较密切,以正向情感倾向的交互为主,并且具有明显居于核心地位的用户,这些核心用户在自闭症吧内有明显的角色特征,主要为机构账号、QQ 群等交流平台的组织者、自闭症儿童亲友及某个特定话题下的高度活跃者;此外,通过对自闭症吧社区进行凝聚子群分析,可以发现自闭症吧内用户可以划分为 7 个次级社区,并且其在用户活跃度、核心用户分布及不同角色类型用户分布 3 个方面均存在明显差异。

利用以上研究方法,可以对在线健康社区用户之间信息交互的有效性及用户情感需求的满足程度进行衡量,并通过对用户进行精细划分来实现对用户的精细管理,以提升社区服务质量。

第7章 基于用户角色和主题识别的用户行为探测

为了验证前述章节构建的用户角色识别模型及主题识别方法在不同的在线健康社区情境下的可行性,本章选取知名糖尿病社区——"甜蜜家园",对基于特征的角色识别模型构建方法,以及基于信息交互内容的主题识别方法进行实证探索,并对基于用户角色和主题识别的用户行为特征开展系统性分析。笔者旨在根据疾病关系精确定位用户角色,深入挖掘不同社区用户的信息需求,从而促进在线健康社区的良性发展。

7.1 本章研究方法

为了构建机器学习模型、实现用户角色识别,并探究用户的发帖行为模式与对不同话题的关注度,我们首先爬取了糖尿病社区"甜蜜家园"中一型糖尿病专区和二型糖尿病专区的数据,然后对爬取的数据进行清洗、分词、去停用词等预处理。接着,合并用户的发帖内容,划分训练集和测试集。采用人工对训练集进行角色编码后,利用 Python 的 Sklearn 构建机器学习模型,来进行用户角色识别。同时,以用户的发帖内容构建 LDA 主题模型。最后,结合用户的个人信息,对用户的发帖行为、等级、活跃时间和关注话题等进行分析。图 7-1 为本章的研究流程。

7.1.1 数据采集

通过网络爬虫技术爬取糖尿病社区"甜蜜家园"中一型糖尿病专区和二型糖尿病专区的数据,包括主帖、回复帖、发表用户、用户信息等,共采集到 2 955 044 条数据。首先,进行数据清洗,对重复数据进行删除。接着,删除发帖用户为空的数据。然后,统计每个帖子的回帖数和实际采集的数量,不匹配的删去。最后,共得到 2 187 243 条数据。表 7-1 为数据字典,在此基

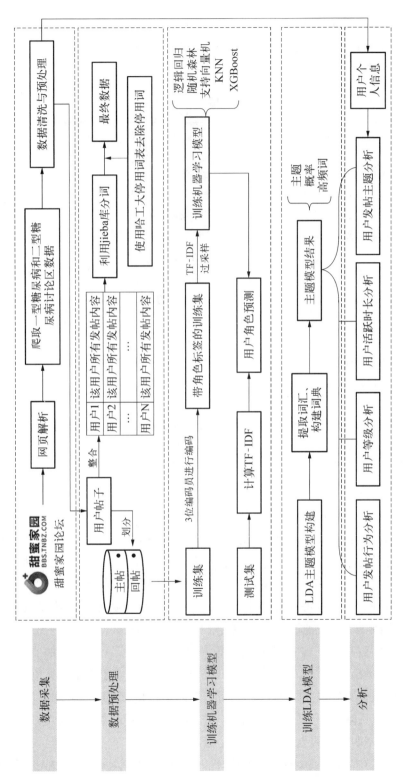

图 7-1　本章研究流程

础上,进行筛选和统计,具体分为用户发帖表、主帖表、回帖表和用户信息表。其中,用户发帖表包含用户名、用户发帖和回帖总数、用户发表的所有内容等数据。

表 7 - 1　数 据 字 典

字　　段	字　段　含　义
主帖	主帖标题
主帖_link	主帖链接,为主码
主帖发表时间	主帖发表时间
回复总数	主帖的回复帖数量
查看	主帖被查看的次数
主帖作者	主帖作者的用户名
发帖用户	发帖用户的用户名
帖文	帖子内容
发表时间	发帖的时间
用户积分	发帖用户的积分
用户签到情况	发帖用户的签到天数
楼层	帖子所在楼层
用户详情	用户详细信息,包括年龄、病情等
引用回复	引用的帖子

7.1.2　模型构建

该数据集共包含 45 384 名用户。由于发帖次数过于低的用户缺乏明显特征,为了提高研究的准确率和普适性,从中筛选出回帖与发帖总数大于 5 的用户,共 20 596 名用户。将这些用户的所有发帖和回帖内容进行合并,从中随机抽取 4 000 条数据作为训练集,剩余 16 596 条数据作为测试集。首先,从训练集中随机抽取 1 000 条数据,由 3 位编码员共同编码,得出编码框架:① 糖尿病、糖前、高血糖患者为第一类角色"患者";② 患者的丈夫、妻子为第二类角色"伴侣";③ 患者的儿子、女儿、女婿、儿媳为第三类角色"儿女";④ 患者的父亲、母亲、岳父、岳母为第四类角色"父母";⑤ 患者的朋友以及外祖母、阿姨等亲属为第五类角色"其他亲友";⑥ 专业人员、推广人员以及身份不明的为第六类角色"其他人员"。

接着,3 位编码员对训练集中剩下的 3 000 条数据独立地进行人工角色标注,每位编码员标注 2 000 条数据,每一条数据都有两位编码员进行标注。编码完成后,测试结果的信度检验值为 0.88,说明 3 位编码员的标注结果有较高的一致性,表明标注结果有效。然后,对标注结果不一致的数据,由 3 位编码员共同商议决定最终标注结果。表 7 - 2 为训练集的角色标注结果。

表 7 - 2 训练集标注结果

角 色	数 量
患者	3 385
伴侣	83
儿女	165
父母	130
其他亲友	26
其他人员	164
患者+伴侣	5
患者+儿女	24
患者+儿女+其他亲友	8
患者+父母	1
患者+其他亲友	2
伴侣+父母	1
伴侣+其他亲友	1
伴侣+其他人员	1
儿女+其他亲友	3
伴侣+父母+其他亲友	1

接着,利用训练集构建二分类模型。我们利用 Python 的 jieba 库对用户发帖内容进行分词,并使用哈工大停用词表去除停用词。在对停用词进行测试后发现,由于用户分类任务的特殊性,人称代词在很大程度上说明了用户的角色。例如,文本中包含“我”“我们”的帖文,很有可能是患者发布。包含“他”“她”的,很有可能是伴侣发布。因此,我们将“我”“我们”“咱们”“咱”“他”“她”从停用词表中提出。实验表明,停用词表修改前后,识别效率得到了较大的提升。本研究通过 TF - IDF 值来表示文本中每个词的重要性,用 TfidfVectorizer 函数计算文本中每个词的 TF - IDF 值以作为模型输入。

经过多次调试优化,并考虑到模型效果和复杂度,最终设置 TfidfVectorizer 函数的参数为:min_df = 10, max_df = 0.8, max_features = 7000。本研究选择属于判别模型的逻辑回归模型、属于核学习机的支持向量机模型、属于集成树算法的随机森林模型、属于统计分类器 K 近邻算法以及属于梯度增强算法的极端梯度增强算法。

其中,逻辑回归模型引入 Sigmoid 函数,将输出值映射到(0,1)区间,以计算概率,并通过最大似然算法求解模型参数,根据一组特征向量来判断所属类别的概率,该模型简单,易于理解与实现。支持向量机模型通过将非线性不可分的向量映射到更高维空间,再建立分隔超平面,使不同类间距离最大化来实现分类,在文本分类领域应用广泛。随机森林模型建立在决策树模型基础之上,通过有放回的抽样的方法构建多个决策树,以形成森林,由投票产生识别结果,该模型具有防止过拟合、抗噪声、不需要设置过多参数等优点。K 近邻算法首先进行特征选择,选择 k 个最相似的训练样本,根据这 k 个样本的多数投票结果判定新文档所属的类别。XGBoost 模型采用可加性模型集成多个弱学习器,在每棵树上利用贪婪算法遍历所有特征划分点,将分裂前后的目标函数值进行比较,选择模型增益最大的为最优特征。

本研究采用准确率(Accuracy)、精确率(Precision)、召回率(Recall)、F1-score 值作为预测结果的性能评价指标。准确率为正确预测的样本占样本总数的比例;精确率是测量被分为正例的样本中真实正例的比例;召回率是测量正确识别的样本在真实正例样本中所占比例。F1-score 值是结合了精确率和召回率,对模型性能的总体评价,其公式为 $F1 = \dfrac{2}{\dfrac{1}{Precision} + \dfrac{1}{Recall}}$。

本章使用 Python 的 Sklearn 进行模型构建。对于每一个模型,都构建了 6 个二分类模型,分别对应 6 种不同角色。由于在默认参数下模型就有较好性能,因而在更优的参数设置下也会表现最好,并且在默认参数下性能最好的模型往往是最稳健的模型,在其他数据集上也会有较好的效果。因此,模型的参数大多都保留为默认值。其中,对于支持向量机模型,本章选择 Rbf 核进行分类。由于患者类用户数量显著超过其他类,所以在训练二分类时面临不平衡数据集的问题。因此,本章在训练模型时对训练集进行过采样,使用 Python 的 Sklearn 包中的 RandomOverSampler 函数,并使用十折交叉验证对模型性能进行评估。表 7－3 为每种模型的平均性能。

表 7 - 3　模型平均性能

用户角色	模　型	准确率	精确率	召回率	F1	AUC
患者	**LR**	**0.873**	**0.890 8**	**0.873**	**0.879 7**	**0.804 3**
	SVM	0.896 2	0.886 8	0.896 2	0.882 6	0.693 3
	RF	0.839 5	0.822 3	0.839 5	0.829 3	0.621 3
	KNN	0.754 3	0.833 7	0.754 3	0.780 7	0.685 1
	XGBOOST	0.878	0.869 4	0.878	0.872 2	0.709 6
伴侣	**LR**	**0.979 7**	**0.981 2**	**0.979 7**	**0.980 0**	**0.792 7**
	SVM	0.981	0.974 5	0.981	0.975 9	0.636 6
	RF	0.977	0.954 5	0.977	0.965 6	0.5
	KNN	0.967	0.972 3	0.967	0.969 3	0.720 1
	XGBOOST	0.980 7	0.980 4	0.980 7	0.979 9	0.750 9
儿女	**LR**	**0.966 5**	**0.966 2**	**0.966 5**	**0.966 1**	**0.814 2**
	SVM	0.963 7	0.961 2	0.963 7	0.955 4	0.661 2
	RF	0.952 5	0.934 8	0.952 5	0.931 3	0.525
	KNN	0.797	0.921 9	0.797	0.848	0.613 7
	XGBOOST	0.966 5	0.963 6	0.966 5	0.964 3	0.769 2
父母	**LR**	**0.980 3**	**0.981 6**	**0.980 3**	**0.980 5**	**0.862 4**
	SVM	0.975 75	0.972 5	0.975 75	0.970 9	0.682 1
	RF	0.968	0.956 6	0.968	0.954 9	0.533 5
	KNN	0.972 5	0.968 5	0.972 5	0.969 3	0.702 7
	XGBOOST	0.974 75	0.974 6	0.974 75	0.974 6	0.801 2
其他亲友	**LR**	**0.987**	**0.980 2**	**0.987**	**0.983 6**	**0.508 5**
	SVM	0.989 8	0.979 6	0.989 8	0.984 7	0.5
	RF	0.989 8	0.979 6	0.989 8	0.984 7	0.5
	KNN	0.975	0.979 5	0.975	0.977 2	0.492 5
	XGBOOST	0.989 5	0.979 6	0.989 5	0.984 5	0.499 9
其他人员	**LR**	**0.932**	**0.955 4**	**0.932**	**0.941 6**	**0.776 3**
	SVM	0.961	0.949 1	0.961	0.947	0.553 6
	RF	0.954	0.940 1	0.954	0.945	0.572 8
	KNN	0.938	0.938 9	0.938	0.938 3	0.614 1
	XGBOOST	0.952 5	0.946 2	0.952 5	0.948 8	0.632 9

总体来看,5 种模型的分类效果都比较好,准确率、精确率、召回率、F1 基本均在 0.9 以上,AUC 值大都在 0.5 以上。综合来看,逻辑回归的 AUC 值更高,且模型表现更稳定。而 K 近邻算法模型的分类效果不太稳定,尤其是在识别患者类用户和儿女类用户时。

最后,综合模型性能和模型复杂度,本章选择逻辑回归作为最终分类器进行预测。对于被标注成多个角色的用户,由 3 位编码员共同商议,采用人工方法,将其归类为最准确的角色。表 7 - 4 为最终得到的角色分布。

表 7 - 4　所有用户角色分布

角色	患者	伴侣	儿女	父母	其他亲属	其他人员
数量	16 615	415	799	800	64	1 959

7.1.3　主题模型

为了探究糖尿病社区的热点话题以及不同角色用户对不同主题的关注度,本章采用 LDA 主题模型对用户发帖文本进行主题抽取。LDA 是一种文档主题生成模型,包含词、主题、文档三层结构。LDA 能够在没有人工标注的情况下挖掘潜在主题,并保留文档内部关系。

本章使用 Python 中的 gensim 包进行 LDA 主题模型构建。为了确定最佳主题数目,首先,分别构建了 1—20 个主题数目的模型,计算困惑度,选择困惑度最小的主题数。接着,利用 Python 中的 pyLDAvis 包进行可视化,发现类别间有较多重叠。因此应降低主题数量。同时,为了使不同主题区分度更高并降低低频词的负面影响,删除了部分高频词和低频词。经过多次调试后,最终选择主题数为 7,删除了词频最高的 3 个词和词频小于 5 的词。然后,根据每个主题中的高频词,采用人工方法为主题命名,结果如表 7 - 5 所示。图 7 - 2 和图 7 - 3 分别为 t - SNE 和 pyLDAvis 的可视化结果。t - SNE 是一种非线性降维方法,图中每一个点代表一条语料,点的颜色深浅代表其所属的主题。pyLDAvis 是一个交互式的 python 包,其中,左侧的圆圈区域表示每个主题在整个语料库中的重要性,圆圈中心之间的距离表示主题之间的相似性。右侧的直方图列出了前 30 个最重要的字词。从图中可以看出,类内部点的距离较近,类之间的距离较远,且类之间重叠不高,表明主题模型结果较好。

表 7-5　主题分布

主　题　名	主题概率	高　频　词
糖尿病注意事项	0.185	饮食、不要、治疗、生活、降糖、效果、用药、血糖仪
糖尿病理论知识	0.119	细胞、药物、胰岛、并发症、临床、分泌、葡萄糖、代谢
饮食	0.115	克、晚餐、早餐、午餐、米饭、加餐、主食、鸡蛋、肉
服用药物	0.092	二甲、胍、药、单位、吃药、用药、一片、效果、一次
血糖监测	0.170	吃药、餐二、裸奔、血糖仪、确诊、试纸、检查、生化
相互交流	0.221	希望、呵呵、楼主、生活、朋友、学习、加油、一起
胰岛素注射	0.098	低血糖、注射、剂量、长效、短效、用量、速效、胰岛

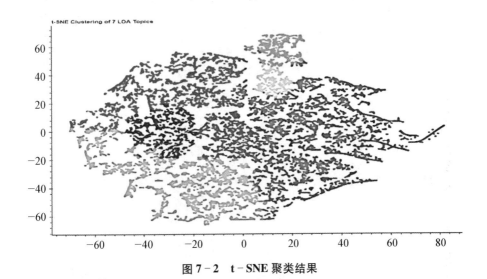

图 7-2　t-SNE 聚类结果

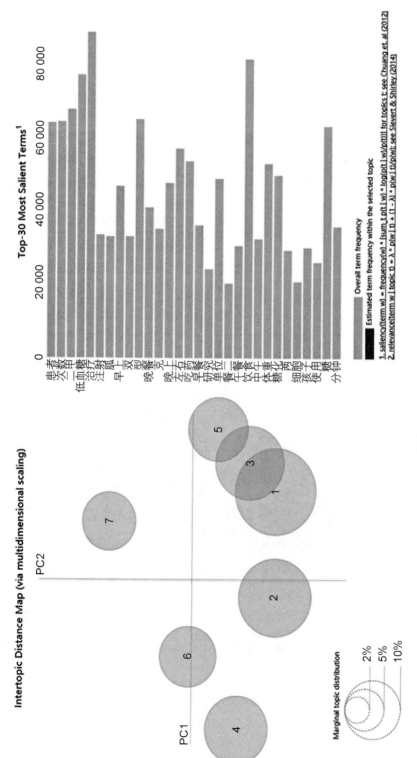

图7-3 pyLDAvis 结果

7.2 用户行为模式分析

7.2.1 用户发帖情况

在"甜蜜家园"社区中,用户可以进行发帖和回帖,主帖通常由标题和正文内容组成,用户可以在主帖下发布回复帖与楼主或其他用户进行互动。用户的发帖和回帖数量情况如表 7-6 所示。

表 7-6 用户发帖和回帖情况

	发布过主帖	发布过回复帖
数　量	25 638	42 389
最大值	1 191	32 946
平均值	6.10	47.91
0 篇	19 746	2 995
1—10 篇	22 308	28 256
10 篇以上	3 330	14 133
标准差	16.35	392.70

用户发帖情况可以衡量该用户的活跃程度,用户的回帖情况可以衡量该用户的互动程度。在 45 384 位用户中,有 25 638 位用户曾发布过主帖,平均每位用户发布了 6.10 条主帖,大部分的用户发帖数量在 1—10 篇,其中某位用户最多发布了 1 191 条主帖。用户回帖情况要好于用户发帖情况,绝大多数用户都曾发布过回复帖,平均每位用户发布了 47.91 条回复帖,发布回复帖最多的用户发布了 32 946 条回复帖,大部分用户发布了 1—10 篇回复帖,回复帖的整体标准差较大。通过用户发帖和回帖的情况,可以看出绝大多数用户在"甜蜜家园"社区较活跃,参与度较高,用户间形成了较强的互动氛围。

7.2.2 用户角色发帖行为模式分析

表 7-7 为不同角色用户发布主帖数和回帖数以及占比。"甜蜜家园"中的大部分主帖和回帖都由患者用户发布。

表 7-7　不同角色用户发布主帖数和回帖数

角色	患者	伴侣	儿女	父母	其他亲友	其他人员
主帖数	128 214	1 743	3 503	3 894	444	8 664
主帖数占比	87.54%	1.19%	2.39%	2.66%	0.30%	5.92%
回帖数	1 785 264	16 958	22 523	34 790	4 535	132 824
回帖数占比	89.40%	0.85%	1.13%	1.74%	0.23%	6.65%

图 7-4、图 7-5、图 7-6 为不同角色用户发布主帖和回复帖情况。患者类用户的平均发布主帖数最多,且方差最大,表明不同用户的发布主帖数量差别较大。患者类用户中发布主帖数最多的为"美好人生 5799",共发布了 1 191 条主帖,远超其他用户。患者类用户发布的主帖主要是描述个人病情、个人血糖控制情况、自己的饮食与生活方式、在药物或饮食方面寻求他人帮助等。其他人员类用户中发布主帖数量最多的为"黑山老幺",共发布了 379 条主帖。其他类用户的平均发帖数和最大发帖数比较相近。

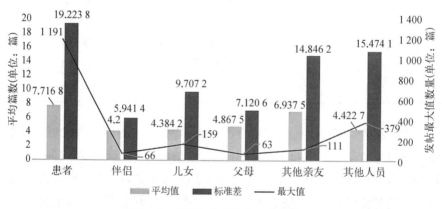

图 7-4　不同角色用户发布主帖情况

不同角色的主帖数量分布也不尽相同。大约 70% 的患者类用户发布的主帖数量大于 20 篇,极少数(N=6)患者没有发布过主帖。而其他类用户中只有少数发布的主帖数量大于 20 篇,大部分用户发布的主帖数量都在 11—20 篇。伴侣类、儿女类、父母类和其他亲友类用户中未发布过主帖的用户数也较多,在 10% 左右。而其他人员类用户中超过 30% 的用户从未发布过主帖。

患者类用户的平均回帖数量最多,远超其他类用户,表明患者类用户的活跃程度和回帖积极性最高。其他人员类用户的回帖数量的标准差最大,

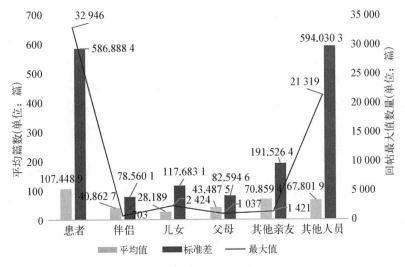

图 7-5 不同角色用户发布回复帖情况

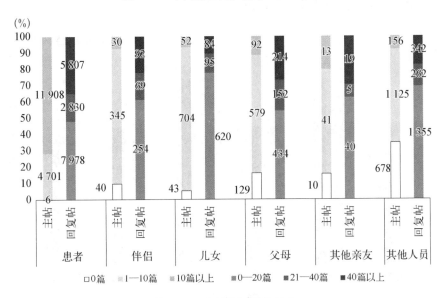

图 7-6 主帖和回复帖分布

表明其他人员类用户的回帖数量区别较大。回帖数量最多的用户"黑山老幺",经常分享控糖心得和经历、提供建议。而回帖数量较少的用户,如"watermellon",只在社区宣传过几次糖尿病相关的书籍,便再未发过帖。

患者类、伴侣类、父母类和其他亲友类用户的回复帖数量分布具有较高的相似性。大约有 50% 的用户发布回复帖的数量在 0—20 篇,15% 左右的用户回帖数量在 21—40 篇,其余用户的回复帖数量超过 41 篇。儿女类和其他人员类用户的分布较相似,大部分用户的回复帖数量在 0—20 篇,少数用户的回复帖数量在 20 篇以上,表明这两类用户中的活跃用户比较少。

图 7-7 为不同角色用户发布主帖的回复量情况。患者类用户是平均发帖数最多的,但帖子回复率并不是特别高,平均被回复次数只有 11.814 次。这可能是因为患者类用户发布的帖子内容相似、重复性高,如分享自己的饮食与血糖情况、叙述确诊经历等,所以回复数量不是特别高。伴侣类用户的平均发帖量不高,但是回复率最高,平均被回复 18.98 次。这类用户通常会讲述伴侣病情、向他人寻求建议、表达自己的情绪等,会引发众多用户的讨论。其他人员类用户的被回复率最低,平均被回复次数仅有 7.891 次。在这类用户中,部分用户为了提高自己或产品的知名度,会主动发布自我介绍、产品宣传、活动广告等,用户的昵称往往会以机构或产品的名字命名,身份特征明显。这类主帖的商业特征明显,且存在重复刷帖的现象(例如,用户"watermellon"发布了多条重复性信息来宣传自己的 QQ 号和电子书),所以有较少的用户会对此类广告宣传回复。

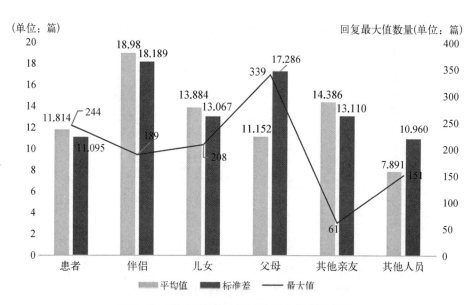

图 7-7 不同角色用户发布主帖的回复量情况

7.2.3 用户等级情况

"甜蜜家园"社区的用户按照用户积分分为不同的等级,分别从"学习班"到"博士",不同等级对应不同的积分下限要求,积分可以通过登录、完善个人信息、发表主帖、发表回复帖等方式获得,等级越高,可使用的功能越多、限制越少,其中"学习班"和"未晋级"等级的积分为负。积分达到

32 000,升为最高积分等级,即"博士",积分情况在一定程度上反映了该用户的活跃程度、积极程度以及是否遵守社区规定等。

图 7-8 为不同角色的等级情况,可以发现多数用户的积分等级为"托儿所"(即积分在 0—100 之间),其中"学习班"这一等级的绝大多数为其他人员,其他人员情况较复杂,可能存在信息不完善或未遵守社区规定等行为。

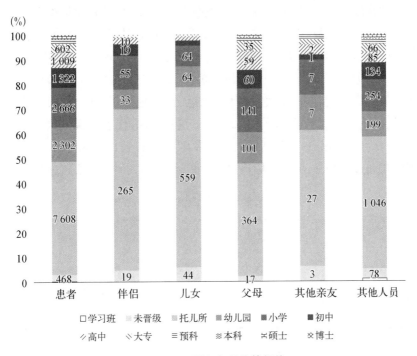

图 7-8 不同角色积分等级值

表 7-8 为不同角色等级积分的平均值和标准差,可以看到患者和父母的积分值明显高于其他角色,这两类角色在社区较活跃,存在较多的发帖、回帖行为。而其他人员和其他亲友积分也较多,儿女和伴侣的积分明显较少。通过分析不同角色的积分标准差可以发现,患者、父母、其他亲友及其他人员的标准差较大,等级分布较分散,儿女和父母的积分标准差较小,说明这两类角色的等级分布较集中。

表 7-8 不同角色等级积分情况

角 色	患 者	伴 侣	儿 女	父 母	其他亲友	其他人员
积分平均值	474.76	188.8	114.78	477.51	345.41	430.46
积分标准差	1 094.38	541.47	420.28	980.06	923.22	1 116.68

7.2.4 用户活跃时长

用户在社区的活跃程度不止通过发帖和回帖数衡量,不少用户虽然未发帖,但其实持续关注着社区。因此,我们计算用户最后一次发帖与用户第一次发帖之间间隔的天数,以此估计用户的活跃时间。活跃时间越长,表明用户对社区的关注度越高,参与积极性也相对更高。上一次活跃时间是指上一次用户发帖到现在的天数,它可以在一定程度上反映用户的活跃度是否有所保持。表 7-9 和图 7-9 均反映了用户活跃时长情况。在 45 384 位用户中,用户平均活跃时间为 235.92 天,其中活跃超过 6 个月的用户有 11 053 位。图 7-9 中横轴代表用户活跃时长,纵轴代表用户角色,数字代表该活跃时间段内该角色的人数,颜色深浅反映了活跃人数的多少,颜色越深,代表活跃人数越多。通过图 7-9 可以看出,患者类活跃人数较多,活跃时长较长,其中绝大多数患者活跃时长超过 6 个月,父母类用户也较活跃,绝大多数活跃时长超过 6 个月。

表 7-9　用户活跃时长情况

	活跃时间(单位:天)	上一次活跃时间(单位:天)
平均值	235.92	2 817.91
标准差	566.42	1 312.80
最大值	5 770	5 836

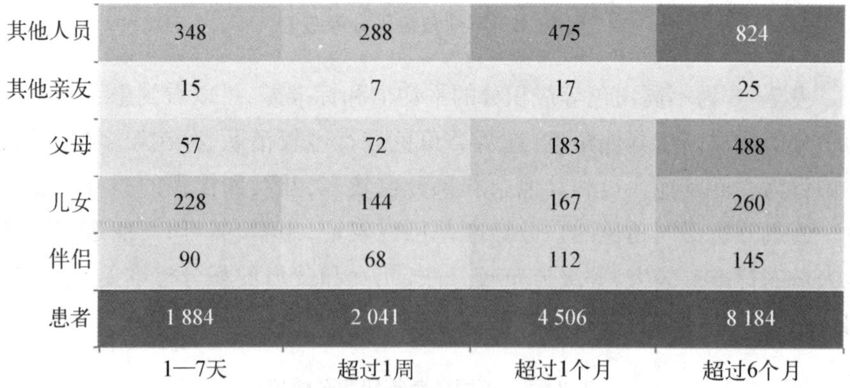

	1—7天	超过1周	超过1个月	超过6个月
其他人员	348	288	475	824
其他亲友	15	7	17	25
父母	57	72	183	488
儿女	228	144	167	260
伴侣	90	68	112	145
患者	1 884	2 041	4 506	8 184

图 7-9　用户活跃时间

表 7-10 反映了不同角色的活跃情况,其中父母角色的活跃时长最长,为 661.35 天。这可能是因为他们的子女年龄较小,需要长期的治疗和调理,所以需要长期在社区中搜寻信息、寻求经验和帮助等。患者、其他亲友、

其他人员类用户平均活跃时长均超过 400 天。而伴侣、儿女的平均活跃时长相对较短,在 300 天左右。从标准差上来看,各角色内部间活跃程度稍有差异,而在不同角色间,活跃时长上并无太大差别。

表 7 - 10　不同角色活跃情况

	患　者	伴　侣	儿　女	父　母	其他亲友	其他人员
平均活跃时长(天)	482.19	286.24	308.46	661.35	400.80	448.90
标准差	745.51	502.70	609.99	875.32	721.27	791.85

7.2.5　用户角色主题分布

表 7 - 11 为所有用户的主题分布。"主题 6"为用户之间的相互交流,包括病情交流、加油鼓励、个人病情描述、意见表达等内容,占比最多(36.61%),表明"甜蜜家园"发挥了表达观点、交流信息、感情沟通的媒介作用。"主题 5"(20.90%)和"主题 4"(17.11%)的数量也较多。"主题 5"为血糖监测,包括血糖检测方法、患者血糖情况等内容。"主题 4"为服用药物,包括治疗糖尿病的药物、药品用量、药品效果等内容。"主题 1"(8.27%)和"主题 3"(8.93%)的数量相对较少。"主题 1"为糖尿病的注意事项,包括糖尿病人饮食、糖尿病治疗、降血糖、糖尿病人用药等内容。"主题 3"为饮食,包括三餐情况、饮食禁忌等。"主题 2"(4.68%)是糖尿病理论知识,包括糖尿病发病原因、糖尿病并发症、身体代谢等内容。"主题 7"(3.51%)是胰岛素注射,包括胰岛素种类、胰岛素效果、胰岛素副作用等。这两个主题的数量最少,前者可能是因为仅有少部分用户,如专业人士关注糖尿病的理论知识,后者可能是因为注射胰岛素的患者并不是很多,多数患者仍依靠饮食控制和运动锻炼来降低血糖。

表 7 - 11　主 题 分 布

	主题 1	主题 2	主题 3	主题 4	主题 5	主题 6	主题 7
数量	1 703	963	1 839	3 524	4 304	7 541	722
占比	8.27%	4.68%	8.93%	17.11%	20.90%	36.61%	3.51%

图 7 - 10 为不同角色的主题分布图,显示出不同角色用户关注的话题有较大的不同。患者类用户主要进行相互交流(N = 5 599),关注血糖监测

(N=4 112)和服用药物(N=2 966)的话题。患者们的相互交流可以共享信息、交流病情、沟通情感。而血糖监测和药物服用是糖尿病或高血糖患者的重点关注问题。除此之外,患者类用户还比较关注糖尿病注意事项(N=1 379)和饮食(N=1 724)。

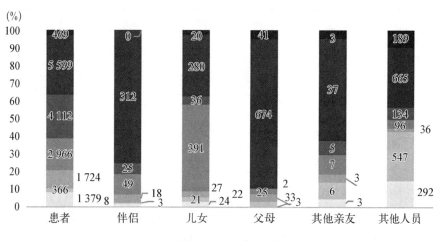

图 7 - 10　不同角色主题分布

伴侣类用户主要进行相互交流(N=312),介绍伴侣的病情、伴侣的生活习惯、询问对策等。除此之外,还会关注服用药物(N=49)和血糖监测(N=25),目的是帮助伴侣治疗糖尿病、降低血糖、提高生活质量。儿女类用户主要关注服用药物(N=391),并进行相互交流(N=280)。对于儿女类用户,他们的父母往往年纪较大,因此需要服用药物来控制血糖。所以这类用户主要是介绍父母的病情、询问服用什么药物。父母类用户主要进行相互交流(N=674)。对于子女患病的父母们来说,往往需要情感沟通、信息共享,例如相互安慰鼓励、介绍可靠的药物与治疗手段、介绍权威的医院和专家等。其他亲友类用户主要进行相互交流(N=37)。对于这类用户,他们往往并不需要亲自照顾身边的患者,发帖内容大都是简单介绍身边患者的病情、生活方式、治疗方案等,因此相互交流较多,其他主题涉及较少。

其他人员类用户除了相互交流(N=665)外,更加关注糖尿病注意事项(N=292)和糖尿病理论知识(N=547)。这类用户中有许多推广人员,他们主要与社区中的用户进行交流,推广自己的血糖仪、糖尿病药物、相关 QQ 群等。另外,还有许多身份难以识别的用户,他们主要是与用户进行简单交流,但不会涉及其他话题。另有许多专业人士,他们主要介绍糖尿病的发病原理、糖尿病的治疗方案、糖尿病并发症等知识。

7.3　本章总结

本章选取糖尿病在线健康社区作为数据来源,旨在利用基于特征的用户角色识别方法和主题挖掘分析方法,一方面验证前述章节中提出的数据分析方案的可行性,另一方面探寻糖尿病社区中出现的用户角色及其分布、用户信息交互过程中涌现的讨论主题、不同角色用户的行为特征及对于不同主题的贡献等。本章得出的结论主要体现在以下几个方面:

第一,用户角色识别。本章选取糖尿病社区"甜蜜家园"中一型糖尿病专区和二型糖尿病专区的数据,通过编码分析,构建用户角色编码框架,发现参与糖尿病在线社区交互的用户主要包括以下 6 类角色:① 糖尿病、糖前、高血糖患者为第一类角色"患者";② 患者的丈夫、妻子为第二类角色"伴侣";③ 患者的儿子、女儿、女婿、儿媳为第三类角色"儿女";④ 患者的父亲、母亲、岳父、岳母为第四类角色"父母";⑤ 患者的朋友以及外祖母、阿姨等亲属为第五类角色"其他亲友";⑥ 专业人员、推广人员以及身份不明的为第六类角色"其他人员"。

接下来,在构建用户角色识别模型的过程中,选取以下 5 种主流的机器学习分类算法进行模型构建:属于判别模型的逻辑回归模型(LR)、属于核学习机的支持向量机模型、属于集成树算法的随机森林模型、属于统计分类器 K 近邻算法以及属于梯度增强算法的极端梯度增强算法。综合模型性能和模型复杂度,最终选择逻辑回归作为分类器,进行预测。结果显示,糖尿病患者是该社区的主体角色,占到样本用户的 80.5%,由此可见,糖尿病社区是以患者为核心构成的。此外,伴侣、儿女、父母、其他亲属分别占样本用户的 2%、3.9%、3.9%、0.3%,该类用户通常作为患者的照顾者负责照料其日常生活。其他人员主要包括糖尿病专业人员、相关药品及医疗服务推广人员,以及一些身份披露并不明确的用户,占用户总数的 9.5%,是除患者以外在社区中占比最高的角色。

同时,在编码过程中,通过对该用户的帖文内容及上下文语境进行分析,我们发现部分用户为复合角色,比如,该用户的伴侣和孩子都患有糖尿病,那该用户的角色则被标注为"伴侣"和"父母"。且复合关系有显著的特征,最多的是"患者+儿女",这体现了糖尿病的遗传特性。其次是"患者+伴侣"。这可能与伴侣间相同的生活作息与饮食习惯有关。复合角色的识别对糖尿病的研究与治疗、在线健康社区的构建具有重要意义。

同时，用户角色的识别对社区的管理具有重要作用。目前，"甜蜜家园"社区大致按照糖尿病种类、饮食、运动等进行板块划分。今后可以按照用户角色进行板块划分，更能满足用户的信息需求。此外，我们还发现社区中存在很多推广人员。此类人员常常推广自己的 QQ 群、自己的血糖仪产品等，这些推广可能会对其他用户产生误导，甚至造成用户的经济损失，因此，社区在管理时可以对此类人员进行识别和标注，以提醒其他用户。

另外，虽然"甜蜜家园"中有一些"专业人员"，但数量较少，其中有很多都仅仅依赖自身的经验或是自学的知识，且发帖频率不固定、发帖内容不够完整，糖尿病专家、专业医生还较少。在线健康社区可以聘请或邀请一些医疗专家，定期发表相关疾病的科普知识、预防和治疗方法、注意事项等，有利于正确引导患者，提升患者的生活质量。

在最初建立角色识别的机器学习模型阶段，我们使用哈工大停用词表去除了文本中的停用词。最初的角色分类并不准确，且用户间关键词差异较小，界限模糊。经研究讨论后，我们决定调整停用词表，引入停用词表的目的是去除文中出现频繁且无实际意义的词，去除停用词会提高关键词和主题词的密度，从而提高判断的准确率。而在这次角色识别分类的任务中，人称代词在判断角色时起了很重要的作用，被去除后会影响角色的判断。因此，我们在去除停用词时，保留了"我""他""她""我们"等人称代词。之后再次训练模型，角色分类效果显著，模型准确率得到了很大的提升。

第二，主题提取。在主题方面，根据 LDA 主题模型对用户发帖内容进行主题提取，以概括该社区内容的大致主题。很多研究依赖困惑度来确定 LDA 主题模型的主题数量。起初，我们按照困惑度最小的原则进行训练，但发现模型结果中各主题类别间有较大重叠、主题分类效果并不理想。接着，笔者尝试用 t‑SNE 和 pyLDAvis 进行可视化，根据可视化结果减少了概括的主题数量，同时对词汇进行处理，去除了部分高频词和低频词。高频词权重较大，去除部分后可以突出其他能够代表其主题特征的词汇。而由于出现频率很低的词对分析作用不大，若保留反而会聚成没有实际意义的主题，因此也将其删除。经过对词汇的处理并不断调整优化模型参数，最终得到了较理想的主题模型，分别为"糖尿病注意事项""糖尿病理论知识""饮食""服用药物""血糖监测""相互交流""胰岛素注射"7 个主题，且不同主题关键词特征显著。对不同角色关注主题的分析能够更具有针对性地满足用户的信息需求。例如，患者、伴侣类、父母类侧重相互交流、讨论病情、分享经验等,儿女类则比较关注服用药物、了解治疗方法等,而其他人员类则更关注糖尿病注意事项、糖尿病理论知识等。

通过对社区用户信息特征及发帖行为特征的分析,我们发现,该社区的用户较为活跃,在发帖和回帖中主动性较强,形成了良好的互动氛围。其中,绝大多数发帖和回帖都由患者发布。该社区也设置了积分等级,来鼓励用户交流互动,并敦促用户遵守社区相关规定,其中,患者和父母类的用户积分值较高。而在用户活跃时长部分,除了患者较活跃外,我们发现父母类角色也较为活跃,在所有角色中平均活跃时长最长。这可能是因为他们的子女年龄较小,且低龄患者需要更精细的调理和照顾,因此,长期活跃在该社区以分享信息、交流病情、寻求帮助等,这符合其角色特征。

本章研究验证了前述章节提出的用户角色识别以及主题识别方法在糖尿病在线社区中的用户角色分类和主题提取上也具有可行性,并且相关研究成果能够为更好地了解糖尿病用户的信息需求、行为特征提供一定参考。

第8章 后　　记

新冠疫情的暴发使得在线健康社区成为用户获取健康服务和健康信息的重要途径之一,在线健康服务用户规模也随之呈现迸发式增长。截至2021年6月,据《中国互联网络发展状况统计报告》显示,在线医疗用户规模达到了2.39亿①,其中26.4%的网民在线购买过药品、健康器械等医疗用品,17.9%的网民使用过网上挂号、问诊等在线医疗服务。② 在线健康社区作为"互联网+医疗健康"的一种重要形式,是在线社区在医疗健康领域的垂直应用。用户之间可以通过发帖和回帖等形式与正在经受同样健康问题的其他人交换健康状况等相关信息,为患者及其家人了解疾病、寻求和给予支持提供平台渠道。

本书采用机器学习、文本挖掘方法、社会网络分析等数据驱动分析方法,探析在线健康社区中信息、用户和社区平台3个要素之间的潜在相互作用机制,构建由数据驱动的在线健康社区系统分析框架。通过对在线健康社区中用户信息交互行为的多维视角挖掘,有助于网络健康信息综合治理体系的建立,并且可以应用于在线健康社区的治理与建设实践中,推动网络医疗健康服务和智慧医疗服务发展。

8.1　在线健康社区分析框架构建

在线健康社区可以被视为一个复杂的系统,包含信息、用户和社区3个要素,三者之间相互影响、相互依存。其中,信息是用户参与交互行为和社区运行情况的记录,反映了用户的需求、认知、情感、态度以及用户间的社会

---

① 周欢,刘嘉,张培颖,郭海军.复杂网络视角下在线健康社区评论有用性研究[J/OL].情报科学,2002: 1—18.

② 袁静,郭玲玉.在线健康社区用户非持续使用行为影响因素分析[J].现代情报,2022,42(02): 81—93.

支持,而且各类健康信息的积累和聚合,支持着社区信息服务和知识发现。用户是在线健康社区的参与者、贡献者和管理者,包括各类健康信息消费者(例如,一般公众、病患及其看护者、医生、护理人员、医疗健康服务机构等)。用户产生、传播、获取、评价和使用健康信息。社区是用户线上活动的场所和用户间的信息交流空间,为用户行为活动、信息产生和传播提供基础设施、文化环境和制度机制。

本书第 2 章从信息、用户和社区 3 个维度构建在线健康社区研究的基本框架,并对相关研究的热点主题、研究现状、研究方法和发展动态进行全面梳理。通过对已有研究中理论基础、研究对象、研究方法、研究数据,以及研究内容进行归纳和提炼,本章系统性地构建了在线健康社区的信息维度(信息内容、信息传播、信息评价)、用户维度(患者视角、医生视角、医患互动视角),以及社区维度(社区模式与价值视角、社区风险与价格视角、社区现状与发展视角)的分析框架。

8.2　基于特征的角色识别及用户行为模式探测

在线健康社区中的用户的角色可以从多个角度进行定义。由于在线健康社区以医疗健康信息交互为主要目的,所以社区中的用户与相关健康话题之间的关联角色(例如,患者、医生、家属等)在很大程度上决定了其参与社区讨论的目的,并且用户角色的分布又一定程度上构建了社区的讨论核心。

本书第 3 章探索了基于机器学习方法对在线健康社区中的用户角色进行自动化识别的方法,以及不同角色的用户的行为模式特征。首先通过编码分析对在线社区中的用户身份角色进行分类,将用户分为"患者及亲友""专业人士""第三方",以及"其他无关人员"4 种角色。提取用户生成内容的关键词 TF – IDF 值作为用户的文本特征,基于多种有监督的机器学习算法构建用户角色识别模型,并在真实数据集上开展模型检验和应用。实验结果显示,基于回归模型和支持向量机构建的角色识别模型的识别性能最佳(F1-score 值均超过 0.85),表明基于用户文本特征能够实现对在线健康社区中的用户角色的有效识别。

本研究还依据用户角色识别结果,对在线健康社区中不同身份角色的用户的行为模式进行进一步的分析。结果发现,不同用户角色的行为模式具有较大的差异。尽管"患者及亲友"是在线健康社区中占比最高的用户角色,但是其信息交互的参与度较低;而"专业人士"和"第三方"是在线健康社区中最为活跃且参与度更加持久的群体。

8.3　基于信息交互的意见领袖识别及群组探测

在线健康社区最重要的价值之一是为用户提供了可以自由进行分享和交互的平台。不同角色的用户在社区中通过评论行为来建立互动关系,由此形成了以用户为节点的交互网络,而不同的交互行为模式又决定了用户在交互网络中的地位及交互角色。因此,本书第 4 章以在线健康社区中信息交互行为分析为切入点,探索了意见领袖的识别方案,以及交互过程中用户群组的形成及演化。

本研究采用社会网络分析方法,对在线健康社区中的用户交互行为进行分析,并依据节点中心度、接近中心度和中间中心度排名将意见领袖进一步划分为引导型意见领袖、支配型意见领袖和调解型意见领袖。利用凝聚子群分析对用户交互过程中形成的用户群组进行探测,发现较大规模的群组并非主要由用户引导,而是由内容和主题引导;而由意见领袖用户引导的群组往往是中等规模的群组,且处于大规模群组之间,作为桥梁而存在,这些群组中的用户围绕着意见领袖用户展开讨论,话题常与意见领袖引导的方向相关。此外,通过群组演化分析发现,大规模群组相较于小规模群组更加稳定,用户的流动性较弱。为了探析不同时期用户群组的演化,构建用户群组稳定性指标,本研究通过计算群组内用户的重合度随时间的变化,来量化分析用户群组随时间的演化规律,以及用户在不同群组间的流动性。

8.4　基于信息交互内容的主题识别及演化探测

用户在交互过程中不仅建立了联系,并且形成了信息的传递。因此,本书第 5 章以用户交互过程中的交互信息为研究对象,以期揭示出在线健康社区的信息交互主题及其演化规律。对用户交互信息的挖掘能够进一步实现社区信息的再组织,并实现知识发现。在第 5 章中,利用 LDA 主题模型,对用户交互信息进行内容分析,识别出其中的交互主题,并分析交互过程中的主题差异,探索交互主题随时间的演化规律。

为了更加清晰地识别在线健康社区中用户信息交互过程中生成的讨论

主题,基于 LDA 主题模型,分别将主帖和回复帖进行主题提取,识别出 10 个主帖主题以及 8 个回复帖主题。并且,从信息交互的角度,本研究进行了主题之间的交互分析。从时间维度,本研究对主题的演化规律进行了分析和可视化呈现,发现主题演化过程中经历了萌芽期、发酵期、爆发期和平稳期,并且不同时期主题之间的交互也存在明显差异。此外,为了刻画信息交互过程中用户与主题之间的关系,本研究提出了主题贡献度指标和用户主题多样性指标,分别衡量每个主题下用户的贡献程度,以及不同主题的讨论程度。研究发现,用户主题多样性与用户中心性成反比,表明核心用户更倾向于参与特定主题下的互动。

8.5 基于信息交互的社会情感支持识别及用户类型探测

除了信息的传递外,在线健康社区另一个重要的价值在于用户在交互过程中通过信息行为(信息发布、评论、点赞等)获取或提供社会及情感支持。因此,用户的信息交互行为也决定了用户在社区中的用户类型。本书第6章研究了基于信息行为的社会情感支持识别及用户类型探测。通过对在线健康社区中社会情感支持的识别,能够对社区的功能和价值进行评价。此外,对用户类型的探测能够为社区平台的信息服务优化提供参考。

在第6章中,基于社会情感支持理论,提取包括主题特征、文本相似度、文本长度在内的9类特征,利用有监督的机器学习算法构建在线健康社区社会情感支持识别模型,并对模型效果进行检验。通过 Stacking 模型融合算法,模型对5类社会情感支持(寻求信息支持、提供信息支持、寻求情感支持、提供情感支持、陪伴)的识别均达到了较高的准确率。

本研究还应用识别模型对在线健康社区中的社会情感支持分布进行分析,并基于聚类算法进行在线健康社区中的用户社区角色的识别。通过 K - means 聚类算法,根据用户在社区中的社会情感支持交互,将用户聚类为6种类型:社区建设者、信息寻求者、情感提供者、信息提供者、全面提供者,以及信息贡献者。基于用户类型识别结果,对不同类型用户的行为模式进行分析,研究发现,社区建设者类型的用户的活跃度最高,并且正向情感倾向最强。

鉴于本书研究存在的局限性,未来在相关主题上的研究可以从以下几个方面展开更加深入的探索:

　　第一，拓展研究对象类型，丰富样本来源。未来的研究中可以考虑对更多不同在线健康社区平台进行对比分析，探究不同经济、文化、社会、地域环境下，针对不同类型健康议题的用户的在线健康信息行为，进一步优化模型，为平台的建设提供借鉴。

　　第二，扩展研究数据。除了在线健康社区的发帖和回帖数据外，可以将更丰富的用户画像数据，例如，用户的人口学特征，像学历、性别、地区等，以及对病情、症状、诊断结果等更深层的健康状况信息进行挖掘，更加细化和深化数据分析结果。

　　第三，多种研究方法结合。可以通过问卷调查、深度访谈、焦点小组等多种方法来进行数据采集，对研究结果做交叉验证。在研究结果的解读过程中，可以邀请医疗专家、普通用户、健康信息编辑等具有不同知识背景的人参与调研，进一步探究在线健康社区中用户信息行为产生差异的原因。

参 考 文 献

[1] Adomavicius G, Tuzhilin A. Toward the Next Generation of Recommender Systems: a Suevey of the State-of-art and Passible Extensions [J]. IEEE Transactions on Knowledge and Data Engineering. 2005, 17(60): 734 – 749.

[2] Albert R, Barabási A. Statistical Mechanics of Complex Networks [J]. Reviews of Modern Physics, 2002, 74(1): 47.

[3] AlSumait L, Barbara D, Domeniconi C. On-line LDA: Adaptive Topic Models for Mining Text Streams with Applications to Topic Detection and Tracking [C]//Proc. of the IEEE International Conference on Data Mining, 2008: 3 – 12.

[4] Jurczyk P, Agichtein E. Hits on Question Answer Portals: Exploration of Link Analysis for Author ranking [C]//International ACM Sigir Conference on Research & Development in Information Retrieval. ACM, New York, NY, USA, 2007, 845 – 846.

[5] Anderson C L, Agarwal R. The Digitization of Healthcare: Boundary Risks, Emotion, and Consumer Willingness to Disclose Personal Health Information [J]. Information Systems Research, 2011, 22(3): 469 – 490.

[6] Antheunis M L, Tates K, Nieboer T E. Patients' and Health Professionals' Use of Social Media in Health Care: Motives, Barriers and Expectations [J]. Patient Education & Counseling, 2013, 92(3): 426 – 431.

[7] Arguello J, Butler B S, Joyce E, et al. Talk to Me: Foundations for Successful Individual-group Interactions in Online Communities [C]// Proceedings of the SIGCHI Conference on Human Factors in Computing Systems, 2006: 959 – 968.

[8] Asiri E, Khalifa M, Shabir S A, et al. Sharing Sensitive Health Information Through Social Media in the Arab World [J]. Int J Qual

Health Care, 2017, 29(1): 68 - 74.

[9] Atanasova S, Kamin T, Petri C G. The Benefits and Challenges of Online Professional-Patient Interaction: Comparing Views Between Users and Health Professional Moderators in an Online Health Community [J]. Computers in Human Behavior, 2018, 83: 106 - 118.

[10] Autism prevalence Slightly Higher in CDC's ADDM Network. American Psychiatric Association. https://www. cdc. gov/media/releases/2018/ p0426 - autism -prevalence. html.

[11] Ba S, Wang L. Digital Health Communities: The Effect of Their Motivation Mechanisms[J]. Decision Support Systems, 2013, 55 (4): 941 - 947.

[12] Bambina, A. Online Social Support: The Interplay of Social Networks and Computer-Mediated Communication [M]. Youngstown, NY: Cambria, 2007.

[13] Bassett D S, Wymbs N F, Porter M A, et al. Dynamic Reconfiguration of Human Brain Networks During Learning[J]. Proceedings of the National Academy of Sciences, 2011, 108(18): 7641 - 7646.

[14] Bates M J. What is Browsing-really? A Model Drawing from Behavioral Science Research[J]. Information Research, 2007, 12(4): 646 - 656.

[15] Bian J, Liu Y, AgiChtein E, etc. Finding the Right Facts in the Crowd: Factoid Question Answering over Social Media[C]. Beijing: International Conference on World Wide Web, 2008.

[16] Blank T O, Adams-Blodnieks M. The Who and the What of Usage of Two Cancer Online Communities[J]. Computers in Human Behavior, 2007, 23(3): 1249 - 1257.

[17] Blei D M, Ng A Y, Jordan M I. Latent Dirichlet Allocation [C]// Advances in Neural Information Processing Systems 14 [Neural Information Processing Systems: Natural and Synthetic, NIPS 2001, December 3 - 8, 2001, Vancouver, British Columbia, Canada]. 2001.

[18] Blei D, Lafferty J. Correlated topic models [C]//Proceedings of International Conference on Machine Learning, 2006: 113 - 120.

[19] Blei D, Mcauliffe J. Supervised Topic Models [J] Advances in Neural Information Processing Systems, 2007: 121 - 128. Boris, K. Equity, equality, power and conflict[J]. Academy of Management Review, 1991,

16(2): 416 - 441.

[20] Bowler L, Oh J S, He D, et al. Eating Disorder Questions in Yahoo! Answers: Information, Conversation, or Reflection? [J]. Proceedings of the American Society for Information Science and Technology, 2012, 49 (1): 1 - 11.

[21] Boyd-Graber J, Resnik P. Holistic Sentiment Analysis Across Languages: Multilingual Supervised Latent Dirichlet Allocation [C]//Proceedings of EMNLP, 2010: 45 - 55.

[22] Braithwaite D O, Waldron V R, Finn J. Communication of Social Support in Computer-Mediated Groups for People with Disabilities [J]. Health Communication, 1999, 11(2): 123 - 151.

[23] Brian H. Bornstein, David Marcus, William Cassidy. Choosing a Doctor: an Exploratory Study of Factors Influencing Patients' Choice of a Primary Care Doctor[J]. Journal of Evaluation in Clinical Practice, 2000, 6(3).

[24] Bronstein J. The Role of Perceived Self-Efficacy in the Information Seeking Behavior of Library and Information Science Student [J]. Journal of Academic Librarianship, 2014, 40(2): 101 - 106.

[25] Butler D P, Perry F, Shah Z, etc. The Quality of Video Information on Burn First Aid Available on YouTube[J]. Burns, 2013, 39(5): 856 - 859

[26] Campbellichhorn, K. Soliciting and Providing Social Support over the Internet: An Investigation of Online Eating Disorder Support Groups. [J]. Journal of Computer-Mediated Communication, 2008, 14(1): 67 - 78.

[27] Cao Z, Li S, Liu Y, et al. A Novel Neural Topic Model and Its Supervised Extension [C] //Proceedings of the National Conference on Artificial Intelligence. Austin, USA, 2015: 2210 - 2216.

[28] Carson Sievert, Kenneth E. Shirley. LDAvis: A Method for Visualizing and Interpreting Topics. Proceedings of the Workshop on Interactive Language Learning, Visualization, and Interfaces. Baltimore, Maryland, USA, 2014, 63 - 70. https://www. cortext. net/ [EB/OL], 2020 - 03 - 02.

[29] Centola D. An Experimental Study of Homophily in the Adoption of Health Behavior[J]. Science, 2011, 334(6060): 1269 - 1272.

[30] Chang H J. Online Supportive Interactions: Using a Network Approach to Examine Communication Patterns within a Psychosis Social Support Group

in Taiwan [J]. Journal of the Association for Information Science & Technology, 2014, 60(7): 1504 - 1517.

[31] Chang J. A Path Analysis of Internet Health Information Seeking Behaviors among Older Adults[J]. Geriatric Nursing, 2014, 35(2): 137 - 141.

[32] Chen M, Zhang P, Chen X. Influence of Electronic and Traditional Word-of-Mouth on Patients' HealthCare-Seeking Behavior[J]. Social Behavior and Personality: an international journal, 2018, 46(5): 759 - 768.

[33] Chiu M H P, Wu CC. Integrated ACE Model for Consumer Health: Information Needs: A Content Analysis of Questions in Yahoo! Answers [J]. Proceedings of the American Society for Information Science and Technology, 2012, 49(1): 1 - 10.

[34] Choo C W, Detlor B, Turnbull D, et al. Information Seeking on the Web: An Integrated Model of Browsing and Searching[J]. First Monday, 2000, 5(2): 290 - 302.

[35] Coden A, Savova G, Sominsky I, et al. Automatically Extracting Cancer Disease Characteristics from Pathology Reports into a Disease Knowledge Representation Model[J]. Journal of Biomedical Informatics, 2009, 42 (5): 937 - 949.

[36] Dunham PJ, Hurshman A, Litwin E, et al. Computer-Mediated Social Support: Single Young Mothers as a Model System[J]. American Journal of Community Psychology, 1998, 26(2): 281 - 306.

[37] Coscia M, Giannotti F, Pedreschi D. A Classification for Community Discovery Methods in Complex Networks[J]. Statistical Analysis & Data Mining the Asa Data Science Journal, 2012, 4(5): 512 - 546.

[38] Coulson N S, Buchanan H, Aubeeluck A. Social Support in Cyberspace: A Content Analysis of Communication within a Huntington's Disease Online Support Group[J]. Patient Education & Counseling, 2007, 68 (2): 173 - 178.

[39] Coulson N S. Sharing, Supporting and Sobriety: a Qualitative Analysis of Messages Posted to Alcohol-related Online Discussion Forums in the United Kingdom[J]. Journal of Substance Use, 2014, 19(1 - 2): 176 - 180.

[40] Coursaris C K, Liu M. An Analysis of Social Support Exchanges in Online HIV/AIDS Self-help Groups[J]. Computers in Human Behavior, 2009,

25(4): 911 - 918.

[41] Cove J F, Walsh B C. Online Text Retrieval Via Browsing[J]. Information Processing & Management, 1988, 24(1): 31 - 37.

[42] Cutrona, C E, Russell, D W., Sarason, B R, Sarason, IG, Pierce, GR. Type of Social Support and Specific Stress: Toward a Theory of Optimal Matching. [C]. Social Support: An Interactional View. 1990: 319 - 366.

[43] Cutting D R, Karger D R, Pedersen J O, et al. Scatter/Gather: A Cluster-based Approach to Browsing Large Document Collections [J]. International ACM Sigir Conference Research & Development in Information Retrieval, 1996.

[44] Das R, Zaheer M, Dyer C. Gaussian LDA for Topic Models with Word Embeddings[C]//Proceedings of the Annual Meeting of the Association for Computational Linguistics and the Joint Conference on Natural Language Processing of the Asian Federation of Natural Language Processing. Beijing, China, 2015: 795 - 804.

[45] Deerwester S C, Dumais S T, Landauer T K, et al. Indexing by Latent Semantic Analysis[J]. Journal of the American Society for Information Science, 1990, 41(6): 391 - 407.

[46] Devine T, Broderick J, Harris L M, etc. Making Quality Health Websites a National Public Health Priority: Toward Quality Standards[J]. Journal of Medical Internet Research, 2016, 18(8): e211.

[47] Diagnostic and Statistical Manual of Mental Disorders (DSM - 5). American Psychiatric Association. https://www. psychiatry. org/psychiatrists/ practice/dsm.

[48] Dragan Pamučar, Goran Ćirović. The Selection of Transport and Handling Resources in Logistics Centers Using Multi-Attributive Border Approximation Area Comparison (MABAC) [J]. Expert Systems with Applications, 2015, 42(6): 3016 - 3028.

[49] Duggan M, Ellison N B, Lampe C, et al. Social Media Update 2014[EB/OL]. http://www. pewinternet. org/2015/01/09/social-mediaupdate-2014/.

[50] Durant K T, Mccray A T, Charles S, et al. Identifying Gender-Preferred Communication Styles within Online Cancer Communities: A Retrospective, Longitudinal Analysis[J]. Plos One, 2012, 7(11): e49169.

[51] Durant K T, McCray A T, Safran C. Social Network Analysis of An Online

Melanoma Discussion Group[J]. Summit on Translational Bioinformatics, 2010, 2010: 6.

[52] Eastin M S, Guinsler N M. Worried and Wired: Effects of Health Anxiety on Information-Seeking and Health Care Utilization Behaviors[J]. Cyber Psychology & Behavior, 2006, 9(4): 494 – 498.

[53] Ellis D. A Behavioral Approach to Information Retrieval System Design [J]. The Journal of Documentation, 1989, 45(3): 171 – 212.

[54] Ester M, Kriegel H P, Sander J, et al. A Density-Based Algorithm for Discovering Clusters in Large Spatial Databases with Noise [C]//AAAI Press, 1996.

[55] Faja S, Likcani A. E-Health: An Exploratory Study of Trust Building Elements in Behavioral Health Web Sites [J]. Journal of Information Science & Technology, 2006, 3(1).

[56] Farrahi R, Gilasi H, Khademi S, etc. Towards a Comprehensive Quality Evaluation Model for Hospital Websites[J]. Acta Inform Med. 2018; 26 (4): 274 – 279.

[57] FernáNdez A, LóPez V, Galar M, et al. Analysing the Classification of Imbalanced Data-sets with Multiple Classes: Binarization Techniques and Ad-hoc Approaches[J]. Knowledge-based Systems, 2013, 42: 97 – 110.

[58] Finfgeld, Deborah L. Therapeutic Groups Online: The Good, the Bad, and the Unknown [J]. Issues in Mental Health Nursing, 2000, 21(3): 241 – 255.

[59] Friedemann-Sánchez G, Griffin J M, Partin M R. Gender Differences in Colorectal Cancer Screening Barriers and Information Needs [J]. Health Expectations, 2007, 10(2): 148 – 160.

[60] Galvis Carreno LV, Winbladh K. Analysis of User Comments: An Approach for Software Requirements Evolution [C]//Proc. of the 2013 International Conference on Software Engineering, 2013. 582 – 591.

[61] Gao G, Greenwood B, McCullough J, et al. The Information Value of Online Physician Ratings[R]. Working Paper, 2011.

[62] Garrecht M, Austin D W. The Plausibility of A Role for Mercury in the Etiology of Autism: a Cellular Perspective. Toxicol Environ Chem, 2011, 93: 1251 – 1273.

[63] Gaussier E, Yvon F. Textual Information Access: Statistical Models: 3.

Logistic Regression and Text Classification [M]. Hoboken: John Wiley& Sons Ltd, 2013: 59 – 84.

[64] Gheorghe, Iuliana R, Victor L P, et al. Consumer eWOM Communication: The Missing Link Between Relational Capital and Sustainable Bioeconomy in Health Care Services. Amphitheatre Economic. 2018, 20(49): 684 – 699.

[65] Ginossar T. Online participation: A Content Analysis of Differences in Utilization of Two Online Cancer Communities by Men and Women, Patients and Family Members[J]. Health communication, 2008, 23(1): 1 – 12.

[66] Glaser B G, Strauss A L. The Discovery of Grounded Theory: Strategies for Qualitative Research[M]. Chicago: Aldine, 1967.

[67] Glaser B, Strauss A. The Discovery of Grounded Theory: Strategies for Qualitative Research[M]. 1st ed. New York: Routledge. 1967.

[68] Griffiths T L, Steyvers M. Finding Scientific Topics[C]//Proceedings of the National Academy of Sciences, 2004, 101: 5228 – 5235.

[69] Guang-Nan S, Ye C, Miao-Xin L I, etc. Study on Constructing Evaluation Indicator System for Clinic Scientific Research on Data Quality Based on Delphi Method[J]. Chinese Journal of Information On Traditional Chinese Medicine, 2018, 25(02): 1 – 5.

[70] Guo S, Guo X, Fang Y et al. How Doctors Gain Social and Economic Returns in Online Health-Care Communities: A Professional Capital Perspective[J]. Journal of Management Information Systems, 2017, 34 (2): 487 – 519.

[71] Habibi M, Weber L, Neves M, et al. Deep. Learning with Word Embeddings Improves Biomedical Named Entity Recognition [J]. Bioinformatics, 2017, 33(14): i37 – i48.

[72] Hofmann T. Probabilistic Latent Semantic Indexing[C]//Proceedings of the 2d Annual International SIGIR Conference. New York: ACM Press, 1999: 50 – 57.

[73] Hofmann T. Probabilistic Latent Semantic Analysis[C]//Proceedings of the Conference on Uncertainty in Artificial Intelligence, 1999: 289 – 296.

[74] Hu J, Shi X, Liu Z, Et Al. Hitsz Cner: A Hybrid System for Entity Recognition from Chinese Clinical Text [C]//CEUR Workshop Proceedings. Chengdu: the Technical Committee on Language and

Knowledge Computing of The Chinese Information Processing Society of China, 2017: 25 – 30.

[75] Hu W, Tsujii J. A Latent Concept Topic Model for Robust Topic Inference Using Word Embeddings[C]//Proceedings of the Annual Meeting of the Association for Computational Linguistics. Berlin, Germany, 2016: 380 – 386.

[76] Huang G C, Unger J B, Soto D, et al. Peer influences: The Impact of Online and Offline Friendship Networks on Adolescent Smoking and Alcohol Use[J]. Journal of Adolescent Health Official Publication of the Society for Adolescent Medicine, 2014, 54(5): 508 – 514.

[77] Hudli S A, Hudli A A, Hudli A V. Identifying Online Opinion Leaders Using K-means Clustering [C]//Intelligent Systems Design and Applications (ISDA), 2012 1h International Conference on. IEEE, Kochi, 2012, pp. 416 – 419.

[78] Ibrahim N A, Seifi S. Assessing the Accessibility of Health Web Sites During the H1N1 Pandemic [J]. Journal of Consumer Health on the Internet, 2014, 18(3): 211 – 225.

[79] Ingwersen P, Wormell I. Improved Subject Access, Browsing and Scanning Mechanisms in Modern Online IR[C]//RABITTIF. Proceedings of the 9th Annual International ACM SIGIR Conference on Research and Development in Information Retrieval. New York: Association for Computing Machinery, 1986: 68 – 76.

[80] Janaína Gomide, Adriano Veloso, Wagner Meira, etc. Dengue Surveillance Based on A Computational Model of Spatio-temporal Locality of Twitter[C]//New York, In Proceedings of the 3rd International Web Science Conference (WebSci '11), 2011.

[81] Jiang M, Chen Y, Liu M, et al. A Study of Machine-learning-based Approaches to Extract Clinical Entities and Their Assertions from Discharge Summaries[J]. Journal of the American Medical Informatics Association, 2011, 18(5): 601 – 606.

[82] Jindal N, Liu B, Lim E P. Finding Unusual Review Patterns Using Unexpected Rules [C]//Proceedings of the 19th ACM International Conference on Information and Knowledge Management. Toronto: ACM, 2010: 1549 – 1552.

[83] Johnston A C, Worrell J L, Gangi P M D, et al. Online Health

Communities: An Assessment of the Influence of Participation on Patient Empowerment Outcomes[J]. Information Technology & People, 2013, 26 (2): 213 – 235.

[84] Jurczyk P, Agichtein E. Hits on Question Answer Portals: Exploration of Link Analysis for Author ranking [C]//International ACM Sigir Conference on Research & Development in Information Retrieval. ACM, New York, NY, USA, 2007, 845 – 846.

[85] Karahanna E, Straub D W, Chervany N L. Information Technology Adoption Across Time: A Cross-sectional Comparison of Pre-adoption and Post-adoption Beliefs[J]. MIS quarterly, 1999: 183 – 213.

[86] Hudli S A, Hudli A A, Hudli A V. Identifying Online Opinion Leaders Using K-means Clustering [C]//Intelligent Systems Design and Applications (ISDA), 2012 1h International Conference on. IEEE, Kochi, 2012, pp. 416 – 419.

[87] Kordzadeh N, Warren J, Seifi A. Antecedents of Privacy Calculus Components in Virtual Health Communication [J]. Journal of Medical Internet Research, 2013, 15 (4): e85.

[88] Kucukyazici B, Verter V, Mayo N E. An Analytical Framework for Designing Community-Based Care for Chronic Diseases [J]. Production and Operations Management, 2011, 20(3): 474 – 488.

[89] Lavorgna L, De Stefano M, Sparaco M, et al. Fake News, Influencers and Health-related Professional Participation on the Web: A Pilot Study on a Social-network of People with Multiple Sclerosis [J]. Multiple Sclerosis and Related Disorders, 2018, 25(10): 175 – 178.

[90] Lei J, Tang B, Lu X, et al. A Comprehensive Study of Named Entity Recognition in Chinese Clinical Text[J]. Journal of the American Medical Informatics Association, 2014, 21(5): 808 – 814.

[91] Li J, Ott M, Cardie C, et al. Towards a General Rule for Identifying Deceptive Opinion Spam [C]//Meeting of the Association for Computational Linguistics. Baltimore: Association for Computational Linguistics, 2014: 1566 – 1576.

[92] Li W, McCallum A. Pachinko Allocation: DAG-structured Mixture Models of Topic Correlations. [C]//Proceedings of International Conference on Machine Learning. 2006: 577 – 584.

[93] Li Y, Zhang X, Wang S. Fake Vs. Real Health Information in Social Media in China [J]. Proceedings of the Association for Information Science and Technology, 2017, 54(1): 742 – 743.

[94] Lin C, He Y. Joint Sentiment Topic Model for Sentiment Analysis[C]// Proceedings of the 1h ACM Conference on Information and Knowledge Management, 2009.

[95] Liu F, Guo X, Ju X, et al. Exploring the Effects of Different Incentives on Doctors' Contribution Behaviors in Online Health Communities[C]// Cham: Springer International Publishing, 2018: 90 – 95.

[96] Liu G, Xu X, Zhu Y, et al. An Improved Latent Dirichlet Allocation Model for Hot Topic Extraction [C]//Proc. of the IEEE International Conference on Big Data and Cloud Computing, 2014: 470 – 476.

[97] Liu X, Guo X, Wu H, et al. Doctor's Effort Influence on Online Reputation and Popularity [C]//International Conference on Smart Health. Springer, Cham, 2014(6): 111 – 126.

[98] Liu X, Guo X, Wu H, et al. The Impact of Individual and Organizational Reputation on Physicians' Appointments Online[J]. International Journal of Electronic Commerce, 2016, 20(4): 551 – 577.

[99] Lu N, Wu H. Exploring the Impact of Word-of-mouth About Physicians' Service Quality on Patient Choice Based on Online Health Communities [J]. BMC Medical Informatics & Decision Making, 2016, 16(1): 151.

[100] Lu W, Wu H. How Online Reviews and Services Affect Physician Outpatient Visits: Content Analysis of Evidence from Two Online Health Care Communities. Jmir Medicalinformatics, 2019, 7(4): e16185.

[101] Ma X, Chen G, Xiao J. Analysis of an Online Health Social Network [C]. Proceedings of the 1st ACM international health informatics symposium. ACM, 2010: 297 – 306.

[102] Mao X L, Ming Z Y, et al. SSHLDA: A Semi-supervised Hierarchical Topic Model[C]//Proc. of EMNLP-CoNLL, 2012: 800 – 809.

[103] McPherso M, Smith-LovinL, Cook J M. Birds of a Feather: Homophily in Social Networks[J]. Annual Review of Sociology, 2001: 415 – 444.

[104] Michael Röder, Andreas Both, and Alexander Hinneburg. Exploring the Space of Topic Coherence Measures. In Proceedings of the Eighth ACM International Conference on Web Search and Data Mining (WSDM'15).

Association for Computing Machinery. New York, NY, USA. 2015, 399 – 408.

[105] Michelle M. Ernst, Diane Chen, Kim Kennedy, Tess Jewell, Afiya Sajwani, Carmel Foley, David E. Sandberg. Disorders of Sex Development (DSD) Web-based Information: Quality Survey of DSD Team Websites [J]. International Journal of Pediatric Endocrinology, 2019, 2019(4): 154 – 160.

[106] Mital M, Israel D, Agarwal S. Information Exchange and Information Disclosure in Social Networking Web Sites: Mediating Role of Trust[J]. The Learning Organization, 2010, 17(6): 479 – 490.

[107] Mnih A, Hinton G. A Scalable Hierarchical Distributed Language Model [C] // Proc of the 2 International Conference on Neural Information Procesing Systems, 2008: 1081 – 1088.

[108] Mooney G, Houston S. Equity in Health Care and Institutional Trust: A Communitarian View[J]. Cadernos De Saúde Pública, 2008, 24(5): 1162 – 1167.

[109] Moreland J, French T L, Cumming G P. The Prevalence of Online Health Information Seeking Among Patients in Scotland: A Cross-Sectional Exploratory Study[J]. JMIR Research Protocols, 2015, 4(3): e85.

[110] Nainggolan P I, Zaman H B, Ahmad A. Physicians' Involvement in Social Media on Dissemination of Health Information [C]//International Conference on Advanced Computer Science and Information Systems. IEEE, 2015: 262 – 266.

[111] Newman MEJ. Communities, Modules and Large-scale Structure in Networks[J]. Nature Physics, 2012, 8(8): 25 – 31.

[112] Niederdeppe J, Hornik R C, Kelly B J, Frosch D L, Romantan A, Stevens R S, Barg F K, Weiner J L, Schwartz J S. Examining the Dimensions of Cancer-related Information Seeking and Scanning Behavior [J]. Health Communication, 2007, 22(2): 153 – 167.

[113] Nikfarjam A, Sarker A, O'Connor K, et al. Pharmacovigilance from Social Media: Mining Adverse Drug Reaction Mentions Using Sequence Labeling with Word Embedding Cluster Features [J]. Journal of the American Medical Informatics Association, 2015, 22(3): 671 – 681.

[114] Oh H J, Lauckner C, Boehmer J, et al. Facebooking for Health: An Examination into the Solicitation and Effects of Health-related Social Support on Social Networking Sites[J]. Computers in Human Behavior, 2013, 29(5): 2072 - 2080.

[115] Oh S, Zhang Y, Park M S. Health Information Needs on Diseases: A Coding Schema Development for Analyzing Health Questions in Social Q&A[J]. Proceedings of the American Society for Information Science & Technology, 2012, 49(1): 1 - 4.

[116] Ott M, Choi Y, Cardie C, et al. Finding Deceptive Opinion Spam by Any Stretch of the Imagination[C] //Proceedings of the 49th Annual Meeting of the NAACL-HLT. Portland: Association for Computational Linguistics, 2011: 309 - 319.

[117] Park H, Rodgers S, Stemmle J. Analyzing Health Organizations' Use of Twitter for Promoting Health Literacy [J]. Journal of Health Communication, 2013, 18(4): 410 - 425

[118] Quan X, Kit C, Ge Y, et al. Short and Sparse Text Topic Modeling Via Self-Aggregation[C]//Proceedings of the International Joint Conference on Artificial Intelligence. Buenos Aires, Argentina, 2015: 2270 - 2276.

[119] Quek C Y, Mitchell T. Classification of World Wide Web Documents [J]. Senior Honors Thesis, 1997.

[120] Rabjohn N, Cheung C M K, Lee M K O. Examining the Perceived Credibility of Online Opinions: Information Adoption in the Online Environment[C]//Proceedings of the 41st Annual Hawaii International Conference on System Sciences, Waikoloa, HI. IEEE Conference Publications, 2008: 286.

[121] Schnall R, Cho H, Liu J. Health Information Technology Usability Evaluation Scale (Health-ITUES) for Usability Assessment of Mobile Health Technology: Validation Study [J]. Jmir Mhealth & Uhealth, 2018, 6(1): e4.

[122] Robisonchadwell, A. U. S. Young Adults STDs, Ris Perception, Risk Behaviors, and Health Information Seeking[J]. Proquest Llc, 2017.

[123] Rogers E M. The Field of Health Communication Today: An Up-to-date Report[J]. Journal of Health Communication, 1996, 1(1): 15 - 23.

[124] Rubin V L. On Deception and Deception Detection: Content Analysis of

Computer-mediated Stated Beliefs[J]. Proceedings of the Association for Information Science and Technology, 2011, 47(1): 1 - 10.

[125] Saha S K, Sarkar S, Mitra P. Feature Selection Techniques for Maximum Entropy Based Biomedical Named Entity Recognition [J]. Journal of Biomedical Informatics, 2009, 42(5): 905 - 911.

[126] Atanasova S, Kamin T, Petri C G. The Benefits and Challenges of Online Professional-patient Interaction: Comparing Views Between Users and Health Professional Moderators in an Online Health Community[J]. Computers in Human Behavior, 2018(83): 106 - 118.

[127] Savova G K, Masanz J J, OGREN P V, et al. Mayo Clinical Text Analysis and Knowledge Extraction System (cTAKES): Architecture, Component Evaluation and Applications[J]. Journal of the American Medical Informatics Association, 2010, 17(5): 507 - 513.

[128] Scott J. Social Network Analysis: A Handbook [M]. 2nd edition. London: SAGE Publications Ltd., 2000.

[129] Seale C, Ziebland S, Charteris-Black J. Gender, Cancer Experience and Internet Use: A Comparative Keyword Analysis of Interviews and Online Cancer Support Groups[J]. Social Science and Medicine, 2006, 62(10): 2577 - 2590.

[130] Shaheen Syed, Marco Spruit. Full-Text or Abstract? Examining Topic Coherence Scores Using Latent Dirichlet Allocation [C]//2017 IEEE International Conference on Data Science and Advanced Analytics (DSAA), 2017.

[131] Shams M, Baraani-Dastjerdi A. Enriched LDA (ELDA): Combination of Latent Dirichlet Allocation with Word Co-occurrence Analysis for Aspect Extraction[J]. Expert Systems with Applications, 2017, 80(6): 136 - 146.

[132] Sharratt M, Usoro A. Understanding Knowledge-sharing in Online Communities of Practice[J]. Electronic Journal on Knowledge Management, 2003, 1(2): 187 - 196.

[133] Shaw R J, Johnson C M. Health Information Seeking and Social Media Use on the Internet among People with Diabetes[J]. Online J Public Health Inform, 2011, 3(1).

[134] Shojaee S, Murad M A A, Bin Azman A, et al. Detecting Deceptive

Reviews Using Lexical and Syntactic Features [C]//International Conference on Intelligent Systems Design and Applications. Selangor, Malaysia: IEEE, 2013: 53 – 58.

[135] Sicilia R, Giudice S L, Pei Y, et al. Twitter Rumour Detection in the Health Domain[J]. Expert Systems with Applications, 2018, 110: 33 – 40.

[136] Smith D. Health Care Consumer's Use and Trust of Health Information Sources[J]. Journal of Communication in Healthcare, 2013.

[137] Song X, Jiang S, Yan X, et al. Collaborative Friendship Networks in Online Health Care Communities: An Exponential Random Graph Model Analysis[C] //International Conference on Smart Health. Springer, Cham, 2014: 75 – 87.

[138] Stvilia B, Mon L, Yi Y J. A Model for Online Consumer Health Information Quality[J]. Journal of the American Society for Information Science & Technology, 2010, 60(9): 1781 – 1791.

[139] Suess S. Consumer Health Information [J]. Journal of Hospital Librarianship, Routledge, 2001, 1(4): 41 – 52.

[140] Sullivan C F. Gendered Cybersupport: A Thematic Analysis of Two Online Cancer Support Groups[J]. Journal of Health Psychology, 2003, 8(1): 83 – 104.

[141] Sun C, Yi G, Wang X, et al. Rich Features Based Conditional Random Fields for Biological Named Entities Recognition [J]. Computers in Biology & Medicine, 2007, 37(9): 1327 – 1333.

[142] Sun S, Zhou X, Denny J C, et al. Messaging to Your Doctors: Understanding Patient-provider Communication Via a Portal System [C]//2013: 1739.

[143] Suominen A, Toivanen H. Map of Science with Topic Modeling: Comparison of Unsupervised Learning and Human-asigned Subject Clasification[J]. Journal of the Association for Information Science and Technology, 2016, 67(10): 2464 – 2476.

[144] Sussman S W, Siegal W S. Informational Influence in Organizations: An Integrated Approach to Knowledge Adoption [J]. Information Systems Research, 2003, 14 (1): 47 – 65.

[145] Tang X, Yang C C. Identifing Influential Users in an Online Healthcare Social Network [C]//IEEE International Conference on Intelligence &

Security Informatics. IEEE, Vancouver, BC, 2010, pp. 43 – 48.

[146] Tichon J G, Shapiro M. The Process of Sharing Social Support in Cyberspace[J]. Cyber Psychology & Behavior, 2003, 6(2): 161 – 170.

[147] Tomoko K. Ethnographic Research on the Experience of Japanese Elderly People Online[J]. New Media & Society, 2003, 5(2): 267 – 288.

[148] Trevor M. The 1% Rule in Four Digital Health Social Networks: An Observational Study. J Med Internet Res. 2014;16(2): e33.

[149] Tsuya A, Sugawara Y, Tanaka A, et al. Do Cancer Patients Tweet? Examining the Twitter Use of Cancer Patients in Japan[J]. Journal of Medical Internet Research, 2014, 16(5).

[150] Tu Ha T. Surprising Decline in Consumers Seeking Health Information. [J]. Tracking report, 2011(26): 1 – 6.

[151] Valero-Aguilera B, Bermúdez-Tamayo C, García-Gutiérrez J F, et al. Information Needs and Internet Use in Urological and Breast Cancer Patients[J]. Supportive Care in Cancer, 2014, 22(2): 545 – 552.

[152] Walther, J. B., Parks, M. R., Knapp, M. L., Daly, J. A. Cues Filtered out, Cues filtered in. Computer Mediated Communication and Relationships. [C]. Handbook of Interpersonal Communication, 2002: 529 – 563.

[153] Gao W, Peng M, Wang H, et al. Generation of Topic Evolution Graphs from Short Text Streams[J]. Neurocomputing, 2020: 383.

[154] Wei W, Yong Z, Aimin Y, et al. Method of Sentiment Analysis for Comment Texts based on LDA [J]. Journal of Data Acquisition and Processing, 2017, 32(3): 629 – 635.

[155] Wang X, Zhao K, Street N. Social Support and User Engagement in Online Health Communities [C]//Cham: Springer International Publishing, 2014: 97 – 110.

[156] White, M., Dorman, S. Receiving Social Support Online: Implications for Health Education[J]. Health Education Research, 2001, 16(6): 693.

[157] Willett P. Recent Trends in Hierarchical Document Clustering [J]. Information Processing & Management, 1988.

[158] Wu H, Lu N. How Your Colleagues' Reputation Impact Your Patients' Odds of Posting Experiences: Evidence from an Online Health

Community[J]. Electronic Commerce Research and Applications, 2016, 16(C): 7-17.

[159] Wu J, Liu Y. Deception Detection Methods Incorporating Discourse Network Metrics in Synchronous Computer-mediated Communication[J]. Journal of Information Science, 2019.

[160] Xia Y, Wang Q. Clinical named entity recognition: ECUST in the CCKS-2017 shared task 2[C]//CEUR Workshop Proceedings Chengdu: The Technical Committee on Language and Knowledge Computing of the Chinese Information Processing Society of China, 2017: 43-48.

[161] Xie B. Multimodal Computer-Mediated Communication and Social Support among Older Chinese Internet Users[J]. Journal of Computer-Mediated Communication, 2008, 13(3): 728-750.

[162] Xu K, Zhou Z, Hao T, et al. A Bidirectional LSTM and Conditional Random Fields Approach to Medical Named Entity Recognition[C]// International Conference on Advanced Intelligent Systems and Informatics. Berlin: Springer, 2017: 355-365.

[163] Xu W, He J, Mao B, et al. TIDM: Topic-specific Information Detection Model[J]. Procedia Computer Science, 2017, 122: 229-236.

[164] Yan L, Peng J, Tan Y. Network Dynamics: How Can We Find Patients Like us? [J]. Information Systems Research, 2015, 26(3): 496-512.

[165] Yan X, Guo J, Lan Y, et al. A Biterm Topic Model for Short Texts [C]//Proceedings of the International Conference on World Wide Web, 2013: 1445-1456.

[166] Yan Z, Wang T, Chen Y, et al. Knowledge Sharing in Online Health Communities: A Social Exchange Theory Perspective[J]. Information & Management, 2016, 53(5): 643-653.

[167] Yang H, Guo X, Wu T. Exploring the Influence of the Online Physician Service Delivery Process on Patient Satisfaction[J]. Decision Support Systems, 2015, 78: 113-121.

[168] Yang J, Leskovec J. Defining and Evaluating Network Communities Based on Ground-truth[C]. International Conference on Data Mining, 2012: 745-754.

[169] Yang Q. Are Social Networking Sites Making Health Behavior Change Interventions More Effective? A Meta-Analytic Review [J]. Journal of

Health Communication, 2017: 223 – 233.

[170] Yang Q, Chen Y, Wendorf Muhamad J. Social Support, Trust in Health Information, and Health Information-Seeking Behaviors (HISBs): A Study Using the 2012 Annenberg National Health Communication Survey (ANHCS)[J]. Health Communication, 2016: 1.

[171] Zhang Y, Li X, Fan W. User Adoption of Physician's Replies in an Online Health Community: An Empirical Study [J]. Journal of the Association for Information Science and Technology, 2019, 71 (02): 1179 – 1191.

[172] Yin H Z, Cui B, Lu H, et al. A Unified Model for Stable and Temporal Topic Detection from Social Media Data [C]//IEEE International Conference on Data Engineering, 2013: 661 – 672.

[173] Yin J, Wang J. A Dirichlet Multinomial Mixture Model-based Approach for Short Text Clustering [C]//Proceedings of the ACM SIGKDD International Conference on Knowledge Discovery & Data Mining, 2014: 233 – 242.

[174] Yun E K, Park H A. Consumers' Disease Information – seekin Behavior on the Internet in Korea[J]. Journal of Clinical Nursing, 2010, 19(19 – 20): 2860 – 2868.

[175] Zhang C, Hahn J, De P. Research Note — Continued Participation in Online Innovation Communities: Does Community Response Matter Equally for Everyone? [J]. Information Systems Research, 2013, 24 (4): 1112 – 1130.

[176] Zhang C, Wang H, Cao LL, et al. A Hybrid Term-term Relations Analysis Approach for Topic Detection[J]. Knowledge-Based Systems, 2015, 93: 109 – 120.

[177] Zhang Y, Sang Y. Facebook as a Platform for Health Information and Communication: A Case Study of a Diabetes Group [J]. Journal of Medical Systems, 2013, 37(3): 1 – 12.

[178] Zhang Y. Contextualizing Consumer Health Information Searching: An Analysis of Questions in a Social Q&A Community [C]//Acm International Health Informatics Symposium. ACM, 2010.

[179] Zhao W X, Jiang J, et al. Comparing Twitter and Traditional Media Using Topic Models[C]//Proc. of ECIR, 2011: 338 – 349.

[180] Zhao K, Yen J, Greer G, Qiu B, Mitra P, & Portier K (2014). Finding Influential Users of Online Health Communities: A New Metric Based on Sentiment Influence. Journal of the American Medical Informatics Association, 21(e2), e212 – e218.

[181] Zhou J, Liu F, Zhou H. Understanding Health Food Messages on Twitter for Health Literacy Promotion[J]. Perspectives in Public Health, 2018, 138(3): 173 – 179.

[182] Zhou L, Burgoon J K, Nunamaker J F, et al. Automating Linguistics-Based Cues for Detecting Deception in Text-based Asynchronous Computer-mediated Communications[J]. Group Decision and Negotiation, 2004, 13(1): 81 – 106.

[183] Zigron S, Bronstein J. "Help is Where You Find it": The Role of Weak Ties Networks as Sources of Information and Support in Virtual Health Communities[J]. Journal of the Association for Information Science and Technology, 2019, 70(2): 130 – 139.

[184] Zuo Y, Wu J, Zhang H, et al. Topic Modeling of Short Texts: a Pseudo-Document View [C]//Proceedings of the International Conference on Knowledge Discovery and Data Mining. San Francisco, USA, 2016: 2105 – 2114.

[185] 鲍丽倩.网页浏览中屏幕视觉热区的区域分布研究[D].武汉:华中师范大学,2015.

[186] 蔡晶,杨雯雯,黄淑琼,等.加权 TOPSIS 法在传染病信息报告质量综合评价中的应用[J].现代预防医学,2017,21(17):107—110、127.

[187] 蔡志斌.知乎社区成员互动关系研究——以"小米手机"话题为例[J].图书情报工作,2016,60(17):88—93.

[188] 常立.百度贴吧的传播模式解读[J].新闻界,2007(05):62—63.

[189] 常颖,王晰巍,韦雅楠,等.新型城镇化发展中农民工在线信息行为特征及演化研究[J].图书情报工作,2020,64(05):32—40.

[190] 车小玲.消费者对移动医疗的信任及其采纳研究[D].长沙:中南大学,2013.

[191] 陈蕾阳.网络健康社区的用户隐私问题研究[J].无线互联科技,2017(04):19—21.

[192] 陈培超.微博在健康教育中的应用[J].中国健康教育,2013,29(1):94—95.

[193] 陈琪,张莉,蒋竞,黄新越.一种基于支持向量机和主题模型的评论分析方法[J].软件学报,2019,30(05):1547—1560.

[194] 陈星,张星,肖泉.在线健康社区的用户持续知识分享意愿研究——一个集成社会支持与承诺—信任理论的模型[J].现代情报,2019,39(11):55—68.

[195] 陈旭,卢珊,向菲.基于用户体验的健康信息服务[J].中华医学图书情报杂志,2013(10):5.

[196] 陈耀飞,王友国,朱亮.基于XGBoost算法的社交网络链路预测[J].软件导刊,2019,18(11):132—135、139.

[197] 陈月.微信健康谣言传播现象探析[J].新闻研究导刊,2016,7(16):316—317.

[198] 陈致中,黄荟云,陈嘉瑜.健康传播信息对受众健康行为影响之实证研究——基于饮食行为倾向的实验[J].现代传播(中国传媒大学学报),2016,38(7):52—57.

[199] 成全,蒋世辉.面向用户需求的多源在线健康社区信息多层级融合框架研究[J/OL].情报理论与实践:1—11[2022-01-29].

[200] 崔阳.在线健康社区场景化推荐模型研究[D].长春:吉林大学,2019.

[201] 邓朝华,洪紫映.在线医疗健康服务医患信任影响因素实证研究[J].管理科学,2017,30(1):43—52.

[202] 邓君,胡明乐.用户感知视角下在线医疗社区信息服务质量评价体系研究[J].情报理论与实践,2019,42(10):7.

[203] 邓攀晓.基于机器学习的文本分类算法研究[D].北京:北京邮电大学,2017.

[204] 邓胜利,付少雄.社交媒体附加信息对用户信任与分享健康类谣言的影响分析[J].情报科学,2018,36(3):51—57.

[205] 邓胜利,刘瑾.基于文本挖掘的问答社区健康信息行为研究——以"百度知道"为例[J].信息资源管理学报,2016,6(3):9.

[206] 翟树悦,崔玉海,史培良.医院网络医疗服务建设与探索[J].解放军医院管理杂志,2010(2):142—143.

[207] 翟羽佳,张鑫,王芳.在线健康社区中的用户参与行为——以"百度戒烟吧"为例[J].图书情报工作,2017,61(07):75—82.

[208] 段燕,马金兰,王珺.借助网络医疗平台开展孕产妇健康管理延伸服务效果观察[J].海南医学,2012,23(05):104—105.

[209] 段云峰,吴晓丽,金锋.自闭症的病因和治疗方法研究进展[J].中国科

学：生命科学,2015,45(09)：820—844.

[210] 范昊,张玉晨,吴川徽.网络健康社区中健康信息传播网络及主题特征研究[J/OL].情报科学 2020,31(05)：1—9.

[211] 范晓妞,艾时钟.在线医疗社区参与双方行为对知识交换效果影响的实证研究[J].情报杂志,2016,35(07)：173—178.

[212] 高庆一,李牧.基于 GN 算法的重叠社区识别方法[J].华中科技大学学报(自然科学版),2015,43(09)：13—18.

[213] 桂平,胡雪芬.健康在线社区成员知识共享意愿影响因素研究——基于网络口碑和社会交换理论[J].教育现代化,2017,4(27)：242—244,247.

[214] 桂小庆,张俊,张晓民,于鹏飞.时态主题模型方法及应用研究综述[J].计算机科学,2017,44(02)：46—55.

[215] 郭东飞.在线医疗中网络口碑对购买意愿的影响研究[D].杭州：浙江理工大学,2017.

[216] 郭冬阳.从健康类公众号看社交媒体中健康信息的传播[J].东南传播,2016(05)：105—106.

[217] 郭凤仪,纪雪梅.突发公共卫生事件下在线健康社区突发话题与情感的共现关联分析[J/OL].情报理论与实践：1—14[2022-01-23].

[218] 郭光霞.糖尿病患者健康信息需求调查分析及护理对策[J].基层医学论坛,2008,12(21)：2.

[219] 郭顺利,张宇.基于 VALS2 的在线健康社区大学生用户群体画像构建研究[J].现代情报,2021,41(10)：47—58.

[220] 韩纲,朱丹,蔡承睿,王文.社交媒体健康信息的语义分析：以推特上癌症相关推文为例[J].国际新闻界,2017,39(04)：44—62.

[221] 韩景倜,樊卫国,罗晓兰,石云.用户健康信息搜寻行为对健康行为影响的研究进展[J].情报资料工作,2018(02)：48—55.

[222] 韩晓翠.在线医疗社区不同激励因素对医生贡献行为的影响研究[D].哈尔滨：哈尔滨工业大学,2015.

[223] 何炎祥,刘续乐,陈强,等.社交网络用户兴趣挖掘研究[J].小型微型计算机系统,2014,35(11)：2385—2389.

[224] 侯璐,金燕.在线健康信息的可信性评估研究[D].郑州：郑州大学,2018.

[225] 胡玲,陈晨,侯铭,等.网络医疗健康管理对冠状动脉搭桥术后患者自我管理行为的影响[J].护理管理杂志,2014,14(12)：894—896.

［226］胡苗.网络医疗服务的发展现状以及市场前景分析［J］.科技创业月刊,2006(8)：101—102.

［227］胡敏.在线健康社区信息服务质量评价指标体系研究［J］.内蒙古科技与经济,2020(18)：20—23、32.

［228］胡明乐.基于用户感知的在线医疗社区信息服务质量评价［D］.长春：吉林大学,2019.

［229］胡勇,王陆.异步网络协作学习中知识建构的内容分析和社会网络分析［J］.电化教育研究,2006(11)：30—35.

［230］胡玉宁,金新政.我国网络医疗信息服务的特征及模式分析［J］.医学信息：上旬刊,2008,21(5)：584—586.

［231］花树雯,张云华.改进主题模型的短文本评论情感分析［J］.计算机系统应用,2019,28(03)：255—259.

［232］黄佳佳,李鹏伟,彭敏,谢倩倩,徐超.基于深度学习的主题模型研究［J］.计算机学报,2020,43(05)：827—855.

［233］黄令贺,朱庆华.社会角色视角下网络社区用户类型及其关系的识别［J］.情报资料工作,2013(02)：85—89.

［234］黄琼影,廖开际.在线医疗社区问答文本的知识图谱构建研究［D］.广州：华南理工大学,2020.

［235］黄晓斌,张明鑫.在线健康社区青少年群体用户健康信息需求研究［J］.中华医学图书情报杂志,2020,29(05)：37—47.

［236］黄政昌.男女大学生自我暴露、网络社会支持与寂寞感之差异研究——以实时通讯为例［D］.台北：中国文化大学,2008.

［237］霍兆桦,丁汉升,高解春,付晨,白鸽,周帅,王颖,熊雪晨,周奕男,罗力.网络医疗中医患关系的建立与认定［J］.中国医院管理,2017,37(08)：27—29.

［238］姬东鸿,熊蜀峰.面向产品评论分析的短文本情感主题模型［J］.自动化学报,2016,42(8)：1227—1237.

［239］吉书佩,李晟宇.基于情感分析的美食评论挖掘［J］.电脑知识与技术,2018,14(29)：208—210.

［240］季建林.医患关系的建立与沟通［J］.中华神经科杂志,2004,37(2)：180—181.

［241］季璐,柯青.基于眼动证据的在线健康社区用户信息浏览行为及影响因素研究［J］.情报理论与实践,2021,44(02)：136—146.

［242］姜又琦.在线医疗网站用户个人健康信息披露意愿影响因素研究

[D].武汉：武汉大学,2017.

[243] 蒋知义,曹丹,谢伟亚.信息生态视角下在线健康社区用户信息共享行为影响因素研究[J].图书馆学研究,2020(21)：32—44.

[244] 蒋知义,李巧,邢思佳,等.在线健康社区信息服务质量评价指标体系构建及实证研究[J].情报探索,2021(04)：29—36.

[245] 解可欣.在线医疗服务用户个性与隐私顾虑作用研究[D].哈尔滨：哈尔滨工业大学,2015.

[246] 金碧漪,许鑫.网络健康社区中的主题特征研究[J].图书情报工作,2015(12)：6.

[247] 金晓玲,冯慧慧,周中允.微信朋友圈中健康信息传播行为研究[J].管理科学,2017,30(01)：73—82.

[248] 兰富强,杨雪梅,沈丽宁,等.虚拟社区患者健康信息交流基本要素和模式探讨[J].医学与社会,2016,29(12)：8—10.

[249] 兰雪,曹锦丹,杨程远.基于新浪微博健康信息用户的社会网络分析[J].中华医学图书情报杂志,2015,24(10)：54—59.

[250] 雷蕾,蒋瑾瑾.食物不耐受对儿童生长发育的影响[J].发育医学电子杂志,2017,5(04)：212—216.

[251] 李彩玲,任爱巧.在线医疗卫生新模式在异位妊娠护理中的应用效果[J].临床医学研究与实践,2018,3(30)：3.

[252] 李昌,伊惠芳,吴红,冀方燕.无人驾驶汽车专利技术主题分析——基于 WI－LDA 主题模型[J].情报杂志,2018,37(12)：50—55、42.

[253] 李东晓.微屏时代谁在传播健康？——对微信平台健康养生信息兴起的传播学分析[J].现代传播(中国传媒大学学报),2016,38(4)：21—26.

[254] 李东晓.微信用户健康养生信息的传播行为分析[J].浙江传媒学院学报,2016,23(4)：90—97、153.

[255] 李纲,李显鑫,巴志超,杜智涛.微信群潜水者角色识别及行为动因分析[J].图书情报工作,2018,62(16)：61—71.

[256] 李嘉,唐洁,蒋玲等.在线健康咨询市场中的价格溢价研究[J].管理科学,2018,31(01)：15—32.

[257] 李金生,凡婷婷,李宣泽,等.在线健康社区信息有用性评价影响因素研究[J].医学信息学杂志,2021,42(04)：17—23.

[258] 李琳,孙卫华.网络教研活动的社会网络分析[J].开放教育研究,2010,16(06)：107—112.

［259］李娜.中学生.多媒体浏览行为的眼动实验研究［D］.宁波：宁波大学，2015.

［260］李萍,陈正雯,应玉艳.网络医疗管理在白内障患者术后康复中的应用［J］.医院管理论坛,2017,34（03）：67—69.

［261］李若和,周建丽,许兵,等.微信健康教育在骨质疏松患者随访中的应用［J］.护理学报,2015（4）：66—68.

［262］李文波,孙乐,黄瑞红,等.基于 Labeled－LDA 模型的文本分类新算法［J］.计算机学报,2008,31（4）：620—627.

［263］李文政,张云飞,周思琪,等.基于 Peoplerank 的微博用户可信度排序算法［J］.微型电脑应用,2017,33（05）：4—7.

［264］李晓军.顾客感知服务质量理论在公共图书馆服务创新中的应用［J］.内蒙古科技与经济,2012（9）：2.

［265］李星.在线健康社区用户画像模型构建［D］.绵阳：西南科技大学,2020.

［266］李雪,李强.智慧健康社区移动端的设计与实现［J］.计算机应用,2016,36（S1）：291—295.

［267］李亚芳.在线健康社区激励机制对用户参与互动影响研究［D］.北京：北京外国语大学,2017.

［268］李洋.在线医疗社区医生贡献行为的影响因素研究［D］.哈尔滨：哈尔滨工业大学,2015.

［269］李莹莹.在线医疗社区医生服务价格的影响因素研究［D］.哈尔滨：哈尔滨工业大学,2016.

［270］李月琳,蔡文娟.国外健康信息搜寻行为研究综述［J］.图书情报工作,2012,56（19）：128—132.

［271］李月琳,张建伟,张婳.螺旋式与直线式：在线健康医疗平台用户与医生交互模式研究［J］.情报学报,2021,40（01）：88—100.

［272］李重阳,翟姗姗,郑路.网络健康社区信息需求特征测度——基于时间和主题视角的实证分析［J］.数字图书馆论坛,2016（09）：34—42.

［273］梁俏.互联网医疗中医生在线努力与声誉对新增患者数和服务收入的影响［D］.上海：上海交通大学,2018.

［274］梁晓燕.网络社会支持对青少年心理健康的影响机制研究［D］.武汉：华中师范大学,2008.

［275］梁艳.大学生网络使用者虚拟幸福感及其与在线社会支持的关系研究［D］.西南大学,2008.

[276] 廖开际,黄琼影,席运江.在线医疗社区问答文本的知识图谱构建研究[J].情报科学,2021,39(03):51—59、75.

[277] 林徐勋,王海燕.在线健康信息服务动态定价与推广策略[J].管理科学学报,2020,23(11):23—46.

[278] 林燕霞,谢湘生.基于社会认同理论的微博群体用户画像[J].情报理论与实践,2018,41(003):142—148.

[279] 林瑛妮.互联网医疗的线上线下患者择医行为[D].成都:电子科技大学,2020.

[280] 林泽斐,欧石燕.基于在线百科的大规模人物社会网络抽取与分析[J].中国图书馆学报,2019,45(06):100—118.

[281] 凌科峰,胡珊珊,舒孝文,等.浅谈电子商务环境下现代医院网络医疗的现状及前景[J].医学信息(上旬刊),2011,24(18):5979—5980.

[282] 刘冰,张文珏.基于用户视角的网络健康信息服务质量评价体系构建研究[J].情报科学,2019,37(12):40—46.

[283] 刘娟,郑君君,吴江.在线医疗网站患者选择医生的影响因素实证研究[J].医学信息学杂志,2017,38(05):48—51.

[284] 刘军.社会网络分析导论[M].北京:社会科学文献出版社,2004:152—153.

[285] 刘军.整体网分析——Ucinet 软件使用指南[M].第二版.上海:上海人民出版社,2014:8.

[286] 刘丽,刘梦虹,彭羽涵,牛贵宏.全媒体时代大学生网络社会支持状况的调查分析[J].阜阳师范学院学报(自然科学版),2019,36(04):84—88.

[287] 刘萌萌.在线健康社区用户信息采纳行为意向影响因素研究[D].武汉:华中科技大学,2019.

[288] 刘文强,周铁华.网络健康社区热点疾病话题识别与演化方法研究[D].吉林:东北电力大学,2021.

[289] 刘笑笑.在线医疗社区中的医患参与及其影响研究[D].哈尔滨:哈尔滨工业大学,2019.

[290] 刘鑫,彭海英.在线医疗社区中文本热点主题识别与情感分析方法研究[D].重庆:重庆邮电大学,2019.

[291] 刘璇,汪林威,李嘉,张朋柱.在线健康社区中用户回帖行为影响机理研究[J].管理科学,2017,30(01):62—72.

[292] 刘瑛,何爱珊.QQ 群健康信息传播的劝服过程研究[J].新闻大学,

2011(3)：84—89.

[293] 刘咏梅,车小玲,卫旭华.消费者对移动医疗的初始信任研究[J].信息系统学报,2014(2)：16.

[294] 刘玉菡,王鹏.健康养生类信息传播过程中的语义障碍研究——以新浪微博为例[J].科技传播,2014,6(12)：17、19.

[295] 刘悦.健康类社交媒体不实信息检测方法研究与应用[D].北京：北京邮电大学,2020.

[296] 龙光宇,徐云.CRF与词典相结合的疾病命名实体识别[J].微型机与应用,2017,36(21)：51—53.

[297] 龙天悦.在线医疗社区的持续使用行为及其对医患关系影响研究[D].合肥：合肥工业大学,2017.

[298] 陆泉,李易时,陈静,李保萍.在线医疗社区患者择医行为影响因素研究[J].图书情报工作,2019,63(08)：87—95.

[299] 陆舒扬,钱辉;叶民.网络医疗信息获取风险识别及网络治理策略研究[D].杭州：浙江大学,2018.

[300] 罗益佳.在线医疗社区患者择医行为影响因素研究[D].合肥：安徽医科大学,2021.

[301] 吕亚兰,侯筱蓉,黄成,等.泛在网络环境下公众网络健康信息可信度评价指标体系研究[J].情报杂志,2016,35(01)：196—200.

[302] 吕英杰.网络健康社区中的文本挖掘方法研究[D].上海：上海交通大学,2013.

[303] 马骁宇,王启桢.在线医疗服务平台医生采纳行为及影响因素研究[J].中国卫生政策研究,2018,11(06)：68—73.

[304] 马骁宇.在线医疗社区服务利用及转化研究——以好大夫在线为例[J].中国卫生政策研究,2016,9(11)：70—73.

[305] 马颖,傅华,江月英.网络时代健康教育应关注的领域——虚拟社区[J]中国健康教育,2008,24(4)：296—297.

[306] 马长林,程梦丽,王涛.基于图分析方法和余弦相似性的主题检测研究[J].计算机工程与科学,2019,41(04)：708—712.

[307] 莫秀婷,邓朝华.基于社交网站采纳健康信息行为特点及其影响因素的实证研究[J].现代情报,2014,34(12)：29—37.

[308] 聂淑媛.时间序列分析的历史发展[J].广西民族大学学报(自然科学版),2012,18(01)：24—28.

[309] 潘锐.虚拟社区中的社会支持研究[D].合肥：安徽大学,2015.

[310] 彭家敏,谢礼珊,关新华.虚拟健康社区医生贡献行为的形成机制[J].心理科学进展,2021,29(06):978—989.

[311] 彭昱欣,邓朝华,吴江.基于社会资本与动机理论的在线健康社区医学专业用户知识共享行为分析[J].数据分析与知识发现,2019,3(04):63—70.

[312] 钱辉,陆舒扬,张大亮.网络医疗信息传递特征及其传播风险探析[J].中华医院管理杂志,2017,33(11):837—841.

[313] 钱明辉,徐志轩,王珊.基于用户参与的在线健康平台信息服务质量研究[J].情报学报,2019,38(02):132—142.

[314] 阮光册,夏磊.高质量用户生成内容主题分布特征研究[J].图书馆杂志,2018,37(04):95—101.

[315] 邵双,刘芬,袁玉婷,等.我国在线医疗信息服务平台现状分析——以39健康网、寻医问药网和好大夫在线为例[J].现代商贸工业,2014,26(7):162—164.

[316] 邵志华.通过网络博客搭建医患沟通新平台[J].医院管理论坛,2011,28(3):51—53.

[317] 沈菲飞.高校BBS的网络健康传播研究[D].合肥:中国科学技术大学,2009.

[318] 沈冯娟.虚拟社群中的社会网络[D].兰州:兰州大学,2008.

[319] 沈奇泰松,钱辉,张大亮.网络医疗信息风险的归因模型,定量评估及治理路径[J].管理工程学报,2021.

[320] 盛姝,黄奇,郑姝雅,杨洋,解绮雯,张戈,秦新国.在线健康社区中用户画像及主题特征分布下信息需求研究——以医享网结直肠癌圈数据为例[J].情报学报,2021,40(03):308—320.

[321] 施立.在线医疗社区激励机制对医生交流情感影响研究[D].武汉:武汉大学,2018.

[322] 石晶,范猛,李万龙.基于LDA模型的主题分析[J].自动化学报,2009,35(12):1586—1592.

[323] 石静,张斌,周利琴.健康问答社区用户知识共享网络动态演化研究[J].情报科学,2019,37(2):77—82.

[324] 苏娅,刘杰,黄亚楼.在线医疗文本中的实体识别研究[J].北京大学学报(自然科学版),2016,52(01):1—9.

[325] 孙筱雯.在线医疗用户隐私关注影响因素及行为规律研究[D].北京:北京邮电大学,2017.

［326］孙奕菲,姚若侠,焦李成.基于 Memetic 算法和关联学习的社会网络聚类分析［J］.复杂系统与复杂性科学,2017,14(02):89—96.

［327］孙悦,张向先,韩晓宏.在线医疗社区知识贡献行为的关键影响因素识别与分析［J］.图书情报工作,2018,62(11)43—52.

［328］孙竹梅.社交媒体健康信息采纳影响因素研究［D］.南京:南京大学,2018.

［329］覃红,李冀宁.网络医疗发展带来的法律问题［J］.医学与哲学,2005,26(12S):58—60.

［330］檀琳.社交媒体健康传播现状及伦理责任分析［J］.中国医学伦理学,2016,29(05)861—863.

［331］汤景泰,巫惠娟.风险表征与放大路径:论社交媒体语境中健康风险的社会放大［J］.现代传播(中国传媒大学学报),2016,38(12):15—20.

［332］唐海霞,赵文龙,吴浩,等.青年人健康信息获取途径及影响因素研究［J］.重庆医学,2016,45(01):88—90.

［333］唐晓琳,余世英,吴江.基于 URL 共现分析的医疗健康类网站竞争态势研究［J］.情报杂志,2016,35(4):98—104.

［334］唐旭丽,张斌,张岩.在线健康社区用户的信息采纳意愿研究——基于健康素养和信任的视角［J］.信息资源管理学报,2018,8(03):102—112.

［335］滕沐颖,赵云泽.基于社会网络分析的虚拟社区“认知盈余”实现过程研究［J］.新闻大学,2017,143(3):79—87、150.

［336］万家山,陈蕾,吴锦华,高超.基于 KD-Tree 聚类的社交用户画像建模［J］.计算机科学,2019,46(S1):442—445、467.

［337］汪波,段琪.基于扎根理论的基层医疗卫生机构补偿机制及要素探析［J］.大连理工大学学报(社会科学版),2014,35(2):20—26.

［338］王斌,袁平;黄晓芳.基于网页分析算法的网络医疗信息可信度研究［D］.绵阳:西南科技大学,2017.

［339］王国华,刘菊,杨腾飞,钟声扬,魏程瑞.网络空间中艾滋病的社会支持研究——以百度贴吧“HIV 吧”为例［J］.情报杂志,2015,34(11):105—110.

［340］王巧玲,符海东.面向在线问诊文本的实体识别和规范化研究［D］.武汉:武汉科技大学,2021.

［341］王庆稳,邓小昭.网络用户信息浏览行为研究［J］.图书馆理论与实践,2009(2):55—58.

［342］王若佳,李培.基于日志挖掘的用户健康信息检索行为研究［J］.图书情报工作,2015,59(11):111—118.

［343］王若佳.在线问诊环境下医患交流行为模式研究［J］.医学信息学杂志,2020,41(05)：30—37.

［344］王胜源.新媒体背景下伪健康信息的传播与治理——以果壳网"流言百科"证伪的医学健康类信息为例［J］.科技传播,2015,7(22)：110—112、89.

［345］王婷.在线医疗社区医生亲社会行为对线上绩效影响［D］.大连：大连理工大学,2019.

［346］王伟,李玲娟.一种基于聚类的社团划分算法［J］.计算机技术与发展,2015,25(10)：119—122.

［347］王伟,檀杏,雷雳.青少年微博用户的网络社会支持与生命意义感：动机的中介作用［J］.心理研究,2015,8(02)：69—76.

［348］王文韬,李晶,张帅,谢阳群.信息系统成功视角下虚拟健康社区用户使用意愿研究［J］.现代情报,2018,38(02)：29—35.

［349］王晰巍,邢云菲,韦雅楠,王铎.大数据驱动的社交网络舆情用户情感主题分类模型构建研究——以"移民"主题为例［J］.信息资源管理学报,2020,10(01)：29—38、48.

［350］王亚男.互联网医疗视阈下个人信息法律保护模式之审视［J］.医学与哲学(A),2018,39(06)：53—56.

［351］王亿本.新浪健康微博的文本分析［J］.广西师范学院学报(哲学社会科学版),2015,36(02)：123—126.

［352］王英伟.医闹行为的归因模型构建及干预路径选择——基于扎根理论的多案例研究［J］.公共行政评论,2018,11(6)：68—86、211.

［353］王盈颖.在线健康社区用户参与行为实证研究［D］.杭州：杭州电子科技大学,2020.

［354］王永固.网络协作学习中互动网络结构分析研究［J］.远程教育杂志,2011,29(01)：49—61.

［355］王忠义,张鹤铭,黄京,等.基于社会网络分析的网络问答社区知识传播研究［J］.数据分析与知识发现,2018,2(11)：80—94.

［356］魏永婷,陈英,许亚红.癌症患者住院化疗期间健康信息需求状况调查分析［J］.护理实践与研究,2013,10(11)：2.

［357］文雨蹊.网络健康社区用户参与行为影响因素的扎根分析［D］.华中师范大学,2020.

［358］吴蓓,单佩佩,陈美华.微信健康指导对乳腺癌术后出院患者的影响［J］.护理与康复,2015,14(8)：785—786.

［359］吴佳辉.社会支持对网络成瘾的影响［J］.资讯社会研究,2007(07)：173—189.

［360］吴江,李姗姗,周露莎等.基于随机行动者模型的在线医疗社区用户关系网络动态演化研究［J］.情报学报,2017,36(02)：213—220.

［361］吴江,李姗姗.在线健康社区用户信息服务使用意愿研究［J］.情报科学,2017,35(04)：119—125.

［362］吴江,施立.基于社会网络分析的在线医疗社区用户交互行为研究［J］.情报科学,2017,35(07)：120—125.

［363］吴江,周露莎.在线医疗社区中知识共享网络及知识互动行为研究［J］.情报科学,2017,35(3)：144—151.

［364］吴世文.社交媒体中伪健康信息传播研究的问题意识、理论想象与路径方法［J］.新闻与传论,2016(00)：39—47.

［365］武楠.社交媒体环境下健康传播发展机遇与挑战——以微博为代表展开讨论［J］.今传媒,2015,23(08)：13—15.

［366］武月丹,侯晓晖,冯燕青.自闭症儿童与食物不耐受的研究进展［J］.中国儿童保健杂志,2016,24(10)：1052—1054、1058.

［367］奚道佳,刘位龙.移动社交媒体健康信息质量评价与治理策略研究［D］.济南：山东财经大学,2021.

［368］向首兴,欧阳方昕,刘世霞.概念层次的动态文本可视分析［J］.计算机辅助设计与图形学学报,2020,32(04)：531—541.

［369］项涛,雷慧,黄志明,林土坤,戴小敏,谭绮琼,胡波,刘芳.牧牛出诊网络医疗在新时代促进粤西地区基层老年患者消化道出血早期预防及诊治的教育价值［J］.教育教学论坛,2020(19)：108—109.

［370］谢甜,段玉洁,董梁,曹宇,钮文异,王燕玲,史宇晖,吴涛,何平平,赵艾,孙昕霙.健康类微博在大学生中的传播效果研究［J］.中国健康教育,2016,32(10)：900—903.

［371］邢布飞,颜志军.在线医疗社区相似问答内容挖掘方法研究［D］.北京：北京理工大学,2018.

［372］熊回香,代沁泉,梅潇.面向在线医疗社区的慢病知识服务模型构建［J］.情报理论与实践,2020,43(06)：123—130.

［373］徐进,邓乐龄.基于Louvain算法的铁路旅客社会网络社区划分研究［J］.山东农业大学学报(自然科学版),2018,49(04)：722—725.

［374］徐中阳,尚珊.基于模糊层次分析法的在线健康社区用户体验评价研究［J］.医学信息学杂志,2021,42(06)：24—31.

[375] 许卫卫,张士靖,刘海通,等.网络医疗卫生信息资源评价研究——以心理健康网站为例[J].医学信息学杂志,2012,33(06):50—55.

[376] 许鑫,施亦龙.UGC模式下的在线健康信息分析[M].上海:上海科学技术文献出版社,2019:123.

[377] 许云红,李仕林,许云丽.在线健康社区不同级别用户的参与行为研究:基于增长模型视角[J].情报杂志,2020,39(08):137—144.

[378] 薛立政.基于影响力的社交网络隐性关系推测[D].保定:河北大学,2018.

[379] 薛书峰.互联网医疗的定价影响因素研究[D].南京:南京大学,2016.

[380] 延丰,杜腾飞,毛建华,等.基于情感词典与LDA模型的股市文本情感分析[J].理论与算法,2017,40(12):82—87.

[381] 杨国安.健康博客的传播特征与传播策略[J].中国健康教育,2008,24(3):227—228.

[382] 杨杭州,刘凯,颜志军,等.中文在线健康社区中的医疗命名实体识别方法研究[J].信息系统学报,2017(02):62—71.

[383] 杨化龙,鞠晓峰.社会支持与个人目标对健康状况的影响[J].管理科学,2017,30(1):53—61.

[384] 杨磊,王子润,侯贵生.基于Q-LDA主题模型的网络健康社区主题挖掘研究[J].数据分析与知识发现,2019,3(11):52—59.

[385] 杨瑞仙,黄书瑞,王元锋.基于三阶段DEA模型的在线健康社区知识交流效率评价研究[J].情报理论与实践,2020,43(10):122—129.

[386] 杨诗涵.社交媒体语境下流动女工健康信息采纳行为研究[D].石家庄:河北师范大学,2021.

[387] 杨文明,褚伟杰.在线医疗问答文本的命名实体识别[J].计算机系统应用,2019(2):7.

[388] 姚志臻,张斌.激励机制下在线健康社区用户参与行为演化博弈分析[J].情报科学,2021,39(08):149—155、163.

[389] 叶存辉.在线医疗平台医师受访量影响因素分析[D].北京:北京外国语大学,2017.

[390] 尹德虎,许云红.在线健康社区中基于LDA模型的话题热度动态演化趋势研究[D].昆明:昆明理工大学,2019.

[391] 由娟,郑琳琳,董广伟.大学生健康行为与家庭因素相关性分析[J].中国实用医药,2007,2(010):57—58.

[392] 袁静,郭玲玉.在线健康社区用户非持续使用行为影响因素分析[J].

现代情报,2022,42(02):81—93.

[393] 袁绮蕊.基于K‐MEANS的在线健康社区用户画像模型构建[J].科技情报研究,2021,3(04):95—106.

[394] 袁润,王琦.学术博客用户画像模型构建与实证——以科学网博客为例[J].图书情报工作,2019,63(22):13—20.

[395] 袁熙,李强.基于移动互联的智慧健康社区系统的研发[J].计算机应用,2015,35(01):239—242.

[396] 袁瑶琼,沈丹烨,钱月娇,等.能力信任与善意信任对患者依从与合作行为的二阶交互作用分析[J].现代医院,2015,15(10):2.

[397] 曾艺.大学生抑郁问题的健康传播理论框架与对策探析[J].中国健康教育,2016,32(6):567—570.

[398] 曾宇颖,郭道猛.基于信任视角的在线健康社区患者择医行为研究——以好大夫在线为例[J].情报理论与实践,2018,41(9):7.

[399] 曾宇颖.在线健康社区中患者择医行为影响因素研究[D].武汉:武汉大学,2019.

[400] 查佳凌,宛艳俊,吴韬.在线医疗平台信息服务质量评价模型构建[J].中国医院,2020,24(12):56—57.

[401] 张海,孙多勇.基于社会网络理论的恐怖组织隐蔽网络分析方法[J].安全与环境学报,2011,11(03):259—264.

[402] 张海涛,崔阳,王丹,等.基于概念格的在线健康社区用户画像研究[J].情报学报,2018,37(009):912—922.

[403] 张吉军.模糊层次分析法(FAHP)[J].模糊系统与数学,2000,14(2):80—88.

[404] 张霁月.基于大数据挖掘的中文网络健康社区用户信息需求研究[D].武汉:武汉大学,2018.

[405] 张佳玉.基于节点相似度的社团发现算法研究[D].马鞍山:安徽工业大学,2014.

[406] 张进,赵月华,谭荧.国外社交媒体用户健康信息搜寻研究:进展与启示[J].文献与数据学报,2019,1(01):108—117.

[407] 张克永,李贺.健康微信公众平台信息质量评价指标体系研究[J].情报科学,2017,35(11):143—148、155.

[408] 张坤,王文韬,谢阳群.我国电子健康研究进展[J].图书馆论坛,2018,38(08):84—92.

[409] 张敏,车雨霏,张艳.社交媒体健康信息传播行为研究系统综述[J].图

书馆,2019(05):33—40、79.

[410] 张敏,罗梅芬,聂瑞,等.问诊类移动医疗 APP 用户持续使用意愿分析——基于患者特征、医护特性与系统质量的多维视角[J].软科学,2018,32(5):6.

[411] 张敏,薛云霄,夏宇,张艳."利己—利众"分析框架下社交学习社区用户知识贡献行为的形成路径[J].情报理论与实践,2019,42(08):59—66.

[412] 张树森,梁循,齐金山.社会网络角色识别方法综述[J].计算机学报,2017,40(03):649—673.

[413] 张帅.社交媒体虚假健康信息特征识别[J].图书情报工作,2021,65(09):70—78.

[414] 张婷,宁德煌,张劲梅.网店页面风格对消费者购物意向影响的眼动研究[J].人类工效学,2015,21(3):31—36.

[415] 张婉宁.在线医疗社区口碑来源对医生线上绩效的影响[D].大连:大连理工大学,2020.

[416] 张薇薇,蒋雪.在线健康社区用户持续参与动机的演变机理研究[J].管理学报,2020,17(08):1245—1253.

[417] 张雯,李浩.主流媒体微博对健康谣言的辟谣方式研究——对@人民日报 2015 年健康谣言辟谣微博的内容分析[J].新闻研究导刊,2016,7(11):315—316.

[418] 张馨遥,曹锦丹.网络环境下用户健康信息需求的影响因素分析[J].医学与社会,2010,23(9):25—27.

[419] 张鑫,王丹.基于扎根理论的个体医疗健康信息源选择行为影响因素研究[J].图书情报工作,2018,62(14):5—13.

[420] 张鑫,王丹.用户在线健康信息搜寻任务研究[J].情报资料工作,2017(06):74—83.

[421] 张星,夏火松,陈星,等.在线健康社区中信息可信性的影响因素研究[J].图书情报工作,2015(22):10.

[422] 张岩.残疾人互联网使用对情感支持的影响[D].哈尔滨:哈尔滨工业大学,2016.

[423] 张宇.基于用户画像的在线健康社区精准推荐服务研究[D].济宁:曲阜师范大学,2021.

[424] 赵迪.PLWHA 群体的网络社会支持研究[D].济南:山东大学,2019.

[425] 赵栋祥.国内在线健康社区研究现状综述[J].图书情报工作,2018,62(09):134—142.

[426] 赵林静.结合语义相似度改进 LDA 的文本主题分析[J].计算机工程与设计,2019,40(12):3514—3519.

[427] 赵宇海,印莹,王雪.一种基于图压缩的重叠社区发现算法[J].东北大学学报(自然科学版),2015,36(11):1543—1547.

[428] 赵宇翔,范哲,朱庆华.用户生成内容(UGC)概念解析及研究进展[J].中国图书馆学报,2012,38(05):68—81.

[429] 赵越.社交网络短文本的分类方法研究[D].成都:电子科技大学,2019.

[430] 郑策,孔军,付少雄.平台视角下青年人健康信息搜寻行为的人格特质差异研究[J].图书情报工作,2017(12):77—85.

[431] 郑秋莹,孔军辉.患者在线社区:医疗服务创新的新途径[J].医院管理论坛,2013,30(4):64.

[432] 郑艳,李萍.肿瘤化疗间歇期患者 PICC 基于网络医疗平台健康管理的应用研究[D].石河子:石河子大学,2015.

[433] 周红霞,王发省.网络医疗在冠心病 PCI 术后患者健康管理的应用研究[D].石河子:石河子大学,2013.

[434] 周红霞,余小林,王发省.网络医疗健康管理对介入患者生活质量的影响[J].心血管康复医学杂志,2013,22(05):462—465.

[435] 周欢,刘嘉,张培颖,郭海军.复杂网络视角下在线健康社区评论有用性研究[J/OL].情报科学:1—18[2022-03-13].

[436] 周惠来,周军杰,刘雅丽,等.电子健康社区的商业模式:基于干系人视角的研究[J].河南医学研究,2016,25(12):2169—2173.

[437] 周建,刘炎宝,刘佳佳.情感分析研究的知识结构及热点前沿探析[J].情报学报,2020,39(01):111—124.

[438] 周露莎.在线医疗社区患者满意度挖掘及其对患者择医行为的影响研究[D].武汉:武汉大学,2018.

[439] 周鹏.大学生浏览不同结构网页的视线规律研究[D].宁波:宁波大学,2009.

[440] 周涛,杨文静.基于社会影响理论的在线健康社区用户知识分享行为研究[J].信息与管理研究,2020,5(06):12—21.

[441] 周晓英,蔡文娟.大学生网络健康信息搜寻行为模式及影响因素[J].情报资料工作,2014(4):50—55.

[442] 朱佳晖.基于深度学习的主题建模方法研究[D].武汉:武汉大学,2017.

[443] 朱云琴.双路径视角下在线健康社区信息搜寻行为影响因素研究[D].昆明:昆明理工大学,2021.